O.W. BARTH

Ralph Skuban

ATMEN

HEILT ENTSPANNT ZENTRIERT

Der Weg zur individuellen Atempraxis

O.W. BARTH

Der Autor dieses Buches erteilt keine medizinischen Ratschläge. Die vorgestellten Techniken verstehen sich nicht als Empfehlungen zur Behandlung körperlicher, seelischer oder medizinischer Erkrankungen im Sinne des Ersatzes einer medizinischen Therapie. Die Absicht des Autors ist lediglich, Kenntnisse und Praktiken allgemeiner Natur weiterzugeben, die Sie auf Ihrem persönlichen Entwicklungsweg und in Ihrem Streben nach Wohlsein unterstützen können. Insoweit Sie die Übungen und Informationen für sich nutzen, übernehmen Autor und Verlag keine Haftung für Ihre Handlungen.

Besuchen Sie uns im Internet:
www.ow-barth.de

MIX
Papier | Fördert gute Waldnutzung
FSC® C014496

Originalausgabe 2022

Ein Imprint der Verlagsgruppe
Droemer Knaur GmbH & Co. KG
Maria-Luiko-Straße 54, 80636 München

Redaktion: Ralf Lay
Covergestaltung: atelier-sanna.com, München
Coverabbildung: korkeng/Shutterstock.com und atelier-sanna.com
Abbildungen im Innenteil: Alle Fotos von Shutterstock.com, mit Ausnahme von »Folgen der Mundatmung« mit freundlicher Genehmigung von Dr. John Mew; alle Grafiken von le-tex publishing services GmbH, Leipzig, nach Ralf Skuban
Satz: Adobe InDesign im Verlag
Druck und Bindung: GGP Media GmbH, Pößneck
ISBN 978-3-426-29324-9

Kontaktadresse nach EU-Produktsicherheitsverordnung:
produktsicherheit@droemer-knaur.de

4 6 8 7 5

**»Vergiss das Atmen nicht.
Letztlich ist es das Geheimnis des Lebens.«[1]**

Gregory Maguire, Schriftsteller

Inhalt

Teil IV: Klassische Atemmethoden des Ostens

Anhang

Prolog

Manchmal, wenn ich spazieren gehe, berühre ich einen Baum. Ich mag die Vorstellung, dass mich in dieser Berührung etwas von seiner Gelassenheit und Kraft durchströmt. Es erinnert mich an die dichte Vernetzung des Lebens, die im Prozess des Atmens in besonderer Weise zum Ausdruck kommt: Der Stamm des Baumes streckt sich in den Himmel, während seine Äste sich immer mehr verzweigen und eine Vielzahl von Blättern hervorbringen. Durch feinste Spaltöffnungen, sogenannte *Stomata*, von denen sich bis zu 300 auf jedem Quadratmillimeter eines jeden Blattes finden, nehmen sie Kohlendioxid auf und erzeugen mithilfe von Wasser und Licht die Energie, die der Baum zum Leben braucht. In der etwas sperrigen Sprache der Wissenschaft nennt man diese Lebensenergie *Adenosintriphosphat* oder einfach ATP. Es ist die universelle »Energiewährung« allen Lebens auf der Erde: Ob Wurm oder Insekt, Kuh oder Katze, Mensch oder Blume, ja sogar Bakterien brauchen ATP, um leben zu können. Quasi als ein Nebenprodukt dieses Energieerzeugungsprozesses des Baumes entsteht Sauerstoff. Diesen gibt der Baum an die Atmosphäre ab.

So atmet also der Baum. Und er hat einen Spiegel im Inneren meines Körpers: meine Atemwege. Die Luft, durch die Atemaktivität des Baumes nun reich an Sauerstoff, strömt durch meine Nase in die Luftröhre ein. Wie ein Stamm, der nach unten wächst, greift sie aus in die Tiefe und bringt dabei kräftige Äste oder Bronchien hervor, die sich in immer filigranere Strukturen aufteilen und nach 24 Verzweigungen (oder *Generationen*, wie man auch sagt) schließlich in 400 Millionen kleinster Lungenbläschen einmünden: die Alveolen. Sie sind die Blätter des Baumes in meinem Inneren und nehmen auf, was der Baum, den ich so gern berühre, abgibt: Sauerstoff. Ihr Aussehen gleicht Trauben, und um jedes einzelne dieser mikroskopisch kleinen Gebilde spannt sich ein Gewebe aus Tausenden von Blutgefäßen, 400 Milliarden insgesamt. Hier nun ist der Ort, wo der Sauerstoff ins Blut übergeht – er *floatet* regelrecht von den Alveolen in die roten Blutkörperchen hinein. Vorangetrieben vom Rhythmus des Herzens, bringen sie ihre Sauerstoffpäckchen nun zu jeder einzelnen der hunderttausend Milliarden Zellen unseres Körpers hin. Atemzug für Atemzug ...

Über dieses Buch

In diesem Buch möchte ich Sie auf eine Atemreise mitnehmen, eine Reise, die Ihnen die lebendige Vielschichtigkeit dieses wundersamen Prozesses, den wir »Atmung« nennen, vor Augen führt und auf vielerlei Weise persönlich erfahrbar macht. Der Atem ist ein Phänomen, das die meisten von uns schlicht für gegeben halten, ohne zu wissen oder zu bemerken, wie sensibel er auf alles reagiert, was im Leben geschieht. Und es ist alles andere als selbstverständlich, dass immer schon alles gut damit läuft. Tatsächlich trifft das Gegenteil zu. Vielen, um nicht zu sagen den meisten, ist der Atem zu einer Herausforderung geworden, eine Folge der Art und Weise, wie wir leben, geprägt von negativem Stress, ungesunden Verhaltensweisen und falschen Annahmen über das Atmen selbst. Doch wir können lernen, mit dem Atem auf vielfältige Weise zu arbeiten, und seine Kraft bewusst nutzen, um uns ausgeglichen, entspannt und leistungsfähig zu fühlen, mehr noch: Bewusstes Atmen kann uns von zahlreichen chronischen Belastungen befreien und gesünder machen. *Atmen heilt.* Dabei will Ihnen dieses Buch ein Begleiter sein.

In **Teil I, Der Atem als Brücke,** lernen Sie spielerisch-beobachtende Zugänge zum Atem kennen, eingebettet in ebenso praktische wie philosophische Betrachtungen. Der Atem ist innigst verbunden mit der Tatsache, dass wir leben. Und wie kein anderer körperlicher Vorgang ist er eine Brücke, die in unser Inneres führt, ein Tor ins Unbewusste. Aus diesem Grund vor allem haben sich viele alte Kulturen intensiv mit dem Atmen auseinandergesetzt.

Teil II, Atem und Gesundheit in unserer Zeit, widmet sich wissenschaftlich fundiert den facettenreichen Themen rund um die Frage, wie der Atem sich konkret vollzieht. Sie werden erfahren, was eine natürliche Atmung ausmacht und wie vielgestaltig die Probleme sein können, wenn der Atem seine Natürlichkeit verliert. Wir thematisieren die Ursachen und Folgen einer ungesunden Atmung und sprechen über die vitale Bedeutung des Kohlendioxids im Atemprozess, des *missverstandenen Moleküls*, wie ich es gern nenne. Natürlich müssen wir ausführlich auch über die Nase reden, das *Eintrittstor des Lebens* – ein faszinierendes und in unserer Zeit vollkommen unterschätztes Organ, das immer mehr Menschen immer weniger benutzen mit drastischen Folgen für ihre Gesundheit. Darüber hinaus finden Sie neben praktischen Atemerfahrungen eine Reihe wichtiger Hinweise für Ihre Atemgesundheit, die Sie ohne Zeit- und Kostenaufwand gleich umsetzen können. Das Atemwissen aus diesem Teil des Buches ist das Fundament für Ihre eigene konkrete Atemarbeit, die dann im Zentrum der weiteren Kapitel stehen wird.

Teil III, Moderne Zugänge zum Atem für Heilung und Wohlbefinden, stellt Ihnen praktische Wege zum Aufbau einer individuellen Atempraxis vor, die auf den Erkenntnissen von Teil II beruhen. Im Zentrum stehen vier Themenbereiche, die das Atmen aus jeweils unterschiedlicher Perspektive beleuchten:

Das Kapitel *In die Tiefe atmen* ist ganz dem Zwerchfell gewidmet. Nicht nur, weil es buchstäblich die Mitte unseres Körpers bildet, sondern vor allem deshalb, weil es von so zentraler Bedeutung für den Atemprozess ist, nenne ich es unser *Zentrum*. Leider haben immer mehr Menschen Probleme damit, ihr Zwerchfell richtig zu nutzen und aus dem Zentrum heraus zu atmen. Ich stelle Ihnen in diesem Kapitel einfache Übungen vor, die Ihr Zwerchfell stärken und dabei helfen, es zu entspannen, damit Sie einen wohltuenden und nährenden Atemprozess erleben können.

Im Kapitel *Sanft atmen* geht es um die *Buteyko-Methode*, ein mächtiges Werkzeug zur Wiederherstellung einer gesunden Atmung im Alltag, basierend auf den biochemischen Gesetzmäßigkeiten der Atmung. In den vielen Jahren meines Übens und Forschens rund ums Atmen habe ich nichts kennengelernt, das so schnell in so heilsame Erfahrungen führen kann wie diese Methode. Zahlreiche chronische Erkrankungen können damit positiv beeinflusst und belastende Symptome reduziert oder sogar vollständig überwunden werden.

Das Kapitel *Langsam atmen* beschäftigt sich mit der Beziehung von Atem und autonomem Nervensystem. Sie werden erfahren, dass eine gezielt eingesetzte Atemrhythmik ein Werkzeug ist, mit dem Sie Einfluss auf Ihre Befindlichkeit nehmen können. Das Wissen um die biochemischen Zusammenhänge beim Atmen wird Sie davor schützen, beim langsamen Atmen Fehler zu machen, und Ihnen helfen, sein ganzes Potenzial auszuschöpfen.

Intensiv atmen, das abschließende Kapitel dieses Teils, thematisiert die bewusste Hyperventilation – Atemprozesse, die nicht jederzeit für jeden geeignet sind, doch manchen tiefe Erfahrungen schenken können. Lesen Sie, bevor Sie diese Techniken versuchen, unbedingt die vorausgehenden Kapitel. Bewusste Hyperventilation ist technisch gesehen eine einfache Angelegenheit, hat aber starke Wirkungen und zudem wichtige Kontraindikationen. Wer sich für Atemabenteuer interessiert, sollte nicht nur gesund sein, sondern sich zuvor auch solide Grundlagen angeeignet haben, um beurteilen zu können, ob sie der richtige Weg sind.

In **Teil IV, Klassische Atemmethoden des Ostens,** stelle ich Ihnen altbewährte Atemideen aus Tibet und Indien vor. Fußend auf spirituellen, psychologischen und philosophischen Annahmen über das Wesen des Menschen, fließt in praktischer Hinsicht vieles von dem zusammen, was wir in den vorausgehenden Kapiteln thematisiert haben. Wenn Sie diese Methoden für sich erforschen wollen, werden Sie auf den Spuren der »alten Yogis« wandeln, die im bewussten Atmen nicht nur ein Werkzeug sahen, das ihnen Entspannung, Leistungsfähigkeit und Heilung schenken konnte. Vielmehr verstanden sie ihre Atempraxis als Teil eines Lebenswegs, der sie in die Tiefe ihres Geistes und schließlich zur glückseligen Natur ihres wirklichen Wesens führen sollte.

Schließlich finden Sie einen **Anhang** zum Buch, in dem ich Ihnen neben Anmerkungen und zahlreichen Quellen aus Wissenschaft und Literatur *Atemprotokolle* vorschlage: Anregungen, wie Sie sich aus dem breiten Panorama von Atempraktiken dieses Buches Ihre individuelle Atempraxis zusammenstellen können.

Es ist sinnvoll, das Buch von Anfang bis Ende durchzulesen. Hier baut ein Stein auf dem anderen auf, das gilt für die Theorie ebenso wie für die Praxis. Gehen Sie es langsam an, und lassen Sie sich viel Zeit mit dem Üben. Es ist weder notwendig noch hilfreich oder auch nur möglich, alle Atempraktiken in kürzester Zeit zu erlernen, um sie dann »kreuz und quer« zu üben. Ich selbst habe viele Jahre mit diesen Methoden gearbeitet und experimentiert, das Erfahren hört nie auf. Vor allem: Gehen Sie spielerisch und freudvoll in den bewussten Kontakt mit Ihrem Atem. Zwingen Sie ihm nichts auf, im Zweifelsfalle ist er immer mächtiger als Sie! Am Ende kommt es auch gar nicht darauf an, dass Sie viele oder »schwierige« Atemübungen machen, sondern allein darauf, dass Sie das, was Sie als wohltuend und hilfreich erleben, in Ihren Alltag integrieren. Das ist auch möglich, wenn Sie nur einer einzigen, einfachen Praxis folgen.

Lassen Sie uns dem Atem doch gleich etwas nachspüren mit einer Atembeobachtung, die ich die *drei Stationen des Atems* nenne.

Die drei Stationen des Atems

- Sitzen Sie bequem. Es ist gut, wenn Sie darauf achten, dass der Oberkörper natürlich aufrecht ist, dann können die Lunge und das Zwerchfell sich frei bewegen.
- Jetzt, noch während Sie dies lesen, bringen Sie Ihre Aufmerksamkeit zur Nase. Nehmen Sie wahr, wie der Atem hineinfließt. Und wieder hinaus. Nur das, nichts sonst. Der Atemstrom in der Nase. Bleiben Sie etwas dabei.
- Verlagern Sie Ihre Aufmerksamkeit zum Brustraum. Nehmen Sie dort den Atem wahr. Vielleicht mögen Sie Ihre Hand auf die Brust legen, das unterstützt die Wahrnehmung. Der Atem im Brustraum: eine sanfte Weitung mit der Einatmung. Ein sanftes Zurückschwingen mit der Ausatmung. Ein paar Atem-

züge. Verstärken Sie die Atmung nicht willentlich. Nur zusehen. Der Atem im Brustraum.
- Bringen Sie Ihre Wahrnehmung jetzt zum Bauch. Legen Sie Ihre zweite Hand auf den Bauchnabel: eine sanfte Weitung der Bauchdecke mit der Einatmung, ein sanftes Zurückschwingen mit der Ausatmung. Der Atem im Bauchraum. Ein paar Atemzüge.
- Bleiben Sie noch etwas dabei. Vielleicht möchten Sie auch die Augen schließen …

Unser Inneres offenbart unbegreifliche Größenordnungen auf allerkleinstem Raum: Obschon die hunderttausend Milliarden Zellen, die unseren Körper bilden, unfassbar klein sind, würden sie doch, könnte man sie einzeln nebeneinander aufreihen, die ungeheure Strecke von zweieinhalb Millionen Kilometern überspannen, was mehr als 62 Erdumrundungen oder dem Sechsfachen der Entfernung zwischen Erde und Mond entspricht. Und in jeder Zelle dieses unbegreiflich komplexen Kooperationsverbundes, den wir *Körper* nennen, entsteht aus dem Sauerstoff, den wir einatmen, und der Nahrung, die wir aufnehmen, Lebensenergie: dasselbe ATP, das auch der Baum erzeugt, den ich auf meinen Spaziergängen so gern berühre. Dabei entsteht Kohlendioxid (CO_2). Dieses atmen wir aus. (Allerdings niemals zur Gänze: Damit der Atemprozess sich vollziehen kann, müssen wir stets einen Teil davon zurückbehalten, sonst würden wir aufhören zu atmen und ersticken. Auf dieses Thema kommen wir im zweiten Teil des Buches ausführlich zu sprechen, da es uns einen der wichtigsten Schlüssel für die gesunde Atemarbeit an die Hand gibt.) Das CO_2 jedenfalls, das ich ausatme, atmet der Baum ein.

Der Baum und ich – da ist die Idee der Verbundenheit also nicht bloß eine Metapher, sondern konkrete Lebenswirklichkeit: Seine äußere Form spiegelt sich in meinen inneren Strukturen. Was ich ausatme, nimmt er auf. Und was er abgibt, brauche ich zum Leben. Nur zusammen sind wir möglich im Geben und Nehmen. Wie eine *Brücke* verbindet der Atem alles Lebendige auf der Welt. Dieser Idee, dass der Atem eine Brücke ist, wollen wir im ersten Teil des Buches noch etwas weiter nachgehen …

TEIL I

Der Atem als Brücke

»Die besten Dinge im Leben,
sagt man, sind kostenlos.
Das Atmen ist das schönste Geschenk
des ganzen Universums.«[2]
David Kearney, Arzt und Buchautor

Leben und Sterben

Solange der Atem uns keine Probleme bereitet, ist uns dieses meist nicht bewusst: Wir verdanken ihm unser Leben. Was könnte es geben, auf das wir mehr angewiesen wären als auf das Atmen? Wir hören es sicher nicht gern, doch die meisten von uns werden einmal an gesundheitlichen Problemen rund ums Atmen sterben. Denn unter den zehn häufigsten Ursachen, die uns aus dem Leben scheiden lassen, finden sich allein sieben, die mit der Durchblutung und Sauerstoffsituation zu tun haben. In dieses Bild passt, dass »die größte Bedrohung seit dem Zweiten Weltkrieg«, wie man den Coronavirus genannt hat, ausgerechnet eine Atemwegskrise ist.

Bezeichnend ist, dass im Umgang mit dieser zwar sehr viel über unterschiedlichste Maßnahmen zum Schutz unserer Atemwege, nie aber vom Atmen selbst gesprochen wird, obgleich doch dieser biologische Vorgang und die Frage, wie er sich konkret bei uns vollzieht, größtes Gewicht haben, wenn es um Gesundheit und Krankheit geht – auch und gerade im Blick auf Infektionserkrankungen. Hat man Sie zum Beispiel über die Bedeutung der Nasenatmung und die massive Schädlichkeit der weitverbreiteten Mundatmung aufgeklärt? Ich wäre überrascht, wenn dem so wäre. Der Chefarzt einer neurologischen Klinik, der ein Atemtraining bei mir machte, brachte es so auf den Punkt: »Mit dem Atmen sieht es ganz schlecht bei uns aus!« Das mangelnde Bewusstsein um den Atem als Lebens*prozess* finden wir also auch in Zeiten einer globalen Atemkrise.

Ungeachtet dieser Herausforderungen unserer Zeit sind Atem, Leben und Tod innigst verbundene Phänomene: Ich wurde vor 56 Jahren geboren und habe in dieser Zeit etwa 500 Millionen Atemzüge gemacht. Sollten mir weitere 25 Jahre und ein natürlicher Tod vergönnt sein, verbleiben wohl noch knapp 200 Millionen Atemzüge, bis ich schließlich mit einer letzten Ausatmung sterben werde – ein Prozess, von dem ich mir wünsche, dass er nicht zu sehr ein Kampf ums Atmen sein wird, wie man das in den letzten Tagen und Stunden des Lebens doch immer wieder sehen kann. Mit diesem Wunsch bin ich nicht allein: Die zwei größten Ängste, die Menschen umtreiben, wenn es ums Sterben geht, sind die vor Schmerz und dem Ersticken.

Wie dem auch sei, geht alles gut und kommt nichts Unerwartetes dazwischen, atme ich also noch 200 Millionen Mal ein und aus. Das hört sich nach viel an. Dennoch weiß ich, dass mich jeder Atemzug dem letzten, den ich einmal tun werde, um genau einen Atemzug näher bringt. Eine Einladung, wie ich finde, jeden Atemzug möglichst bewusst und langsam auszuführen, damit das Leben gut gelebt wird – und das nicht kürzer, als es sein soll.

In den Körper atmen

- Sitzen Sie bequem.
- Jetzt, während Sie dies lesen, bringen Sie Ihre Aufmerksamkeit zum rechten Fuß. Stellen Sie sich vor, Sie könnten durch Ihren Fuß ein- und ausatmen. Sie atmen durch Ihren rechten Fuß, so als wäre er ein Lungenflügel.
- Ein Bild kann das Spüren unterstützen: Stellen Sie sich ein pulsierendes Licht in Ihrem Fuß vor, das mit Ihrer Ein- und Ausatmung ein- und ausblendet und Ihren Fuß von innen her belebt.
- Spüren Sie genau hin: Beginnt da etwas zu fließen oder vielleicht zu kribbeln? Strömt Wärme in den Fuß? Nehmen Sie ein Pulsen wahr? Wenn Sie länger dabeibleiben, kann es sogar sein, dass Sie Schmerz wahrnehmen: Die Verbindung von Atem und Aufmerksamkeit kann gebundene Spannung ans Licht bringen und auch lösen, wenn Sie sich nicht dagegen wehren, sie wahrzunehmen.
- Fühlen Sie die Lebendigkeit in Ihrem Fuß. Ihre Wahrnehmung und der Atem bringen dieses Leben hinein.
- Zum Schluss lenken Sie Ihre Aufmerksamkeit auf beide Füße. Nehmen Sie den Unterschied zwischen links und rechts wahr.

Sie können diese Atemerfahrung mit jedem Teil Ihres Körpers versuchen. Besonders in schwierigen Momenten kann es eine Hilfe sein, wenigstens noch mit einem Teil der eigenen Aufmerksamkeit beim eigenen Körper und Atem zu sein. So verlieren wir uns weniger im Außen und sind buchstäblich mehr *bei uns*.

Die erste Ein- und die letzte Ausatmung sowie alle Atemzüge dazwischen: Sie verbinden, wie der Faden einer Perlenkette, alle Momente meines Lebens. Man kann also sagen, dass diese Atemzüge mein Leben *sind*. So wie die Ihren das Ihrige.

Und danach? Wohin werde ich gehen, wenn ich mein Leben einmal ausgehaucht haben werde, jenes Leben, das mir nach der Bibel Gott selbst in die Nase eingeblasen hat?[3] Wie wir diese Frage für uns selbst beantworten möchten, darf zum Glück Teil unserer inneren Freiheit bleiben. Doch zu einem kleinen Gedankenexperiment dazu möchte ich Sie einladen.

Nehmen wir einmal an, wir hatten, bevor wir in dieses Leben hineingeboren wurden, keinerlei Existenz als bewusste Wesen. Und nehmen wir weiter an, dass mit dem Ende dieses Lebens (dem Ende unseres Atmens) alles vorbei ist: kein Leben nach dem Tod, kein Bewusstsein, das den Körper überdauert, kurz, mein Leben sei einfach die Zeitstrecke zwischen offiziellem Geburtstag und dem Datum, das einst auf meinem Grabstein notiert sein wird. In diesem Fall käme der Atem aus dem Nichts und ginge wieder dorthin. Ein Mysterium ganz eigener Art, schwieriger zu greifen für mich als die Vorstellung, dass ich, in welcher Form auch immer, nach meinem physischen Tod weiterexistieren könnte. Dennoch: Sollte dem so sein, würde mein Leben mit dem Atem beginnen und enden. Das ließe ihm zweifellos überragende Bedeutung zukommen, ist doch jeder gemachte Atemzug einmalig und unwiederbringlich verloren. Wie viel Sinn es aus diesem Blickwinkel doch ergibt, den Atem bewusst, wohltuend und nährend zu erfahren: als eine Brücke, die meine Bewusstheit mit meiner körperlichen Lebendigkeit verbindet.

Wir könnten uns in diesem Gedankenexperiment aber auch vorstellen, dass der Atem lediglich der äußere Ausdruck eines tieferen

Seins – unseres *eigentlichen* Wesens – ist. Dann käme ihm spirituelle Bedeutung zu, verbunden mit der Idee, dass dieses unsterblich ist und die Geburt in diese Welt nur das vorübergehende Anlegen eines Mantels, den wir *Körper* nennen. Ein Mantel, der atmen muss, um physisch zu überleben. Irgendwann, wenn er einmal abgetragen ist, wie es in der *Bhagavad Gita* heißt, dem heiligen Buch Indiens, dürfen wir zum letzten Mal ausatmen und den Mantel dann ablegen. In dieser Betrachtung verbindet der Atem die unterschiedlichen Dimensionen der Existenz, wenn Sie so wollen: das Diesseits mit dem Jenseits. So wird er zu einer Art *Regenbogenbrücke*, die uns buchstäblich »Zug um Zug« näher nach Hause bringt ...

In die Ausatmung entspannen

- Setzen Sie sich bequem hin, der Oberkörper natürlich aufrecht.
- Jetzt, noch während Sie dies lesen, nehmen Sie Ihren Atem wahr. Machen Sie sich keine Gedanken darüber, wie er sich Ihnen in diesem Moment zeigt. Nehmen Sie einfach nur die Einatmung und die Ausatmung wahr.
- Versuchen Sie, sich in jede Ausatmung hinein zu entspannen, sich sanft fallen zu lassen. Die Einatmung kommt von selbst, ohne Ihr Zutun. Dann lassen Sie los in die Ausatmung.
- Verbinden Sie mit jeder Ausatmung die Vorstellung eines Heimkommens. Nach der Ausatmung dann eine kurze Pause, ein Moment der Rast. Bis die nächste Einatmung kommt. Jedes Einatmen eine Reise. Jedes Ausatmen eine Heimkehr.
- Bleiben Sie etwas dabei. Vielleicht möchten Sie jetzt die Augen schließen ...

Schöpfung und Auflösung

Die klassische Philosophie Indiens sieht nicht nur unser individuelles Leben, sondern die ganze Schöpfung als Atemprozess. Wer da atmet, ist kein Geringerer als Gott selbst. Und er hat einen wahrhaft langen Atem. Geburt und Tod des Weltalls, ein vollständiger kosmischer Zyklus, entsprechen einem einzigen Atemzug Brahmans, »des Größten«: In diesem Bild wird die Einatmung zu einem Akt der Schöpfung. Die Weitung nach der Einatmung ist das Werden des Kosmos, die Ausatmung steht für dessen Vergehen. Danach Stille. Der Ruhemoment vor der nächsten Einatmung. Dann folgt der nächste kosmische Zyklus.

Als grundlegendste unter den Wissenschaften arbeitet die Physik mit ähnlichen und im Grunde ebenso mystisch anmutenden Ideen: Den unbegreiflichen Zustand eines Seins noch vor Raum und Zeit taufte man *Singularität*. Dann, vor fast vierzehn Milliarden Jahren (keiner weiß, wodurch, oder gar, warum), folgte der »Big Bang«, der sogenannte Urknall. Seine Energie sowie weitere noch nicht verstandene (und deshalb auch »dunkel« genannte) Kräfte lassen bis heute die Galaxien auseinanderdriften: Das Weltall dehnt sich mit Lichtgeschwindigkeit, möglicherweise sogar noch schneller, aus.[4]

Über diese unfassbaren Zusammenhänge spreche ich immer wieder gern mit einem guten Freund. Er ist Professor für Physik und lehrt an der Münchener Universität: Wie soll man sich vorstellen, dass der ganze Kosmos vor dem Urknall auf einen infinitesimal kleinen Punkt mit unendlich großer Masse verdichtet gewesen sein soll? Unendlich klein und unendlich schwer? Man mag das wissenschaftlich diskutieren, manches vielleicht sogar mathematisch darstellen können, doch unser Denken vermag das nicht zu greifen.

Wie dem auch sei: Die seither anhaltende Expansionsbewegung

stellt zugleich die Evolution des Kosmos dar wie auch des Planeten, auf dem wir leben und dessen Luft wir atmen. Irgendwann vielleicht wird das Universum wieder in sich zusammenfallen. Oder es wird von einem großen, kosmischen Feuer verschlungen, wie die indische Philosophie es lehrt. Vielleicht aber hält das Weltall am Ende einfach nur den Atem an … und erkaltet.

So unbegreiflich das alles bleiben muss – es findet einen konkreten Niederschlag in uns selbst, in unserer Lebendigkeit, in jedem Atemzug: Ruhepunkt, Einatmung, Weitung. Schließlich die Ausatmung, die zum Ruhepunkt zurückkehrt. Vor Anker gehen. Nach Hause kommen. Der Atemprozess ist ein kosmischer Zyklus im Kleinen.

*

Manchmal sind es die kleinen Dinge, die uns wohltun können, die uns Erleichterung und Lösung schenken. Auch beim Atmen kann das so sein. Ein einziger, bewusster Atemzug, ein Nachbilden sozusagen des Kreislaufs von Schöpfung und Auflösung, kann zurückgehaltene Spannung lösen und befreiend wirken. Versuchen Sie es:

Ein lösender Atemzug

- Sitzen Sie bequem, und kommen Sie einen Moment zur Ruhe.
- Nehmen Sie einen befriedigenden Atemzug. Langsam und bewusst. Gehen Sie frei in die Atemfülle, gerade so weit, wie es sich gut anfühlt, und halten Sie den Atem an. Solange Sie sich wohlfühlen.
- Dann atmen Sie aus. Lassen Sie den Atem dabei nicht unkontrolliert »herausplumpsen«, sondern erlauben Sie, dass die Ausatmung langsam und fließend geschieht. Es kann helfen, dabei durch den gespitzten Mund auszuatmen, so können Sie die Ausatmung dosiert abbremsen. Man nennt das *Lippenbremse*. Entspannen Sie sich in die Ausatmung hinein.
- Nach der Ausatmung spüren Sie hin: Warten Sie auf den Moment, in dem die Einatmung von selbst wiederkommen möchte. Dem geben Sie nach und lassen den Atem einströmen.

- Wenn Sie das Bedürfnis verspüren, wiederholen Sie den lösenden Atemzug noch ein- oder zweimal. Und wichtig: Genießen Sie besonders den Moment danach!

Sollten Sie bei dieser Übung ein leichtes Gefühl der Benommenheit haben oder ist es Ihnen nicht möglich, einen befriedigenden Atemzug zu tun, führen Sie die Übung zu einem späteren Zeitpunkt wieder aus, wenn Sie sich vertraut gemacht haben mit dem Thema des *natürlichen Atmens* sowie mit den Ursachen und Folgen einer unnatürlichen Atmung. Alle Informationen dazu finden Sie in Teil II des Buches: *Atem und Gesundheit in unserer Zeit.*

Der Atem, so meine ich, ist eine Einladung an uns, das Universum, dessen Teil wir sind, als ein zusammenhängendes Ganzes zu sehen, in dem das Große sich im Kleinen wiederfindet. »Wie oben, so unten« heißt ein sogenanntes hermetisches Prinzip der Analogie: Die Verhältnisse im Makrokosmos, also dem Universum, entsprechen denen im Mikrokosmos, also dem Individuum – und umgekehrt. Kein Wunder, dass die Menschen den Atem überall auf der Welt als etwas Heiliges begriffen. Und sie entwickelten Praktiken, ihn bewusst zu erleben und seine Kraft zu nutzen: für die Gesundheit. Für Ruhe und innere Heilung. Für ihr seelisches Wachstum oder tiefe innere Erfahrungen. *Inspiration* ist, konkret und körperlich, einfach »nur« die Einatmung (lat. *inspirare* [einhauchen, einblasen]). Doch ebenso ist sie die Verbindung zu etwas Größerem, zu etwas, das uns *inspiriert*, uns Leben schenkt und zu kreativen Mitschöpfern der Welt macht. Für die »alten Yogis« war die Arbeit mit dem Atem nichts weniger als eine Verbindung mit dem Absoluten: *eine Brücke ins Licht.*

Körper und Geist

Ein paar bewusste Atemzüge genügen, um zu erkennen, welche Macht der Atem hat, schlicht aufgrund seiner Wirkung auf die biochemischen Verhältnisse in unserem Körper.

Bleiben Sie bei der folgenden Atempraxis bitte achtsam. Sie sollten bequem sitzen oder, besser noch, liegen. Auf keinen Fall dürfen Sie dabei Auto fahren oder andere sicherheitssensible Dinge tun. Wenn Sie unter Asthma oder Herz-Kreislauf-Erkrankungen leiden, zu Panikattacken neigen oder schwanger sind, machen Sie das Experiment besser nicht. Wenn Sie aber gesund sind und das Atemexperiment durchführen möchten, probieren Sie Folgendes:

Die Macht des Atems

- Liegen oder sitzen Sie bequem, und kommen Sie einen Moment zur Ruhe.
- Machen Sie 10 große Atemzüge. Sie atmen durch die Nase ein, die Ausatmung darf durch den Mund geschehen. Achten Sie darauf, dass zwischen den Atemzügen keine Atempausen entstehen, Sie atmen also »verbunden« oder »zirkulär«, wie man sagt.
- Nach der letzten Einatmung lassen Sie Ihren Atem passiv herausfließen. Verbleiben Sie so lange in der Stille nach der Ausatmung, bis Ihr natürlicher Atemimpuls wieder einsetzt. (Das kann eine ganze Weile dauern!)
- Dann spüren Sie nach. Welche Empfindungen haben Sie?
- Wenn Sie möchten, schließen Sie eine zweite und dritte Runde an.
- Bleiben Sie nach der Übung noch kurz liegen, bevor Sie wieder Ihren Tagesaktivitäten nachgehen.

Manche lieben das: die Trance, das Kribbeln im Körper. Anderen wird unwohl. Einige bekommen Angst, erleiden einen Asthmaanfall oder erfahren sogar eine

Panikattacke. Wieder andere erleben eine Art rauschhaften Glücks, machen vielleicht Lichterfahrungen und sehnen sich immer wieder nach dieser »inneren Droge«. Rein physiologisch betrachtet, handelt es sich dabei um eine *akute Hyperventilation.* Das bringt die Biochemie des Körpers in Sekunden aus dem Gleichgewicht und reduziert die Hirndurchblutung binnen kürzester Zeit um bis zu 60 Prozent.

In bestimmten Atempraktiken, wie zum Beispiel beim *holotropen Atmen* nach Stanislav Grof oder dem ganz ähnlichen *Rebirthing* nach Leonard Orr ist die Hyperventilation das zentrale Element der Praxis. Manche hoffen, auf diesem Wege eine psychische Reinigung zu bewirken, belastende Energien zu lösen oder seelische Durchbruchserfahrungen zu machen, wie zum Beispiel das Wiedererleben des eigenen Geburtstraumas, was immer wieder als zutiefst heilend beschrieben wird: Hier wird der Atem zu einer Erfahrung, die das Unbewusste bewusst macht, damit Heilung geschehen kann.[5] Für manche ist das bewusste Hyperventilieren einfach ein unterhaltsamer Trip.

Wenn wir so intensiv atmen, macht der Atem nach der letzten Ausatmung jedenfalls erst einmal Pause. Je nachdem, wie stark wir hyperventilieren, 2 oder 3 Minuten lang. Oder sogar noch länger. Man *will* gar nicht mehr atmen. Ruhepunkt. Irgendwann natürlich kommt er zurück, der natürliche Atemimpuls.

Ein paar Atemzüge, und doch ist die Wirkung auf Körper, Emotionen und Geist so stark. Intensives Atmen führt zu einem plötzlichen Absacken der CO_2-Konzentration im Blut, einer *Hypokapnie*, wie man sagt. Das bringt den Körper in Aufruhr, weil sich dadurch binnen Sekunden das Säure-Basen-Gleichgewicht in unnatürliche Bereiche verschiebt. Die Blutgefäße verengen sich, und die Sauerstoffversorgung der Hirnrinde wird massiv reduziert. Das schränkt das Denken ein. Weil es sich um einen biologischen Ausnahmezustand handelt, wird zugleich das limbische System – ein evolutionär älteres und tiefer gelegenes Hirnareal, der Sitz unserer Emotionen und Erinnerungen – umso stärker aktiv.[6]

Lassen wir an dieser Stelle noch die Frage außen vor, ob das gesund ist oder nicht. Was das Experiment uns aber zeigt, ist die schiere Macht des Atems: Macht über unser Befinden und Erleben. Wir müssen nur etwas an ihm »drehen«, schon verändert sich unser subjektiver Zustand.

Wir können so atmen, dass es uns aktiviert, beruhigt oder müde macht. Dass es uns rauschhafte Glücksgefühle schenkt. Wir können uns in Angst oder sogar Panik hineinatmen. Asthmatiker können sich in einen Anfall atmen oder sich, mit der richtigen Technik, daraus befreien. Dabei ist der Atem keine Einbahnstraße, vielmehr reagiert er selbst höchst sensibel auf alles, was wir erleben: Jeder Gedanke, jedes Gefühl, jede Erfahrung, jeder innere Zustand hat seinen Spiegel im Atem. Über ihn kehrt sich gewissermaßen unser Inneres nach außen. Und umgekehrt können wir unser Inneres durch bewusste Arbeit mit ihm beeinflussen, und zwar für:

- mehr Ruhe und Gelassenheit,
- größere Resilienz (psychische Widerstandskraft) in schwierigen Zeiten,
- körperliche Gesundheit und Leistungskraft,
- Konzentration und mentale Stärke,
- Entspannung und Regeneration,
- emotionale Erlebnisse und euphorische »Trips«,
- Katharsis (psychische Reinigung) und seelische Durchbruchserfahrungen,
- Meditation und spirituelle Ziele.

Das macht den Atem zu einem wirksamen Instrument für unterschiedlichste Ziele, auch für das, was man *Biohacking* nennt, also die zielgerichtete Beeinflussung und Optimierung unserer körperlichen und psychologischen Prozesse. Der Atem, das muss dazugesagt werden, lässt sich aber nicht *beliebig* benutzen oder gar unterwerfen, denn im Zweifel hat er immer mehr Macht über uns als wir über ihn. (Manchmal »werden wir mehr geatmet«, als dass wir selbst atmen.) Zudem reagieren Menschen auf bewusste Atemprozesse individuell: Die physiologischen Veränderungen mögen zwar bei allen dieselben sein, doch *wie* wir sie erleben, lässt sich nicht trennen von unserer persönlichen Geschichte. Der Atem ist zutiefst auch ein psychologisches Phänomen.

Wie sehr Körper, Atem und Geist eine Einheit bilden, können Sie mit der folgenden einfachen Übung erleben. Sie ist wohltuend und zentrierend. Und zugleich erhellend im Blick auf das Zusammenwirken von Wahrnehmung und Atmung.

Die Atemräume wahrnehmen

- Sitzen Sie bequem, und kommen Sie 1 Minute zur Ruhe.
- Jetzt, während Sie dies lesen, legen Sie Ihre flache Hand auf die Brust, knapp unter das Schlüsselbein, und bringen Ihre Aufmerksamkeit zum Atem. Nehmen Sie bei der Einatmung eine Weitung des Brustraums wahr und ein Zurückschwingen mit der Ausatmung? Bleiben Sie ein paar Atemzüge in dieser Beobachtung des *oberen Atemraums*. Nur zuschauen.
- Bringen Sie Ihre Hand nun auf den Bauchnabel. Auch hier: Spüren Sie das Heben der Bauchdecke mit der Einatmung, das Senken mit der Ausatmung. Bleiben Sie ein paar Atemzüge so. Die Wahrnehmung des *unteren Atemraums*.
- Zum Schluss legen Sie beide Hände auf Ihre seitlichen unteren Rippenbögen, gern mit sanftem Druck, das macht das Spüren einfacher. Die Körpermitte weitet sich mit der Einatmung in der Horizontalen, die Rippenbögen bewegen sich fühlbar zur Seite. Mit der Ausatmung schwingen sie zurück. Ein paar Atemzüge. Der *mittlere Atemraum*.

Diese Atembeobachtungspraxis macht uns mit einem Phänomen vertraut, das schon in uralten Texten des Yoga beschrieben wurde, nämlich der Eigenart des Atems, unserer Aufmerksamkeit zu folgen: *Prana*, wie man den Atem im Yoga nennt (und zugleich die Lebensenergie, die ihm innewohnt), folgt *Chitta*, unserer Aufmerksamkeit oder Bewusstheit. Das gilt freilich auch umgekehrt: Geht unser Atem unruhig und erratisch, spiegelt das unser Geist. Wir können uns dann nicht entspannen oder konzentrieren. Der Yoga, wie er in alten Zeiten gelebt wurde, suchte immer den inneren Frieden. Und weil der Geist so eng mit dem Atem verbunden ist, kann man ihn auch als eine *Brücke zur inneren Stille* nutzen. Wird der Atem ruhiger, so werden wir es auch.

Atem und Präsenz

Unseren Atem können wir nur jetzt und hier spüren, in genau *diesem Moment* und in *diesem Körper*. Atmen ist immer jetzt, und kein anderer kann es für uns tun. Der letzte Atemzug ist vergangen, bloß noch Erinnerung, der kommende nur eine Möglichkeit, nicht aber schon die Wirklichkeit. Und ehrlich gesagt: Ob nach der Ausatmung, die wir gerade tun, eine weitere Einatmung folgen wird, können wir nie mit absoluter Gewissheit sagen. Das Leben kann, unerwartet, innerhalb von Sekunden zu Ende gehen. Manchmal hört man Menschen sagen – insbesondere wenn sie schon älter sind –, dass sie jeden Tag als ein Geschenk des Lebens begreifen. »Wer weiß, wie oft ich morgens noch aufwachen darf.« So ist auch jede Einatmung ein neues Geschenk und alles andere als eine Selbstverständlichkeit. Wirklich *lebendig* sind wir nur im jeweils gegenwärtigen Atemzug und in keinem anderen Augenblick. Und *innerlich frei* sind wir nur, wenn wir diesen Atemzug erleben können, ohne im Widerstand zu sein. Ohne zu greifen, also etwas mental festzuhalten. Ohne zu urteilen.

Zulassen, loslassen und wahrnehmen

- Sitzen Sie bequem.
- Jetzt, noch während Sie diese Zeilen lesen, nehmen Sie Ihren Atem wahr.
- In welchen Bereich des Körpers zieht es Sie, wenn Sie diese Anleitung lesen? Die Bewegung der Bauchdecke? Das Heben und Senken der Brust? Der Luftstrom in der Nase? Ein anderer Teil des Körpers?
- Nehmen Sie Ihren Atem wahr. Kommentieren Sie nicht. Nur spüren.
- Vielleicht geht der Atem sanft und gleichmäßig oder hart und erratisch. Vielleicht geht die Ausatmung nahtlos in die Einatmung über, oder es ist eine

Pause zwischen beiden. Ihre Atemzüge mögen kurz oder lang sein, leise oder hörbar, sich gut anfühlen oder nicht.

- Sie erlauben, dass der Atem so ist, wie er ist. *Zulassen.*
- Halten Sie nicht fest an der Vorstellung, Ihr Atem sollte anders sein, als er ist. *Loslassen.*
- Vor allen Dingen: Kritisieren Sie Ihren Atem nicht. Erleben Sie ihn nur. *Wahrnehmen.*

Immer wieder hört man Menschen sagen: »Ich weiß nicht, wie man meditiert.« Sollte das auch Ihre Frage sein, ist Folgendes eine einfache Antwort: »Nicht im Widerstand sein, nicht greifen, nicht urteilen.« Aber *bewusst* sein. »So du ergreifst oder zurückweist, bist du nicht frei«, schrieb Zen-Meister Sosan im *Shinjinmei*, dem ältesten überlieferten Text der Zen-Tradition.[7] In der Atemarbeit werden diese Ideen zu körperlich erfahrbaren Prinzipien: Meditation ist hier schlicht ein Da-Sein mit dem, was ist, das Gegenteil dessen also, was die meisten von uns die meiste Zeit über tun. Genau darin liegt auch die heilsame Kraft der Meditation. Bewusste Atemarbeit ist eine einfache Möglichkeit, über unsere »Selbstvergessenheit« im Alltag hinauszugehen und Momente zu schaffen, in denen wir gegenwärtig und wach sind. Der Atem kann dorthin eine Brücke bauen – eine *Brücke zur Präsenz.*

*

Im nächsten Teil des Buches geht es um den spannenden Zusammenhang von Atem und Gesundheit aus wissenschaftlicher Sicht. Die Informationen und Übungen sollen Ihnen als ein Fundament für Ihre persönliche Atempraxis dienen und, wichtiger noch, als Grundlage für ein gesundes Leben im Alltag.

TEIL II

Atem und Gesundheit in unserer Zeit

»Die Beladenen und
Bekümmerten atmen zu viel.«[8]
Charles F. Stroebel, Mediziner

Die Entfernung von der Natürlichkeit

Schlafen, Essen, Bewegen und Atmen: Diese grundlegendsten Aspekte unseres natürlichen Wesens sind für viele zur Herausforderung geworden. Ein vernünftiges Maß an regelmäßiger Bewegung und Ernährung ist im wohlhabenden Teil der Welt heute eher die Ausnahme als die Norm. Die meisten pflegen eine überwiegend sitzende Lebensweise und sind übergewichtig.[9] Während der eine Teil der Welt krank wird vom vielen Essen und Lebensmittel in unvorstellbar großen Mengen wegwirft, haben zwei Milliarden so wenig, dass sie krank sind oder sogar an Unterernährung zu sterben drohen.[10]

Unsere Erde und alles Leben auf ihr zeigt die Spuren anhaltender Übernutzung, Ausbeutung und Verschmutzung. Dass ein globales Massensterben im Gange ist, bezweifelt kein vernünftiger Mensch.[11] Das Klima wandelt sich auf bedrohliche Weise, und jede Minute wird auf der Erde fruchtbarer Wald in der Größenordnung von 35 Fußballfeldern vernichtet.[12] Drei Viertel aller Tiere werden bald schon vom Angesicht der Erde verschwunden sein, und unsere Enkelkinder werden sie wohl nur noch in Bilderbüchern und TV-Dokumentationen bestaunen können.[13] Immer mehr Menschen, bald schon 70 Prozent der Weltbevölkerung, leben in Städten.[14] Deren Landschaft ist geprägt von Beton, Stahl und Lärm in einem Klima von stickiger Luft, Stress und Konsum. Und oft auch von der existenziellen Sorge, im Konkurrenzdruck nicht bestehen zu können. Es nimmt nicht wunder, dass psychische Probleme wie Angststörungen und Depressionen rasant zunehmen.[15] Was die Depressionen anbelangt, so steht Deutschland innerhalb der EU übrigens auf dem unrühmlichen Siegertreppchen, übertroffen nur von Luxemburg.[16]

Acht von zehn Berufstätigen sagen, dass sie keinen erholsamen Schlaf mehr finden können.[17] Erwachsene in unserem Land anzutreffen, die sich morgens völlig ausgeruht fühlen, ist also die Ausnahme. Das gilt für Lehrer, Ärzte und Krankenschwestern, für Autofahrer, Piloten und Busfahrer, für Richter, Polizisten und Politiker, für die vielen Menschen also, auf deren besonnenes und achtsames (ganz wörtlich: *ausgeschlafenes*) Handeln wir angewiesen sind. Möchten Sie von einem Piloten, der an chronischem Schlafentzug leidet, an Ihr Urlaubsziel gebracht werden? Sie dürfen davon ausgehen, dass dies regelmäßig der Fall ist, und zwar in einem alarmierenden Ausmaß, wie die US-amerikanische National Sleep Foundation berichtet.[18] In den USA müssen zudem jedes Jahr bis zu 200 000 Menschen allein deshalb sterben, weil erschöpfte und ausgebrannte Ärzte Fehler machen.[19] Und ein Viertel aller Verkehrsunfälle auf der Welt werden schlicht durch Übermüdung verursacht.[20] Es macht keinen Unterschied, ob wir uns Deutschland, die USA oder die Schweiz ansehen: Die grundsätzlichen Probleme sind überall dieselben.[21]

Diese Entfernung des Menschen von seiner Natürlichkeit spiegelt sich in seiner Atmung. Schlaf, Ernährung, Arbeit, Beziehungen, Gedanken, Gefühle und die vielfältigen Einflüsse aus unserer Umgebung: Das ganze Leben wird im Atem gebündelt wie das Licht in einem Brennglas. Und so nährt uns das Atmen nicht mehr, wie es sein sollte, es ist uns vielmehr selbst zum Problem geworden. Der natürliche, gesunde oder *funktionale* Atem wird zunehmend unnatürlich, ungesund, *dysfunktional*.

Mund und Nase

Funktional und dysfunktional: Was genau bedeutet das eigentlich, wenn wir vom Atmen sprechen? Machen wir dazu ein kleines Experiment:

- Legen Sie eine Hand auf die Brust, die andere auf den Bauch, und nehmen Sie einen Moment lang Ihren Atem wahr.
- Machen Sie jetzt einen großen Atemzug durch den Mund, und beobachten Sie dabei, wohin der Atem geht. Welcher Bereich des Oberkörpers ist es, der sich vorrangig bewegt? Es ist vor allem der Brustraum, der sich weitet, richtig?

- Nun machen Sie einen entspannten Atemzug durch die Nase (der Mund bleibt geschlossen) und beobachten wieder, in welchem Bereich des Oberkörpers die Weitung geschieht. Der Brustraum wird sich nur wenig (besser noch: gar nicht) bewegen. Dafür weiten sich der Bauch nach vorn und die unteren Rippen etwas zur Seite. Das sind wesentliche Elemente einer natürlichen und gesunden Atmung im Alltag.

Dieses einfache Experiment macht einen wichtigen Zusammenhang klar: Die Nasenatmung korreliert mit der Zwerchfellatmung. Das zeigt sich an der im Atemexperiment beschriebenen sanften Weitung der Bauchdecke und der unteren Rippenbögen. Dies ist funktional in den meisten Lebenssituationen, mit anderen Worten: Idealerweise atmen wir so viel wie möglich auf diese Weise. Das Atmen durch den Mund dagegen triggert die Brustatmung. Sie braucht viel mehr Energie, weil weitere Atemmuskeln aktiviert werden müssen. Und sie löst eine Stressantwort aus, da Atmung und Nervensystem eng miteinander verbunden sind, wie wir noch sehen werden. Deshalb ist dieses Atemverhalten nur im Ausnahmefall sinnvoll, nämlich bei starker körperlicher Belastung. Im Alltag dagegen ist sie unnatürlich und ungesund oder eben dysfunktional.

Leider ist diese Art des Atmens weit verbreitet, besonders unter Kindern. Bei ihnen ist die Mundatmung heute mehr Regel als Ausnahme.[22] Ein erschreckender Umstand, wenn man sich die Schädlichkeit dieses Atemverhaltens vor Augen hält. Die »versteckte Epidemie« der Mundatmung, wie es Sandra Kahn und Paul Ehrlich von der Stanford University in ihrem Buch *Jaws* nennen, schädigt nicht nur die Mundhygiene und Zahngesundheit, sondern verhindert auch ein gesundes Gesichts- und Kieferwachstum.[23] Zudem zerrüttet es die Biochemie des Körpers mit gravierenden kurz- und langfristigen Folgen auf körperlicher und geistiger Ebene.[24] Hierauf werden wir noch ausführlich zu sprechen kommen.

*

Mit *Mund- und Brustatmung* haben wir nun schon die zwei auffälligsten Kennzeichen einer dysfunktionalen Atmung benannt. Doch es gibt weitere Merkmale:

- Bei vielen Menschen ist die Atmung *beschleunigt*, sie machen achtzehn, zwanzig oder noch mehr Atemzüge pro Minute. Das ist weit jenseits dessen, was mit acht bis zwölf, vielleicht maximal vierzehn Atemzügen noch eine physiologisch vernünftige Respirationsrate wäre.
- Ein weiteres Merkmal ist der *unregelmäßige* Atem. Immer wieder kommt es zu unnatürlichen Atempausen, ein Massenphänomen, das sich bei der Bildschirmarbeit beobachten lässt – die sogenannte *Bildschirm-Apnoe*. (Linda Stone, eine frühere Managerin bei Apple, nannte es *E-Mail-Apnoe*.) 80 Prozent der Menschen, die an Computern arbeiten, sind davon betroffen, also Milliarden weltweit.[25] Ein Begriff wie »E-Mail-Apnoe« mag uns schmunzeln lassen, doch die Folgen einer zerrütteten Atmung sind ernst. Sie macht uns auf Dauer schlicht krank.
- Während eine natürliche Atmung sich in den meisten Lebenssituationen geräuschlos vollzieht, sind *wahrnehmbare Atemgeräusche* dysfunktional und weisen auf einen angestrengten und zu großvolumigen Atem hin. Je lauter also jemand atmet, desto mehr atmet er auch. Und ein Zuviel ist hier definitiv ungesund, wie wir sehen werden, wenn wir gleich über die Bedeutung des CO_2 im Atemprozess sprechen.
- Schließlich ist auch dies noch wichtig: Atmen wir gesund, folgt auf jede Einatmung eine passive, entspannte Ausatmung, oft mit einer kurzen, natürlichen Atempause danach. Viele Menschen indes halten chronische Spannung in der Atemmuskulatur, vor allem im Zwerchfell, und können nicht mehr weich in die Ausatmung loslassen, sodass dieser wichtigste Atemmuskel seiner Aufgabe nicht mehr optimal nachkommen kann.

Die Tabelle zeigt die wichtigsten Kennzeichen von gesunder und dysfunktionaler Atmung in der Übersicht. Wie sieht *Ihre* Atmung aus?

Kennzeichen gesunder und dysfunktionaler Atmung

Gesund, natürlich, funktional	Ungesund, unnatürlich, dysfunktional
Nasenatmung rund um die Uhr	Häufiges Atmen durch den Mund
Sanfte Zwerchfellatmung	Brustatmung, angestrengte Atmung
Tendenziell langsam	Beschleunigt
Rhythmisch-fließend	Erratisch, unnatürliche Atempausen
Geräuschlos	Hörbare Atemgeräusche
Entspannte, loslassende Ausatmung	Kein vollständiges Loslassen in die Ausatmung, anhaltende Spannung im Zwerchfell

Zwei Dimensionen der Atmung

Die Merkmale der Atmung, die wir gerade unterschieden haben, verweisen letztlich auf zwei fundamentale Aspekte:

- Da ist einmal die *äußere Dimension* der Atmung. Sie dreht sich um die Frage, *wie* wir atmen, um die *Atemmechanik* also: Durch den Mund oder durch die Nase? Entspannt mit dem Zwerchfell oder angestrengt in die Brust? Zu dieser äußeren Dimension gehört auch die *Rhythmik:* Atmen wir schnell oder langsam, gleichmäßig oder nicht? Machen wir Pausen nach der Ein- oder Ausatmung, oder geht eines ins andere über? Und in welchem zeitlichen Verhältnis stehen Einatmung, Ausatmung und Atempausen?
- Bei der *inneren* Dimension der Atmung geht es um die Frage, *wie viel* wir atmen, um das *Atemvolumen* also. Dieses wird von der äußeren Seite der Atmung bestimmt: Mundatmung zum Beispiel erhöht das Atemvolumen, da der geöffnete Mund dem Atemstrom einen viel geringeren Widerstand entgegensetzt als die Nase. Mit jedem Atemzug holen wir dann mehr Luft in unsere Lungen, als es bei der Nasenatmung der Fall wäre. Oder: Wenn Sie sich selbst (oder jemand anderen) beim Atmen hören, dürfen Sie davon ausgehen, dass der *Flow*, wie man sagt, vergrößert ist, also auch das Volumen.

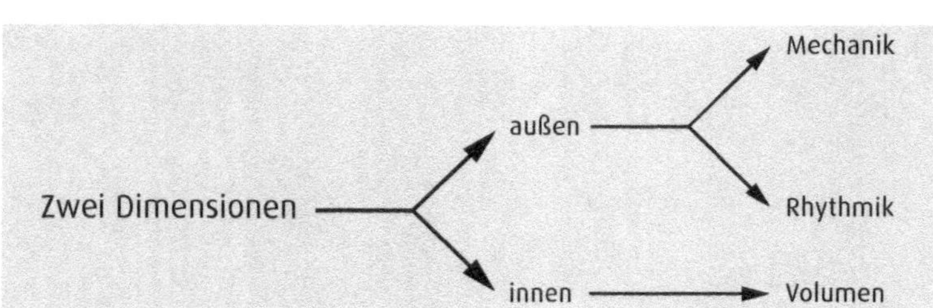

Zwei Dimensionen der Atmung

Die innere Dimension der Atmung ist von entscheidender Bedeutung für die biochemischen Verhältnisse in unserem Körper. Ist das Atemvolumen gewohnheitsmäßig vergrößert – ein Umstand, den wir *Überatmung* nennen, das häufigste dysfunktionale Atemmuster überhaupt –, kann dies zu zahlreichen gesundheitlichen Problemen führen: zu Asthma und Kurzatmigkeit, Herz-Kreislauf-Problemem, Schnarchen und Schlafapnoe, chronischer Müdigkeit, Verdauungsproblemen, Muskelspannungen, innerer Unruhe, Konzentrationsschwierigkeiten, Leistungsschwäche, Depressionen, Panikattacken, häufigen Erkältungen, sogar zu Impotenz und anderem mehr.[26]

Das physiologisch sinnvolle Atemvolumen eines Erwachsenen im Ruhezustand beträgt etwa ½ Liter je Atemzug. Bei durchschnittlich zehn Atemzügen in der Minute macht das also ungefähr 5 Liter. Deutlich mehr als das ist zu viel. Und zu viel ist definitiv ungut, denn es bringt den Säure-Basen-Haushalt durcheinander, worauf unser Körper sehr empfindlich reagiert.

Meist werden überatmungsbedingte Symptome nicht als solche erkannt. Wer damit zum Arzt geht, findet deshalb häufig nicht die Hilfe, die er brauchte.[27] Stattdessen muss er sogar fürchten, falsch behandelt, als Hypochonder oder im schlimmsten Fall als Simulant etikettiert zu werden.[28] Kaum ein anderes Problem, sagt Professor H. E. Walker von der New York University Medical School, wird heute so wenig verstanden und häufig übersehen wie die Überatmung.[29]

Natürliches Atmen

Halten wir nochmals fest, welche Merkmale eine natürliche Atmung im Alltag kennzeichnen: Eine gesunde (natürliche oder funktionale) Atmung geht durch die *Nase* und ist getragen vom *Zwerchfell.* Sie ist *leise, langsam* und *rhythmisch,* zudem *entspannt* in der Ausatmung.

Der erste wichtige Schritt jeder guten Atemarbeit muss das natürliche Atmen zum Ziel haben. In gewisser Weise ist dies die wichtigste Atempraxis überhaupt, und nur auf dieser Grundlage ist es sinnvoll, weiter gehende Atemarbeit zu machen. Eine Übung im natürlichen Atmen:

- Sitzen Sie bequem, der Oberkörper ist natürlich aufrecht. Kommen Sie einen Moment zur Ruhe.
- Legen Sie eine flache Hand auf die Brust, die andere auf den oberen Bauchraum, sodass sie zwischen Bauchnabel und Brustbeinspitze zu liegen kommt.
- Bringen Sie Ihre Wahrnehmung zunächst zur oben liegenden Hand: Ist da Bewegung mit der Einatmung, eine sanfte Weitung? Oder ist die Brust eher still? Nur wahrnehmen. Bleiben Sie ein paar Atemzüge dabei.
- Kommen Sie zum unteren Atemraum: Nehmen Sie die Weitung der Bauchdecke mit jeder Einatmung wahr. Vielleicht spüren Sie auch eine leichte Weitung der unteren Rippenbögen zur Seite. Nur wahrnehmen. Ein paar Atemzüge.
- Nehmen Sie jetzt beide Atemräume gleichzeitig wahr. Ein paar Atemzüge.
- Jetzt der entscheidende Schritt: Atmen Sie so, dass der Brustraum sich nicht bewegt. Die Atemaktivität kommt jetzt ganz aus dem unteren Raum. Die Brust ist still, nur die Bauchdecke hebt und senkt sich sanft.
- Versuchen Sie, sich in die Ausatmung hinein zu entspannen, lassen Sie los in die Ausatmung. Wie ein kurzes Ausruhen. Danach folgt ohne Ihr aktives Zutun die nächste Einatmung. Erlauben Sie, dass dies geschieht.
- Je mehr Sie sich darauf einlassen können, desto sanfter, ruhiger, weicher und langsamer wird Ihre Atmung werden.
- Bleiben Sie ein paar Minuten dabei, und genießen Sie das natürliche Atmen.

Sollten Ihre Hände während der Atempraxis warm werden oder Schluckimpulse kommen, sind das positive Zeichen. Natürliches Atmen aktiviert den Parasympathikus, jenen Teil des Nervensystems, der für Entspannung, Erholung und Heilung zuständig ist.

Wenn es Ihnen gelingt, ganz in die Ausatmung loszulassen, kann es sein, dass Sie das Gefühl haben, weniger zu atmen, als Sie es gewohnt sind. Möglicherweise verspüren Sie etwas »Lufthunger«, wie man sagt. Dieser hat nichts mit einem Sauerstoffmangel zu tun. Vielmehr sorgt das entspannte Atmen dafür, dass Sie weniger CO_2 abatmen als sonst, daher dieses Gefühl. Das ist nicht ungesund, im Gegenteil, denn CO_2 ist ein unverzichtbares Gas im Atemprozess: Es sorgt für den

Atemantrieb, dafür also, dass wir überhaupt atmen. Und es wird benötigt für die Regulierung des Säure-Basen-Haushalts, einen der wichtigsten Parameter für unsere Gesundheit. CO_2 weitet die Blutgefäße und steigert die Durchblutung. Zudem erhöht es die Bereitschaft des Blutes, Sauerstoff in die Gewebe zu entlassen, und zwar überall in der genau richtigen Menge.

Auf diese wichtigen Zusammenhänge werden wir im Kapitel *CO_2, das missverstandene Molekül* genauer zu sprechen kommen. Nehmen Sie an dieser Stelle nur so viel mit: Ein sanfter Lufthunger beim bewussten, natürlichen Atmen ist kein Grund zur Sorge, im Gegenteil. Versuchen Sie, sich in dieses Gefühl hinein zu entspannen im Wissen, dass es Ihnen gesundheitliche Vorteile schenken wird. Im Kapitel *Sanft atmen* erfahren Sie dann, wie Sie systematisch mit dem Atem und der heilsamen Idee des Lufthungers arbeiten können.

Bis dahin: Lassen Sie sich jeden Tag auf das natürliche Atmen ein. Zweimal 10 Minuten sind perfekt. Natürliches Atmen ist nicht nur ein idealer Einstieg ins bewusste Atmen, sondern das A und O der Gesundheit überhaupt. Wenn Sie nur einer einzigen Atempraxis folgen möchten, sollte es definitiv diese sein. Damit kultivieren Sie Atembewusstheit und Atemgesundheit, Fundamente für Ihr Wohlbefinden.

Eine *Audio-Anleitung* zum natürlichen Atmen können Sie
kostenlos von unserer Internetseite laden:
www.skuban-akademie.de/atmen-heilt

*

Wenn wir über das Atmen sprechen, müssen wir uns vor Augen halten, dass dieser Vorgang eine organische Ganzheit ist und dabei alles mit allem zusammenhängt. Mechanik und Biochemie sind eng miteinander verwoben. Und alles geschieht gleichzeitig, buchstäblich von Atemzug zu Atemzug. Wenn sich an einer Stelle etwas verändert, hat das Konsequenzen für den Gesamtprozess. Es ist wie bei einem

Orchester, das ein Musikstück vorträgt: Kommt ein Musiker aus dem Takt oder ist auch nur ein einziges Instrument verstimmt, raubt das dem Ganzen die Harmonie. Zwei Beispiele zur Verdeutlichung:

- Geht der Atem durch den Mund statt durch die Nase, verschwindet die natürliche Zwerchfellatmung, und der Atem weicht in die Brust aus. Weil die Brustatmung weniger effizient ist als die Zwerchfellatmung, beschleunigt das den Atem. Dies wiederum erhöht das Minutenvolumen. Etabliert sich die Brustatmung, bekommt das Zwerchfell zu wenig Training, und eine Spannung baut sich auf, die einer loslassenden Ausatmung nun dauerhaft im Wege steht: Ein neues, chronisch-dysfunktionales Atemmuster hat sich verfestigt.
- Ein anderes Beispiel für den inneren Zusammenhang der Aspekte des Atems: Macht jemand häufig unnatürliche Atempausen (»E-Mail-Apnoe«), führt dies dazu, dass die »verloren gegangenen« Atemzüge kompensiert werden, in der Regel dadurch, dass man häufiger seufzt. Weil wir aber mit nur einem einzigen Seufzer 2 oder sogar 3 Liter auf einmal einatmen, ist es eben mehr als nur ein Ausgleich, sondern tatsächlich eine Überkompensation. Passiert das regelmäßig, verfestigt sich ein Überatmungssyndrom.

Je weiter Sie lesen und eigene Atemerfahrungen machen, umso besser werden Sie Zusammenhänge wie diese erkennen. Im Moment geht es uns nur darum zu verstehen, wie sehr das Atmen ein ganzheitlicher Prozess ist, in dem jedes Element mit jedem anderen zusammenhängt, und dass dies auf gesunde Weise geschehen kann oder nicht. Ein suboptimaler Atemprozess führt fast immer zum Problem der Überatmung, dem nicht nur häufigsten, sondern leider auch folgenreichsten aller dysfunktionalen Atemmuster.[30] Damit beschäftigen wir uns im folgenden Kapitel.

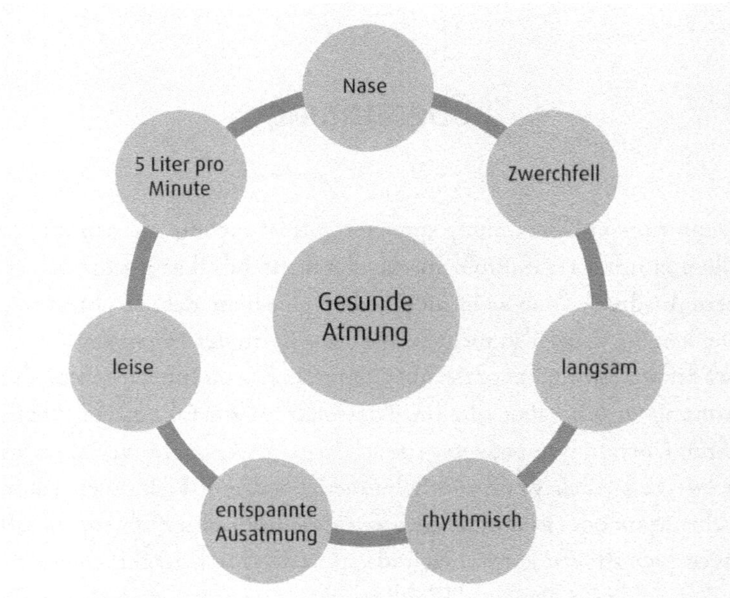

Das Atmen als ganzheitlicher Prozess, in dem alles mit allem zusammenhängt: Jede Veränderung wirkt sich auf den Gesamtzusammenhang aus.

Überatmung

Wenn wir von Überatmung sprechen, das ist wichtig, meinen wir vor allem ein *chronisches* Problem, das durchaus subtil sein kann in seinem Ausdruck. Man sieht nicht jedem gleich an, dass er überatmet. Denken Sie dabei also nicht an die *akute* Form der Hyperventilation, bei der wir es mit einer krisenbedingten massiven Intensivierung der Atmung zu tun haben, die im Extremfall bis zur Ohnmacht führen kann. Überatmung bedeutet einfach, regelmäßig mehr zu atmen als notwendig. Auch wenn die Schulmedizin dieses Phänomen kaum wahrnimmt oder es nur für ein »psychoneurotisches Problem« hält,[31] ist es doch zutiefst körperlich und verbunden mit beträchtlichen Einbußen an Gesundheit und Wohlbefinden. Wie umfassend die negativen Folgen sein können, zeigt Ihnen die nachfolgende Auflistung klassischer Überatmungssymptome.

Doch bevor Sie sich diese anschauen, will ich Ihnen noch eine gute Nachricht bringen: Überatmung ist kein Schicksal, sondern ein Verhalten oder eine Gewohnheit. Und Gewohnheiten kann man ändern. Ob Sie regelmäßig zu stark atmen oder nicht, können Sie mit einem einfach durchzuführenden Selbsttest überprüfen, wie Sie bald sehen werden. Und Sie werden in Teil III des Buches alle Informationen und Techniken an die Hand bekommen, eine vorliegende Überatmung zu korrigieren. Das nämlich sollten Sie tun, bevor Sie andere Atemmethoden erproben.

Hier nun die Liste von Symptomen, die auf eine Überatmung hinweisen:[32]

- *Herz-Kreislauf-System:*
  - Enge, Druck oder Schmerzen in der Brust,
  - hoher Blutdruck, beschleunigter Puls,
  - Herzklopfen, unregelmäßiger Herzschlag,
  - schlechte Durchblutung, kalte Extremitäten.
- *Atmung:*
  - Kurzatmigkeit, Asthmasymptome,
  - schnelle oder angestrengte Atmung,
  - Unfähigkeit, einen befriedigenden Atemzug zu tun,
  - das Gefühl, nicht genügend Luft zu bekommen,
  - unnatürlich lange Atempausen (»E-Mail-Apnoe«),
  - häufiges Atmen durch den Mund, auch nachts,
  - Härte im Zwerchfell, Unfähigkeit, in die Ausatmung zu entspannen beziehungsweise natürlich und vollständig auszuatmen (»abgebrochene« Ausatmung),
  - das Gefühl, den Atem immer wieder verändern oder kontrollieren zu müssen,
  - häufige große Atemzüge, zum Beispiel beim Sprechen,
  - häufiges Seufzen oder Gähnen,
  - zwanghaftes Hüsteln oder Räuspern.
- *Immunsystem:*
  - trockene, laufende, entzündete oder verstopfte Nase,
  - häufige Erkältungen, Heuschnupfen,
  - Hautprobleme, Allergien.
- *Schlaf:*
  - Einschlafprobleme, unterbrochener Schlaf,
  - Schnarchen, Schlafapnoe,
  - nächtlicher Harndrang,
  - Albträume.
- *Verdauungssystem:*
  - Verstopfung, Durchfall, Blähungen,
  - Schluckprobleme, Sodbrennen,

- trockener Mund, Mundgeruch.
- *Muskeln:*
  - Muskelspannungen oder -schmerzen, häufig im Bereich von Kiefer, Nacken, Schultern, Händen,
  - Krämpfe.
- *Nervensystem:*
  - Kribbeln oder Zittern (häufig in den Augenlidern, Lippen, Händen),
  - erhöhte Schmerzempfindlichkeit,
  - gesteigerte Reizempfindlichkeit (Lautstärke, visuelle Reize),
  - Epilepsie.
- *Mentales:*
  - Konzentrationsschwierigkeiten, »Brain Fog«, schnelles Ermüden,
  - innere Unruhe, Aufgeregtheit,
  - emotionale Instabilität, unerwartete Stimmungsschwankungen,
  - Tinnitus (Ohrgeräusche),
  - Ängste, depressive Verstimmungen.
- *Sexualität:*
  - nachlassende Libido,
  - sexuelle Dysfunktion, Erektionsstörungen.
- *Allgemeine Leistungsfähigkeit:*
  - chronische Müdigkeit, Erschöpfung,
  - Burn-out.

Der Nimwegen-Fragebogen zur dysfunktionalen Atmung

Wenn Sie genau wissen möchten, ob und inwieweit Überatmung ein Thema bei Ihnen ist, gibt es dazu drei grundsätzliche Möglichkeiten: Die erste besteht darin, mithilfe eines (leider nur für teures Geld erhältlichen) medizinischen Kapnometrie-Geräts den CO_2-Gehalt in der Ausatmungsluft zu messen. Damit lässt sich objektiv feststellen, ob Sie im Moment Ihren Stoffwechselverhältnissen entsprechend atmen oder doch eher zu viel.
Neben dieser technischen Möglichkeit kann man aber auch auf indirektem Wege zu verlässlichen Aussagen kommen: einmal, indem wir typische Überatmungssymptome anhand von Fragekatalogen zu quantifizieren versuchen. Zum anderen können wir eine subjektive CO_2-Toleranz-Messung durchführen. Dazu braucht man nichts außer einer Stoppuhr, eine Methode, die ich Ihnen im Kapitel *Die Programmierung des Controllers* erklären werde.
Im Folgenden können Sie mit dem sogenannten *Nimwegen-Fragebogen* Ihre Atemsituation bewerten (er wurde in den Achtzigerjahren von niederländischen Wissenschaftlern der Universität in Nimwegen [ndl. Nijmegen] entwickelt). Er ist ein anerkanntes Werkzeug zur Ermittlung einer eventuell dysfunktionalen Atmung, insbesondere der Überatmung. Kreuzen Sie bei den jeweiligen Empfindungen bitte an, wie häufig sie bei Ihnen auftreten, und addieren Sie danach die Punkte. Liegt Ihr Ergebnis bei 19 oder höher, ist es naheliegend, dass Sie mehr atmen, als es für Ihren Stoffwechsel sinnvoll ist. Sie werden dann besonders von den Übungen in den Kapiteln *Sanft atmen* und *Langsam atmen* in Teil III des Buches profitieren. (Doch auch jene, die sich bester Atemgesundheit erfreuen, können aus diesen Methoden sehr viel für sich gewinnen.)

Der Nimwegen-Fragebogen

Empfindung	**Nie (0)**	**Selten (1)**	**Manchmal (2)**	**Oft (3)**	**Sehr oft (4)**
Brustschmerzen					
Sich angespannt fühlen					
Verschwommene Sicht					
Schwindel					
Sich konfus fühlen					
Schnellere oder tiefere Atmung					
Kurzatmigkeit					
Brustenge					
Blähungen					
Kribbeln in den Fingern					
Unfähigkeit, tief zu atmen					
Steife Finger oder Arme					
Spannungsgefühl um den Mund					
Kalte Hände oder Füße					
Herzklopfen					
Innere Unruhe					

Wie kann es sein, mögen Sie sich vielleicht fragen, dass eine derartige Fülle heterogener Symptome mit der Atmung zusammenhängen soll? Das ist deshalb der Fall, weil der Atem so grundlegend ist. Er beeinflusst die Gesamtheit der biochemischen Verhältnisse, die in unserem Körper herrschen. Keine Zelle, kein physiologischer Vorgang bleibt unberührt, wenn die Atmung sich verändert.

Das führt uns nun zu jener kostbaren Substanz, die wir *Kohlendioxid* nennen. Ich bin mir sicher, dass viele dieses Molekül mit neuen Augen sehen werden, wenn sie das nächste Kapitel gelesen haben. Sie werden dann besser verstehen, dass sie keinen Atemzug tun könnten, gäbe es kein CO_2, und dass das Leben, wie wir es kennen, nicht existieren würde.

CO_2, das missverstandene Molekül

In der Übung *Die Macht des Atems* haben Sie in nur wenigen Atemzügen erfahren, wie schnell eine veränderte Atmung auf Ihr Befinden einwirken kann. Es ist also alles andere als egal, wie oder wie viel wir atmen. Beide Dimensionen der Atmung, die äußere wie die innere, sorgen im fein austarierten Zusammenspiel dafür, dass die Atmung jederzeit sicherstellen kann, uns mit der Energie zu versorgen, die wir brauchen. Wie bei allen anderen natürlichen Prozessen gibt es auch hier ein Zuwenig oder Zuviel, ein Gesund oder Ungesund.

Die Tatsache, dass Überatmung zu so vielen Problemen führen kann, hat vor allem mit jenem Molekül zu tun, das die meisten von uns für reines Gift halten: Kohlendioxid. Man betrachtet es gemeinhin als etwas, »das rausmuss aus dem Körper«. Und die Atmung wird als jener Prozess gesehen, der genau das sicherstellt: Wir atmen Sauerstoff ein und geben Kohlendioxid ab, lautet die Definition von Atmung in einschlägigen wissenschaftlichen Werken.[33] So wichtig und richtig das ist, so wenig erzählt es doch die ganze Geschichte. Das, was weggelassen wird, hat es nämlich in sich.

CO_2 und der Atemantrieb

Dieser verkürzte Blick auf den Atemprozess – »Sauerstoff rein, CO_2 raus« – übersieht eine gewichtige Tatsache: dass die Atmung sich ohne CO_2 nicht vollziehen kann. Wir brauchen es dringend, und das nicht zu knapp: Im Gegensatz zur Atmosphäre, die nur äußerst geringe Mengen davon enthält – gerade mal 0,03 Prozent –, benötigt unser inneres Milieu das Zweihundertfache davon. Ungefähr 6 Prozent CO_2

müssen es in der Lunge und im arteriellen Blut sein, damit die Atmung funktioniert.

Sie kennen die Erfahrung: Sie rennen, heben etwas Schweres, steigen Treppe oder tun andere fordernde Dinge. Ziemlich schnell bemerken Sie, dass Sie mehr Luft brauchen. Ihre Atmung beschleunigt sich, und die Atemzüge werden größer. Vielleicht beginnen Sie, durch den Mund zu atmen: Der Atemantrieb nimmt zu. Wir erleben das als selbstverständlich. Doch *warum* eigentlich müssen wir mehr atmen, wenn wir uns stärker bewegen?

»Weil wir mehr Sauerstoff brauchen!«, würden die meisten antworten. Zweifellos ist richtig, dass der Körper einen höheren Sauerstoffbedarf hat, wenn er mehr leisten muss. Doch das ist nicht der Grund für das Gefühl, mehr atmen zu müssen. Denn auch wenn Sie sich körperlich anstrengen, atmen Sie einen beträchtlichen Teil des Sauerstoffs, den Sie mit der Einatmung aufnehmen, wieder aus. Ihr Körper verbraucht auch unter Belastung nie allen Sauerstoff, den Sie einatmen. Weil das so ist, enthält die Ausatmungsluft immer eine erhebliche Menge an Sauerstoff. 16 Prozent, um genau zu sein. Das sind gerade einmal 5 Prozentpunkte weniger, als in der Einatmungsluft enthalten sind. Mit anderen Worten: Wir atmen den größten Teil des Sauerstoffs wieder aus. Just diesem Umstand verdankt sich ja auch die Tatsache, dass man einem verunglückten Menschen mit einer Mund-zu-Nase-Beatmung unter Umständen das Leben retten kann.

Wenn wir also bei Anstrengung unsere Atmung verstärken müssen, hat dies nichts mit Sauerstoffmangel zu tun. Es liegt vielmehr allein an der Zunahme von CO_2 im Stoffwechsel. Es ist immer das Kohlendioxid, das den Atemantrieb auslöst. Ohne CO_2 würden wir schlicht mit dem Atmen aufhören und ersticken, vielleicht sogar, ohne es überhaupt zu bemerken. Es gibt eine Krankheit, bei der genau das passieren kann: Menschen, die am *Undine-Syndrom* leiden, einer angeborenen Erkrankung des zentralen Nervensystems, reagieren während des Schlafs nicht mehr auf CO_2, ihre Atmung setzt aus. Ohne künstliche Beatmung würden sie im Schlaf ersticken.[34]

CO_2 und das Säure-Basen-Gleichgewicht

Zurück zur offiziellen Kurzdefinition von Atmung: »Sauerstoff rein, CO_2 raus.« Das mit dem Sauerstoff haben wir gerade präzisiert. Sehen wir uns nun den zweiten Teil der Aussage an: »CO_2 raus.«

Es stimmt natürlich, dass wir mit jeder Ausatmung CO_2 abgeben. Aber – und das nun macht den ganzen Unterschied – bei Weitem nicht alles: Nicht weniger als 85 Prozent davon muss unser Körper zurückbehalten.[35] Das ist deshalb so, weil CO_2 eine zentrale Rolle in der Stabilisierung des Säure-Basen-Haushalts spielt, und diese ist von kardinaler Bedeutung, da schon geringe Verschiebungen zu großen Problemen führen können. Sehen wir uns den Zusammenhang zwischen Atmung, CO_2 und Säure-Basen-Gleichgewicht etwas genauer an:

Löst man CO_2 in Wasser, wird es bekanntlich zu Kohlensäure, so wird aus stillem Wasser Sprudel. CO_2 ist ein »saures Gas«, wie man sagt. Atmen wir mehr davon ab, als im Stoffwechsel anfällt, entsteht ein CO_2-Minus (eine *Hypokapnie*, wie Physiologen sagen). Weniger CO_2 heißt also »weniger sauer«: Das Milieu im Blut verschiebt sich in einen alkalischeren (oder basischeren) Bereich.[36]

Wie sauer oder alkalisch ein Milieu ist, das wissen die meisten von uns noch aus der Schule, drückt der pH-Wert aus. Eine neutrale Substanz wie reines Wasser hat einen pH-Wert von 7, ist also weder sauer noch alkalisch. Werte unter 7 zeigen ein saures Klima an, Werte darüber ein alkalisches. Der optimale pH-Wert des arteriellen Blutes liegt mit 7,4 im leicht alkalischen Bereich. Und er muss auch dort bleiben, denn die meisten Enzyme und chemischen Reaktionen in unserem Körper sind auf die Stabilität des Säure-Basen-Haushalts angewiesen.[37] Schon geringe Veränderungen haben starke Auswirkungen: Verschiebt sich der Wert nur um 0,3 nach unten oder oben, droht ein Koma. Fällt er um 0,6, sterben wir. Nach oben gibt es noch weniger Spielräume: Der Tod tritt bereits bei einem pH-Wert von 0,4 über normal ein.[38] Kein Wunder, dass die Säure-Basen-Stabilisierung höchste Priorität hat. Jede Abweichung um mehr als 0,05 gilt als nicht gesund.[39] Und die Atmung spielt bei dieser Stabilisierung die entscheidende Rolle, denn kein anderer Prozess vermag so schnell, diese zu beeinflussen:

Bei Anstrengung fällt mehr CO_2 an, der pH-Wert sinkt. Rezeptoren im Gehirn registrieren das und lösen Lufthunger aus. Die Atmung intensiviert sich, mehr CO_2 wird abgeatmet, und dadurch steigt der pH-Wert wieder an. So reguliert die Atmung von Moment zu Moment das Säure-Basen-Gleichgewicht. »Selbst kurze Perioden, in denen wir nicht atmen, oder in denen wir mehr atmen, als es den Stoffwechselbedürfnissen des Körpers entspricht«, heißt es in einem medizinischen Standardwerk zur Atemphysiologie, »können zu lebensbedrohlichen Störungen des inneren Milieus führen.«[40] Dass wir Menschen zu wenig oder gar nicht mehr atmen, kommt (abgesehen von besonderen Krisensituationen oder am Lebensende) nicht vor. Doch nicht wenige atmen gewohnheitsmäßig zu viel. Das zerrüttet die Biochemie.

Kurz: CO_2 ist lebenswichtig, weil es uns atmen lässt und das Säure-Basen-Gleichgewicht stabilisiert. Und halten wir uns auch das Folgende klar vor Augen, denn es zeigt, dass die landläufige Definition von Atmung als »Sauerstoff rein, CO_2 raus« doch recht kurz springt: *Den größten Teil des Sauerstoffs, den wir einatmen, geben wir mit der Ausatmung wieder ab. Den größten Teil des Kohlendioxids, das in unserem Stoffwechsel entsteht, behalten wir im Körper zurück.* CO_2 ist offensichtlich mehr als nur der Abfall unseres Stoffwechsels!

Und es gibt noch mehr über dieses erstaunliche Molekül zu sagen.

CO_2 und die Durchblutung

Erinnern wir uns an das Experiment *Die Macht des Atems*. Dort hatte ich Sie eingeladen, Ihren Atem bewusst zu verstärken, also kurzzeitig zu hyperventilieren. Je nachdem, wie intensiv Sie das gemacht haben, hatten Sie danach das Bedürfnis, eine deutlich längere Atempause einzulegen. Die meisten nehmen an, dies habe damit zu tun, dass in der Phase der Hyperventilation »Sauerstoffreserven« aufgebaut würden, die es uns ermöglichen, danach länger ohne Atem sein zu können. Tatsächlich aber ist es nicht ein Sauerstoff-Plus, das Ihnen erlaubt hat, den Atem länger anzuhalten, sondern die Hypokapnie, also das hyperventilationsbedingte »CO_2-Minus«.

Sofern nicht eine Lungenschädigung, eine Lähmung der Atemmuskulatur oder andere schwerwiegende Probleme vorliegen, ist Ihr Blut in jeder Situation zu 95 bis 98 Prozent mit Sauerstoff angereichert (oder gesättigt, wie man sagt).[41] Hyperventilation mag diese Sättigung zwar binnen Sekunden auf 100 Prozent nach oben treiben, doch das meiste davon atmen wir ohnehin wieder aus. Wenn wir bei einer normalen Sättigung schon einen Großteil des Sauerstoffs wieder ausatmen, wie sollten uns da 2 oder 3 Prozentpunkte irgendeinen zusätzlichen Vorteil verschaffen können? Zutreffend ist vielmehr, dass es aus der Sauerstoffperspektive überhaupt nichts bringt, die Atmung über ein normales Maß hinaus zu intensivieren. Tatsächlich ist sogar das Gegenteil der Fall: Mehr zu atmen als notwendig führt nämlich am Ende einer biochemischen Wirkungskette dazu, dass wir *weniger Sauerstoff* in unsere Zellen bekommen. Damit kommen wir auch schon zur nächsten zentralen Aufgabe von CO_2: Als Signalmolekül sorgt es dafür, dass sich die Blutgefäße je nach Bedarf weiten oder verengen, und steuert so die Durchblutung.

In den Wänden der Blutgefäße ist die sogenannte *glatte Muskulatur* (sie findet sich auch in den Wänden des Darms, der Atemwege oder in anderen Hohlorganen). Anders als die quer gestreiften Skelettmuskeln sind die glatten Muskeln unserem Willen nicht zugänglich. Deshalb können wir auf Wunsch zwar unseren Bizeps anspannen, nicht aber die Muskeln unserer Blutgefäße. Andere Faktoren entscheiden, ob unsere Arterien sich zusammenziehen oder entspannen. Ein solcher Faktor ist CO_2: Fällt irgendwo im Körper mehr davon an, stimuliert dies die Entspannung der Muskulatur in den Arterien, die diesen Bereich versorgen. Die Blutgefäße weiten sich, und Durchblutung und Sauerstoffzufuhr nehmen entsprechend zu. Dieser Mechanismus sorgt also für eine zielgenaue Durchblutung und Versorgung der

Körperregionen nach Bedarf – wo mehr gearbeitet wird, kommt mehr Sauerstoff hin.

Die Überatmung dagegen löst ein CO_2-Minus aus. Und wo kaum CO_2 ist, da braucht es auch kaum Sauerstoff. Die Muskeln in den Arterien kontrahieren also. Dies reduziert binnen Sekunden die Durchblutung, eine Sauerstoffmangelsituation (Hypoxie) tritt ein. Hierauf reagieren besonders Herz und Gehirn sehr sensibel (weshalb man vor der Entdeckung des Überatmungssyndroms deren Symptome auch meist als Herz- oder Nervenerkrankung deutete). Nur 1 Minute kräftiger Hyperventilation genügt, die Sauerstoffversorgung des Gehirns um die Hälfte oder stärker zu reduzieren[42] – so stark, dass eine Ohnmacht eintreten kann.

Doch man muss nicht erst bewusstlos werden, um die vehemente Wirkung der Hyperventilation zu erfahren. Das plötzliche Absacken des CO_2 und die damit verbundene Reduzierung der Durchblutung kann eine Trance auslösen, uns berauschen oder euphorisch werden lassen. Es kann uns aber auch beunruhigen, verängstigen, bedrohen: Ob der »Trip« Glücksgefühle auslöst oder zum Albtraum wird, hängt einzig und allein davon ab, wie wir psychologisch auf die somatischen Empfindungen reagieren, die von der Überatmung ausgelöst werden. Und dies wiederum hängt entscheidend von unseren Vorerfahrungen ab. Wer zum Beispiel immer wieder um seinen Atem ringen musste oder Erinnerungen an frühere Erstickungsgefühle hegt, vielleicht beinah einmal ertrunken ist, wird Hyperventilationssymptome anders erleben als jemand, der solche Grenzsituationen nicht kennt. Der Atem ist eben nicht nur körperlicher Natur, sondern auch ein psychologisches Phänomen: eine *Brücke nach innen*, verbunden mit der Erfahrung von Leben und Tod.

Worin eigentlich könnte das Interesse unseres biologischen Systems liegen, bei einer übersteigerten Atmung die Blutgefäße derart zu verengen, dass im Extremfall eine Ohnmacht durch Sauerstoffmangel eintritt? Die Antwort mag überraschen: Vorausgesetzt, wir tauchen nicht gerade unter Wasser oder sitzen hinterm Steuer, ist die Ohnmacht bei extremer Überatmung unsere Lebensversicherung.

Der starke CO_2-Verlust bei Hyperventilation verschiebt den pH-Wert des Blutes schnell in viel zu alkalische Bereiche. Man nennt das eine *respiratorische* (also durch das Atmen ausgelöste) *Alkalose*. Diese nun ist die wirkliche Bedrohung. Zur Erinnerung: Plus 0,4 auf der pH-Wert-Skala bedeutet den Tod. Da nimmt unser Körper lieber Bewusstlosigkeit in Kauf, während deren die Atmung und mit ihr der pH-Wert sich wieder normalisiert. Unsere Biologie ist also bereit, starke Nebenwirkungen zu akzeptieren, um das Säure-Basen-Gleichgewicht stabil zu halten.

Ohnmacht durch willentliche Hyperventilation

Eine Ohnmacht kann man durch bewusste Hyperventilation gezielt herbeiführen. Ich habe das mehrmals erlebt, etwa beim Praktizieren der Wim-Hof-Methode: Auf eine Phase massiver Überatmung mit schnellem und drastischem Absinken der CO_2-Konzentration in Lungen und Blut folgt eine lange Atempause, manchmal mehrere Minuten. Dabei kann eine Ohnmacht eintreten, *noch bevor das Bedürfnis entsteht, einatmen zu wollen.* Daraus kann man einiges über die Bedeutung von CO_2 im Atemprozess lernen.

Der Mechanismus ist folgender: Die starke Hyperventilation führt zu einem raschen Absinken der CO_2-Konzentration im Blut, und die Arterien verengen sich. Es kommt zur Reduktion der Durchblutung und zu einem Sauerstoffmangel im Gehirn. Schließt sich unmittelbar eine längere Atempause an – in dieser Situation ein normales Bedürfnis des Körpers, um CO_2 und pH-Wert wieder zu normalisieren –, reduziert das die Sauerstoffversorgung des Gehirns noch weiter, sodass eine Ohnmacht eintreten kann, bevor das Bedürfnis da ist, einatmen zu wollen. Erst wenn das CO_2 wieder eine höhere Konzentration erreicht hat, setzt der Atemantrieb ein und beendet die Ohnmacht. Es ist dieser Mechanismus, der beim Freitauchen, wenn ihm Hyperventilationspraktiken vorausgehen, gefährlich werden kann: Man verliert unter Wasser das Bewusstsein, noch bevor der Atemimpuls wieder einsetzt.

Intensive Hyperventilationspraktiken sollten nur von gesunden Menschen und unter sicheren Bedingungen praktiziert werden, also in geschützter Umgebung im Liegen oder Sitzen, wie das zum Beispiel beim holotropen Atmen oder Rebirthing der Fall ist. (Wir kommen darauf noch mal zu sprechen im Kapitel *Hormetischer Stress,* wo ich Ihnen die Wim-Hof-Methode vorstelle.) Eine Ohnmacht, ausgelöst durch bewusste Hyperventilation, ist aber nicht grundsätzlich gefährlich. Stig Åvall Severinsen, ein dänischer Mediziner und Extremsportler, sagt zum Beispiel über *Bhastrika,* eine Hyperventilationspraxis aus dem Yoga, dass es die »mächtigste Atemmethode« sei, die schon auch mal zu einer Ohnmacht führen könne. Dies sei jedoch ungefährlich, da man schnell wieder aufwache, »oftmals mit einem prickelnden Gefühl im Körper, das nicht unangenehm ist«.[43]

Zum Glück hyperventiliert im Alltag nur selten jemand so akut, dass er das Bewusstsein verliert. Umso häufiger ist dafür das Phänomen der chronischen Überatmung. Wie viele Menschen davon betroffen sind, lässt sich nur schwer sagen, die Schätzungen gehen weit auseinander. Doch ob es nun 30, 70 oder, wie der russische Mediziner Konstantin Buteyko vermutete, sogar 90 Prozent der Menschen sind, die überatmen, die Zahlen sind in jedem Fall riesig[44] – und ebenso die gesundheitlichen Nachteile.

CO_2 und Sauerstoff

Der folgende Zusammenhang zwischen Atmung, CO_2 und Sauerstoffversorgung des Körpers wurde 1904 erstmals von dem dänischen Physiologen und Hochschullehrer Christian Bohr (1855–1911) beschrieben. Sein Bekanntheitsgrad sollte nie an den seines Sohnes Niels (1885–1962) heranreichen, der 1922 den Nobelpreis für Physik erhielt. Doch ist sein Beitrag zur Physiologie der Atmung so bedeutend und für unser Thema so relevant, dass – kaum verwunderlich –

Konstantin Buteyko sich sein ganzes Leben lang als Arzt und Forscher mit den Erkenntnissen von Bohr beschäftigte: Sie sollten zur Grundlage für die Entwicklung der *Buteyko-Methode* werden, die Hunderttausenden Menschen auf der Welt Heilung von schweren chronischen Symptomen schenkt. Die Rede ist hier vom *Bohr-Effekt*, einem Mechanismus, der die Abgabe von Sauerstoff an die Zellen reguliert. CO_2 spielt hier die entscheidende Rolle.

Im ersten Teil des Buches sprachen wir über den Weg, den die Atemluft mit jeder Einatmung nimmt: Dabei strömt sie durch Nase und Rachen in die Luftröhre, von dort in Bronchien und Bronchiolen, um schließlich in Abermillionen von Lungenbläschen einzufließen. Um diese spannt sich ein Gewebe aus feinsten Blutgefäßen (Kapillaren). Dieser Begegnungspunkt von Alveolen und Kapillaren ist der Ort dessen, was wir *Gasaustausch* nennen. Überschüssiges CO_2 diffundiert von den Kapillaren in die Alveolen, um ausgeatmet zu werden, während der Sauerstoff den gegenteiligen Weg antritt: Er verlässt die Alveolen, bewegt sich in die Kapillaren hinein und bindet sich dort an die vorbeiströmenden roten Blutkörperchen, genauer gesagt an die *Hämoglobin* genannten Proteine darin, die dem Blut seine rote Farbe verleihen. Von hier aus treten die roten Blutzellen ihre Reise durch den Körper an, um, reich beladen mit Sauerstoff, diesen zielgenau an jede Zelle zu liefern, und zwar genau in der jeweils benötigten Menge.

Die Information nun, wo gerade wie viel Sauerstoff nötig ist, erhalten die roten Blutzellen vom Kohlendioxid. Wo mehr davon anfällt, wird mehr gearbeitet und auch mehr Sauerstoff benötigt. Darüber sprachen wir ja gerade im Kontext von CO_2 und Durchblutung. Der Bohr-Effekt ist nun ein weiterer Mechanismus, der die Sauerstoffzuteilung reguliert: In der Gegenwart von CO_2 nimmt die Bereitschaft des Hämoglobins zu, den gebundenen Sauerstoff abzugeben, die *Hämoglobin-Sauerstoff-Bindung* nimmt ab. Robert Fried, Professor für Biopsychologie, spricht vom »Red Cell Hemoglobin Oxygen Magnet« – Hämoglobin als Sauerstoffmagnet.[45] Natürlich wirkt der Mechanismus auch in umgekehrter Richtung: Fließt das Blut durch

Gewebe und Organe, in denen nur relativ wenig CO_2 anfällt, wird entsprechend weniger Sauerstoff abgegeben.[46] Der Sauerstoff wird also bedarfsgerecht und zielgenau angeliefert, nicht nach dem Gießkannenprinzip.

Chronische Überatmung führt also dazu, dass konstant zu große Mengen CO_2 abgeatmet werden, was eine Wirkungskette in Gang setzt, an deren Ende ein Sauerstoffmangel und schließlich die Übersäuerung der Zellen eintritt.[47] Krankheit ist die Folge. Buteyko betrachtete sogar das Phänomen *Krankheit an sich* als eine Reaktion des Organismus auf einen zu großen CO_2-Verlust.[48] Ob wir es in dieser Frage so halten wollen wie der berühmte russische Arzt oder seine Ansichten zu radikal oder vereinfachend finden mögen, sei hier dahingestellt. Unbezweifelbar ist jedenfalls, dass Überatmung zu Sauerstoffproblemen auf Zellebene führt. Davon sind potenziell alle Körpersysteme nachteilig betroffen. Das erklärt auch die Vielfalt von Symptomen und Erkrankungen, die wir am Ende des vorangegangenen Kapitels aufgelistet haben. Die Atmung ist ein systemisches Geschehen. Wo sie sich nicht gut vollzieht, hinterlässt das Spuren im gesamten System.

CO_2 und der Mineralstoffhaushalt

Lassen Sie uns noch einen kurzen Blick auf ein Thema werfen, das wir normalerweise gar nicht im Atemkontext vermuten würden, nämlich den Zusammenhang von CO_2 und Mineralstoffhaushalt.

Mineralstoffe wie Kalium, Kalzium, Magnesium und andere sind essenziell für zahlreiche Funktionen von Muskeln, Nerven, Knochen, Blut und Zellen. Da unser Körper sie nicht selbst herstellen kann, müssen wir sie mit der Nahrung aufnehmen. Doch genug davon zuzuführen stellt allein noch nicht sicher, dass diese auch jederzeit ausreichend im Körper verfügbar sind. Dies nämlich hängt entscheidend vom CO_2 und damit von unserer Atmung ab.

Überatmung führt, wie wir wissen, zu einem CO_2-Minus und einem pH-Wert-Anstieg. Um wieder in ein gesundes Gleichgewicht zurückzufinden, wäre die naheliegendste Reaktion, nach einer Phase der Überatmung einfach weniger zu atmen. Dann steigt die CO_2-Konzentration, und der pH-Wert normalisiert sich. Wenn die Überatmung nur temporär ist, geschieht das auch genauso: Nach der Hyperventilation folgt eine Pause, bis das Gleichgewicht wiederhergestellt ist. Auf das Zuviel folgt ein Weniger, das uns wieder zurück zur Mitte führt. Dieser ausgleichende Prozess funktioniert jedoch nicht, wenn jemand gewohnheitsmäßig überatmet. In diesem Fall ist die Atmung selbst zum Problem geworden. Sie kann ihre Aufgabe in der Regulierung des Säure-Basen-Haushalts dann nicht mehr erfüllen.

Lässt sich das Säure-Basen-Gleichgewicht nicht über die Atmung stabilisieren, gibt es noch einen zweiten, ungleich langsameren Weg, den pH-Wert zu normalisieren. Er braucht Stunden oder Tage und führt über die Nieren:[49] Ist der Blut-pH-Wert zu hoch, scheiden die Nieren vermehrt alkalischeres Material mit dem Urin aus. Konkret handelt es sich um *Bikarbonat*, eine basische Substanz, die unser Körper laufend aus CO_2 und Wasser herstellt. Deshalb haben Menschen, die überatmen, auch einen gesteigerten Harndrang, was vor allem nachts zum Problem wird, da es den Betroffenen schlicht den Schlaf raubt. Eine Atemnormalisierung kann ihnen helfen, wieder ruhig durchzuschlafen. Ich erinnere mich an eine Klientin, die zu Beginn ihres Atemtrainings jede Nacht achtmal aufstehen musste, um auf die Toilette zu gehen. Nach etwa zwei Wochen Atempraxis musste sie nur noch einmal aufstehen – eine völlig neue Lebensqualität.

Doch es ist nicht nur der zerrüttete Schlaf, der zum Problem wird, wenn die Nieren zu kompensieren versuchen, was beim Atmen schiefläuft; denn mit dem Urin werden außer Bikarbonat – gewissermaßen als »Kollateralschaden« – auch wichtige Mineralstoffe ausgeschieden. Und so müssen wir bei Überatmung nicht nur mehrfach in der Nacht aufstehen, um zur Toilette zu gehen, sondern erleiden auch noch einen Verlust an wichtigen Spurenelementen.[50] Der dadurch aus dem Gleichgewicht geratene Mineralstoffhaushalt führt zu zahlreichen

Problemen wie Muskelspannungen, Krämpfen, Missempfindungen, Spasmen und sogar Herzrhythmusstörungen, mit anderen Worten: zu Krankheit.[51]

Fassen wir abschließend die zentralen Aufgaben zusammen, die CO_2 im Atemprozess erfüllt:

- CO_2 erzeugt den Atemantrieb. Es sorgt also dafür, dass wir überhaupt atmen. Ohne CO_2 würden wir ersticken.
- CO_2 hält das Säure-Basen-Gleichgewicht stabil, einen der wichtigsten Parameter unserer Gesundheit.
- CO_2 sorgt für die zielgenaue und bedarfsgerechte Verteilung des Sauerstoffs, indem es die Weitung der Blutgefäße da triggert, wo mehr Sauerstoff benötigt wird.
- Die optimale Verteilung des Sauerstoffs wird zudem auch vom Bohr-Effekt bestimmt: Die Bereitschaft des Hämoglobins, den gebundenen Sauerstoff loszulassen, hängt entscheidend von der Konzentration des CO_2 in den umliegenden Geweben ab.
- Schließlich ist CO_2 von Bedeutung für unseren Mineralstoffhaushalt. Ein chronischer Mangel zwingt die Nieren, verstärkt alkalisches Material auszuscheiden, um den pH-Wert zu korrigieren. Dies beeinträchtigt nicht nur unseren Schlaf, sondern führt zu einem Mangel wichtiger Spurenelemente.

Kohlendioxid ist, ebenso wie Sauerstoff, ein »Molekül des Lebens«. Im Atemprozess geht nichts ohne beide gleichermaßen. Gewöhnen wir uns (aus welchen Gründen auch immer) an, mehr zu atmen als notwendig, sinkt unsere Toleranz gegenüber diesem wichtigen Molekül (mehr hierzu im Kapitel *Die Programmierung des Controllers*). Sind wir lange Zeit in einem CO_2-Minus, büßen wir Wohlbefinden ein, langfristig auch unsere Leistungsfähigkeit und Gesundheit. 50 bis 70 Prozent aller medizinischen Beschwerden, so schätzt der Mediziner Charles Stroebel, werden begleitet (wenn nicht sogar verursacht) von Überatmung. Und dennoch, so kritisiert er 1993 im Vorwort zu Robert Frieds Buch über die Psychologie und Physiologie der Atmung, wird dieses Phänomen in der Medizin des Westens weitgehend ignoriert.[52] Zum Glück war Fried, den Stroebel mit Hippokrates und Einstein vergleicht, um dessen Bedeutung für die Wissenschaft vom Atem zu würdigen, nicht der Einzige, der das Problem der Überatmung erkannt und in den Mittelpunkt seiner Forschung gestellt hat. Daher gibt es heute eine gute Dokumentationslage. Stroebels Kritik hat, wie ich meine, dennoch kaum etwas von ihrer Aktualität verloren: Nur wenige Ärzte machen das gesunde Atmen zum Thema. Hat Ihr Arzt Sie schon mal im Blick auf die Qualität Ihrer Atmung untersucht oder dazu auch nur befragt?

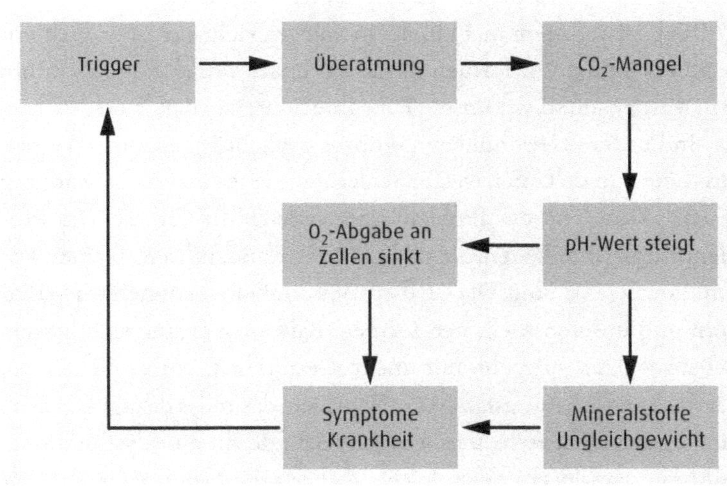

Der Zusammenhang von Überatmung und Krankheit: Das Schaubild zeigt die Wirkungskette vom Auslöser (Trigger, zum Beispiel anhaltende Sorgen oder Stress), der zur chronischen Überatmung führt, bis hin zum Auftreten belastender Symptome oder sogar Krankheit. Diese »füttern« ihrerseits erneut die Überatmung. So entsteht ein sich selbst am Laufen haltender Kreislauf, der auch dann noch aktiv bleiben kann, wenn der ursprüngliche Auslöser fortgefallen ist, weil sich das neue Atemmuster fest etabliert hat. Der Kreislauf lässt sich durchbrechen, wenn man direkt an der Atmung ansetzt und die Überatmung zu einer normalen Atmung zurückführt.

Wie der Atem unnatürlich wird

Wir haben den Atem einen Spiegel genannt: Der entspannte Mensch atmet anders als der gestresste, der sich im Mangel Fühlende nicht so wie einer, der zufrieden ist. Gesunde atmen anders als Kranke, und im Glück geht der Atem anders als im Schmerz. Jede Situation, jeder Gedanke und jedes Gefühl verändern unsere Atmung.

Doch ist der Atem nicht bloß ein Spiegel, vielmehr ist er auch unsere Schöpfung: Wir formen ihn durch unser Verhalten, prägen ihm sein Muster auf, so, wie unsere Füße ihre Spuren in den Sand drücken. Es sind unsere Gewohnheiten – unser tagtäglich eingeübtes Verhalten –, die ihm im Guten wie im Schlechten seine einzigartige Färbung geben. Darin liegt das Problem und zugleich die Chance. Das Problem ist: Gewohnheiten, die nicht hilfreich sind, führen zu einer dysfunktionalen Atmung. Die Chance: Gewohnheiten können wir verändern und unseren Atem neu formen. Bald wird er uns eine bessere Lebensqualität spiegeln mit mehr Gesundheit, Ausgeglichenheit, Klarheit und Leistungsfähigkeit. Natürlich, das muss dazugesagt sein, gibt es auch nicht verhaltensbezogene Gründe, die eine dysfunktionale Atmung auslösen, wenngleich sie eher selten sind. Hier ein paar Beispiele:

- Drogen, Medikamente, Gifte,
- schwere Infekte,
- Übersäuerung aufgrund einer Stoffwechselerkrankung, die der Körper durch Überatmung zu kompensieren versucht (diabetische Azidose, Nierenerkrankung),
- ungenügende Herzleistung,
- Hirnerkrankungen (wie Enzephalitis, Tumoren, Schädel-Hirn-Trauma),
- Aufenthalt in großer Höhe.[53]

Somatische Ursachen bedürfen fraglos einer medizinischen Intervention. Sie sind nicht ein Thema des Atemverhaltens, sondern die Reaktion des Körpers auf eine gesundheitliche Krise, mit deren Hilfe er seine Homöostase wiederherzustellen versucht. Wenn zum Beispiel eine Stoffwechselerkrankung zum Sinken des pH-Wertes führt, arbeitet der verstärkte Atem dagegen an: Es wird vermehrt CO_2 abgeatmet, um den pH-Wert in normalen Bereichen zu halten. Doch in den meisten Fällen ist Überatmung eine Gewohnheit. Als solche ist sie nicht akut und massiv, sondern chronisch und subtiler. Ausgelöst wird sie von der Art und Weise, wie wir leben, und den Erfahrungen, die wir machen.

Es gibt eine ganze Reihe von Ursachen, welche die Überatmung auslösen. Zuerst und zuvorderst genannt sei hier der negative Stress (Disstress), eine der schlimmsten Geißeln der modernen Welt, einzig und allein erzeugt von unserem »Modern Way of Life«, individuell wie kollektiv. Stress ist, vereinfacht gesagt, alles, was uns aus dem Gleichgewicht bringt. Jedes Zuviel oder Zuwenig von irgendetwas im Leben, ob es von außen an uns herangetragen wird oder aus unserem eigenen Inneren kommt: Zeit- und Leistungsdruck, Arbeit im Übermaß, überzogene Ansprüche, Konflikte und unverarbeitete Emotionen. (Was erzeugt eigentlich Stress bei *Ihnen*?) Ist der Negativstress anhaltend, schädigt das die Selbstregulationsfähigkeit des Organismus. Wir finden dann nicht mehr zurück zur Balance, erschöpfen unsere Ressourcen und werden krank.

Wir müssen Stress nicht intellektuell verstehen, um zu wissen, was er bedeutet. Fragen Sie jemanden, was er erlebt – wie es sich also anfühlt –, wenn er sagt: »Ich habe Stress!« Am Ende lässt sich diese Erfahrung immer auf diese drei Punkte »runterkochen«: Anspannung, Unruhe, Unwohlsein.[54] Stress treibt den Atem an. Er macht die Menschen kurzatmig. Stress erschöpft, macht depressiv und raubt uns die Fähigkeit zur Konzentration. Er beeinträchtigt den Schlaf und das Erinnerungsvermögen. Stress macht reizbar, stiftet innere Unruhe und verursacht unterschiedlichste körperliche Schmerzen. Ist man ohnehin schon krank, macht Stress noch kränker.

Kommt Ihnen all das bekannt vor? Nicht ein Punkt ist darunter, den wir nicht schon erwähnt hätten in unserer Auflistung von Symptomen im Kapitel *Überatmung*. Es mögen die unterschiedlichsten Ursachen sein, die bei Menschen Stress auslösen, seien es private Themen, berufliche Anforderungen oder Einflüsse aus der Umgebung, für den Atem macht das keinen Unterschied: Er wird schneller, lauter, mehr. Die dadurch ausgelösten Veränderungen führen zu der Vielzahl möglicher Symptome.

Neben dem typischen Stress des Alltags gibt es weitere Faktoren, welche die Atmung dysfunktional werden lassen. Im Kern können wir auch sie als Stress betrachten – besondere Formen von Stress eben:

- Sorgen und Ängste, ob sie auf realistischen Annahmen beruhen oder nicht,
- Depressionen, die sowohl Überatmung auslösen als auch deren Ursache sein können,[55]
- unterdrückte Emotionen, die wir nicht zum Ausdruck bringen, weil wir oder der Kontext, in dem wir leben, es nicht zulassen,
- traumatische Erlebnisse wie Unfälle, existenzielle Verluste (Partner, Arbeitsplatz, Vermögen), Erfahrungen von Gewalt (sexualisierte Gewalt, Kriegserlebnisse, Folter), Naturkatastrophen,
- Perfektionismus, zu große Erwartungen an uns selbst (übrigens häufig das Ergebnis einer schwachen elterlichen Bindung[56]).

Neben diesen besonderen Stressoren gibt es noch einige Aspekte, die mit unserer ungesunden Lebensweise zu tun haben. Wir bezeichnen sie meist nicht als Stress, dennoch sind es natürlich Stressoren:

- Die meisten sitzen zu viel, dazu in schlechter Haltung, »zusammengesunken« vor dem Bildschirm. Die Lungen und das Zwerchfell werden dabei komprimiert und können nicht optimal arbeiten. Kiefer, Arme, Hände und andere Bereiche des Körpers leiden häufig unter unnötiger Spannung (*Dysponesis*). Viele bewegen sich zu wenig. All das behindert eine entspannte Atmung in die Tiefe.
- Das Leben ist enorm von Kommunikation geprägt: Viele spre-

chen den ganzen Tag in langen Sätzen, machen dabei große Atemzüge durch den Mund und entwickeln so ein Überatmungssyndrom.

- Der Druck des modernen Lebens lässt viele Menschen zwanghaft seufzen oder gähnen – Verhaltensweisen, die nicht nur zur Überatmung führen, sondern auch Ausdruck einer solchen sind.
- Die Mundatmung ist heute mehr die Regel als die Ausnahme, vor allem bei Kindern.
- Die Menschen ernähren sich zunehmend unnatürlich: Fast Food, industriell veränderte Lebensmittel, zu viel Fett, tierische Proteine, Zucker und Stimulanzien (Kaffee, Alkohol) – all dies treibt das Minutenvolumen in die Höhe.
- Auch das Leben in klimatisierten und überheizten Räumen verändert unsere Atmung.

Um diese Liste von Ursachen abzuschließen, die eine Überatmung auslösen, möchte ich noch auf einen letzten Punkt hinweisen. Der Gedanke geht auf Konstantin Buteyko zurück, der unter den Vertretern der »Hyperventilationsschulen« sicherlich der radikalste war, zugleich der methodisch konsequenteste. Buteyko war der Auffassung, dass einer der Hauptgründe für das Überatmungsproblem (das er bei nicht weniger als 90 Prozent der Menschen als gegeben betrachtete) in diesem einen Punkt liege: dem Mythos oder falschen Glauben daran, dass große Atemzüge gesund seien.

»Atmen Sie tief!« lautet bekanntlich ein Rat, dem man in populären Medien, in der modernen Wellnesskultur, auch bei Therapeuten häufig begegnet. Für die meisten ist das gleichbedeutend mit der Aufforderung: »Machen Sie große Atemzüge!« Ein Ratschlag wie dieser fügt sich in die verbreitete Auffassung, dass ein Mehr von allem, was wir brauchen oder genießen, immer auch schon das Bessere sei: mehr Geld und Güter. Mehr Arbeit und Erfolg. Mehr Einfluss und Macht. Mehr Essen, Reisen, Unterhaltung. Mehr Tempo und Größe. Höher, schneller, weiter. In Wahrheit ist es so, dass (nicht nur) beim Atmen *weniger* meist mehr ist: Der Körper ist nicht dazu gemacht, große Luftvolumina aufzunehmen, wenn er nicht auch entsprechend physisch aktiv ist.[57]

Für Buteyko drückt sich in der Überatmung der Grundzug menschlicher Gier aus. Die chronische Hyperventilation verneble das Gehirn, sagt er, und dies liege ursächlich am »schlimmen Durst des Menschen nach Fleisch und Blut«. Für mich ist das eine treffende Metapher für die Unfähigkeit des Menschen, maßvoll, entspannt und in Frieden auf und mit der Erde leben zu können. »Damit«, so sagt Buteyko weiter, »verkehren wir all unsere gesunden Strukturen und Überzeugungen sowie unsere Moral und Ethik in ihr Gegenteil.«[58]

Es ist, wie ich finde, eine tiefe Idee, die Überatmung als eine Facette des pathologisch gewordenen Strebens nach Mehr zu sehen, führt es doch zur Zerstörung nicht nur der Gesundheit, sondern auch der Welt, in der wir leben und deren Teil wir sind. So bewirkt die Gier, gespiegelt im Atem, die Selbstzerstörung. Was denaturiert, muss untergehen.

Die Programmierung des Controllers

Wir haben ausführlich über die zentrale Rolle des CO_2 im Atemprozess gesprochen: Es triggert den Atemantrieb, stabilisiert das Säure-Basen-Gleichgewicht, verbessert die Durchblutung und sorgt dafür, dass der Sauerstoff zielgenau in unsere Gewebe und Organe gelangt. Wir haben auch die Ursachen benannt, die eine dysfunktionale Atmung entstehen lassen, Ursachen, denen in ihrer Unterschiedlichkeit doch allen eines gemeinsam ist: Es sind unsere Erfahrungen und Gewohnheiten, die unsere Atmung verändern. Doch welche Instanz zeichnet für diese Neujustierung der Atmung verantwortlich? Wie arbeitet sie? Diese Fragen führen uns zum Gehirn, wo der eigentliche *Controller* des Atemprozesses liegt. Er weist ein paar Merkmale auf, die uns einen Schlüssel zur Atemarbeit an die Hand geben:

- Der Controller verfügt über zwei Abteilungen oder Einheiten.
- Eine davon ist unserem bewussten Willen zugänglich, die andere nicht.
- Die meisten Menschen überlassen ihre Atmung überwiegend der unbewussten Abteilung des Controllers.
- Die unbewusste Einheit, auch *Atemzentrum* genannt, gewöhnt sich an die Art, wie wir atmen, und steuert den Atemprozess entsprechend.

Diese Eigenschaften ermöglichen es uns, mit dem bewussten Teil des Controllers willentlich – und nachhaltig – auf den unbewussten Teil einzuwirken, sodass dieser jederzeit natürlich, gesund und funktional arbeitet, auch dann, wenn wir uns nicht bewusst ums Atmen kümmern können.

Sehen wir uns das etwas genauer an: Unter den *autonomen* Prozessen des Körpers – jenen Vorgängen, die unserem Willen nicht zugänglich sind, wie Herzrate, Blutdruck, Körpertemperatur, Verdauung, die Ausschüttung von Hormonen und anderes mehr – bildet die Atmung eine Ausnahme. Sie ist zwar autonom, ein Umstand, dem wir es verdanken, auch dann zu atmen, wenn wir nicht bewusst darauf achten, so zum Beispiel im Schlaf. Zugleich aber ist sie innerhalb gewisser Grenzen unserem Willen zugänglich: Wenn Sie ins Wasser springen oder ein reizender Geruch in Ihre Nase dringt, halten Sie die Luft an. Wenn Sie anheben, jemanden auf der anderen Straßenseite zu rufen, oder einen Ton singen, machen Sie zuvor eine größere Einatmung. Sie halten auch die Luft an, sobald Sie ein schweres Gewicht heben oder einen Bissen herunterschlucken. Und bei den meisten Übungen in diesem Buch handelt es sich ohnehin um willentliche Eingriffe in den Atem, der – vorausgesetzt, wir üben auf die richtige Weise – alles das gern zulässt. Und doch kann er auch ganz von allein seine Arbeit verrichten. Unter den lebensnotwendigen Vorgängen ist der Atem damit der einzige, der unserem Willen zugänglich ist. Der Ort in unserem Körper, von wo aus diese *willentliche Atemsteuerung* erfolgt, ist die Großhirnrinde, der stammesgeschichtlich jüngste und anatomisch am höchsten liegende Teil unseres Gehirns. Dort ist sozusagen die Kommandobrücke des Atems, allerdings nicht mit unbegrenzter Macht: Niemand kann, gleich, wie stark sein Wille auch sein mag, beliebig lang die Luft anhalten.[59]

Die *unwillkürliche Atemsteuerung* hingegen erfolgt ganz unten im Hirnstamm (im Maschinenraum, um im Bild zu bleiben). Evolutionsgeschichtlich ist er der älteste Teil des Gehirns, und in der Regel denkt man an ihn, wenn man vom *Atemzentrum* spricht. Dort schlägt ein zentraler Rhythmusgenerator seinen immer gleichen, autonomen Takt.[60] Ginge es nach ihm allein, würden wir im immer selben Rhythmus atmen. Doch es gibt noch weitere Spieler im Atemprozess, die den monotonen Takt von Moment zu Moment modulieren. Jeder körperliche Vorgang, jede Emotion und jeder Gedanke; jede Information, die das Gehirn erreicht, ob sie nun von innen kommt oder uns von außen über die Sinne zugetragen wird: Alles das wirkt auf das Muster der Atmung ein. Besonders wichtig sind die Botschaften der

Atemorgane selbst: Rezeptoren in Lunge, Brustwand und oberen Atemwegen versorgen das Gehirn fortlaufend mit Informationen, so zum Beispiel zum Dehnungszustand der Lungen oder zur Durchflussgeschwindigkeit der Luft in den Atemwegen. Besonders großen Einfluss auf die Modulation des zentralen Rhythmusgenerators, das wird Sie nun nicht mehr überraschen, hat das Kohlendioxid:

In der Medulla, dem untersten Teil des Hirnstamms, finden sich sogenannte *zentrale Chemorezeptoren*. Sie interessieren sich nur für zweierlei: CO_2 und den damit zusammenhängenden pH-Wert.[61] Zwar gibt es auch Rezeptoren für Sauerstoff. Sie liegen aber nicht im Gehirn, sondern »weiter draußen« in den Halsschlagadern und im Aortenbogen, weshalb man sie auch die *peripheren Chemorezeptoren* nennt. Neben Sauerstoff messen sie die CO_2-Konzentration im Blut sowie den pH-Wert.

Buchstäblich von Atemzug zu Atemzug dirigieren diese Chemorezeptoren unsere Atmung: Sinkt der pH-Wert infolge einer zunehmenden CO_2-Konzentration, wird Lufthunger ausgelöst und die Atmung intensiviert. Das vermehrt abgeatmete CO_2 lässt den pH-Wert wieder ansteigen. Auch umgekehrt funktioniert der Mechanismus: Atmen wir stärker als notwendig, steigt der pH-Wert. Daraufhin wird der Atemantrieb reduziert (wie Sie das im Experiment *Die Macht des Atems* erlebt haben). So verbleibt mehr CO_2 im Körper, und der pH-Wert sinkt wieder auf normale Werte. Dabei gibt es allerdings eine entscheidende Einschränkung: *Atmen wir über längere Zeit mehr CO_2 ab als nötig (zum Beispiel infolge von anhaltendem Stress), tritt ein Gewöhnungseffekt ein. Die Chemorezeptoren stellen sich auf niedrigere CO_2-Werte ein, es kommt zu einer Neuprogrammierung des Atemzentrums.*

Man weiß nicht, wie oder warum diese Neuprogrammierung passiert.[62] Doch Fakt ist: Gewöhnen wir uns an, stärker zu atmen als notwendig, sinkt unsere Toleranz gegenüber CO_2, und ein zunehmender Atemantrieb zwingt uns nun, in der Überatmung zu bleiben, unser durchschnittliches Minutenvolumen bleibt chronisch zu hoch. Dieser Zusammenhang erinnert an ein Suchtverhalten: Je mehr Alkohol wir trinken, desto mehr davon verlangt der Körper. Je mehr Süßigkeiten wir zu uns nehmen, desto mehr Lust bekommen wir darauf. Dasselbe gilt für Nikotin, Koffein und die zahlreichen anderen Süchte, die Menschen entwickeln. Und all das geschieht, obschon es uns krank macht.

Daran können wir sehen, dass die autonomen Prozesse eben nicht schon immer von selbst natürlich und richtig ablaufen, wie viele denken. (»Meine Atmung geht doch automatisch, warum sollte ich mich darum kümmern sollen?«) Vielmehr reagieren sie auf das, was wir erleben und tun, und passen sich an. Unser Leben formt unser Nervensystem. Zum Glück aber sind wir dem nicht willenlos ausgeliefert. So, wie wir schlechte Atemgewohnheiten annehmen können, lassen sie sich auch ändern. Wir können Atemtechniken üben, die das Atemzentrum umprogrammieren, sodass es wieder physiologisch vernünftige Mengen CO_2 akzeptiert. Um nochmals das oben benutzte Bild aufzugreifen: Die Kommandobrücke justiert den Maschinenraum neu. Erhöhen wir unsere CO_2-Toleranz, geht das einher mit mehr Gesundheit, einem entspannteren Lebensgefühl sowie größerer innerer Ruhe und Klarheit.

*

Ich denke, es ist jetzt an der Zeit, dass Sie Ihre persönliche CO_2-Toleranz überprüfen. Mit ihr steht und fällt das gesunde Atmen. Später, wenn wir über das sanfte Atmen sprechen, werden Sie diese systematisch trainieren und mit der folgenden Methode immer wieder auch messen.

Wie Sie Ihre CO_2-Toleranz messen

Ich möchte Ihnen zwei Methoden vorstellen, mittels derer Sie sich ein Bild davon machen können, wie es um die CO_2-Toleranz Ihres Atemzentrums bestellt ist. Dazu brauchen Sie nichts außer einer Stoppuhr.

Die Kontrollpause (CP) messen

Das regelmäßige Messen der Kontrollpause (*control pause* [CP]) ist ein Kernstück der Buteyko-Methode. Wenn Sie die Buteyko-Übungen in diesem Buch praktizieren möchten, werde ich Sie immer wieder einladen, sie zu messen. Jeder kann eine Kontrollpausenmessung bei sich durchführen, unabhängig von Alter und Gesundheitszustand. Doch es dauert seine Zeit, bis man ins Spüren findet und Klarheit bezüglich der eigenen körperlichen Signale gewinnt, die den Punkt der CO_2-Toleranz-Schwelle anzeigen. Gehen Sie die Sache mit der Haltung eines neugierigen Forschers an (wir können weder unser Spürvermögen gewaltsam entwickeln noch die Chemorezeptoren zu einer höheren CO_2-Toleranz nötigen). So messen Sie Ihre Kontrollpause:

- Sitzen Sie bequem mit natürlich aufrechtem Oberkörper.
- Kommen Sie 2 bis 3 Minuten zur Ruhe.
- Nach einer normalen Ausatmung verschließen Sie mit Ihren Fingern die Nase und starten die Stoppuhr (oder die entsprechende Funktion Ihres Smartphones).
- Bleiben Sie so lange im ausgeatmeten Zustand, wie Sie entspannt darin verweilen können.
- Sobald der Punkt kommt, an dem Sie das Bedürfnis verspüren, einatmen zu wollen – die erste Einladung zum Einatmen sozusagen –, drücken Sie wieder die Stoppuhr und atmen normal ein. Halten Sie die gemessene Zeit fest.
- Wenn Sie die CP nicht überzogen haben, ist Ihre Einatmung unmittelbar nach der Atempause nicht größer, als sie es vor der Pause war.

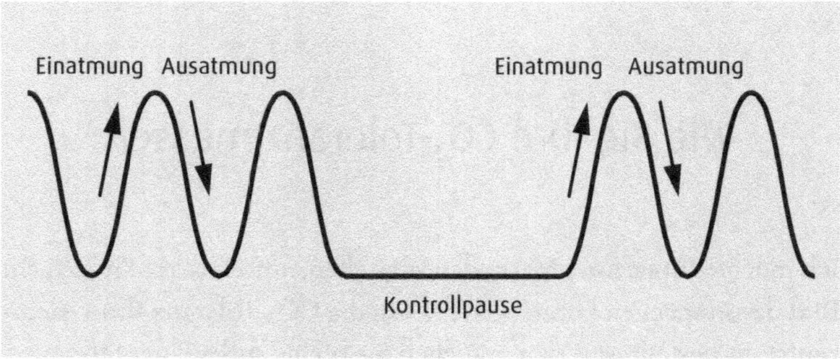

Kontrollpause (CP): Nach einer natürlichen Ausatmung machen Sie eine entspannte Atempause, bis Sie das erste Signal zur Einatmung wahrnehmen. Die Einatmung nach der Pause sollte nicht deutlich größer sein als die vor der Pause.

Achten Sie während der Atempause auf körperliche Signale. Sie sind die klarsten Zeichen dafür, dass die CP zu Ende ist. Das kann ein Schluckimpuls sein, eine Bewegung, eine Enge im Hals oder in der Brust oder das Zucken des Zwerchfells. Es kann auch eine subtilere, eher psychologische Empfindung sein. Es geht um den Punkt, an dem es sich nicht mehr ganz entspannt anfühlt, in der Atempause zu sein.

Die meisten »durchschnittlich gesunden« Menschen, ob jung oder alt, haben eine CP von 15 bis, seltener, 20 Sekunden. Viele liegen deutlich darunter. Als sehr niedrig anzusehen ist eine CP von unter 10 Sekunden. Das ist häufig der Fall bei Menschen, die unter Asthma, Panikattacken, Schlafproblemen oder anderen chronischen Themen leiden, wie sie im Kapitel *Überatmung* aufgeführt sind. Doch auch eine CP von 10 bis 20 Sekunden spiegelt noch keine gute CO_2-Toleranz wider. Belastende Symptome lassen nach, wenn die CP sich bei etwa 25 Sekunden stabilisiert. Die »magische 25«, wie ich es gern nenne, ist eine wichtige Grenze: Asthmatiker haben dann kaum noch Anfälle, Kurzatmigkeit verschwindet, Panikattacken lassen sich kontrollieren, der Schlaf wird tiefer, die Verdauung verbessert sich, innere Unruhe und Spannungen lassen nach, die Fähigkeit zur Konzentration nimmt zu – und vieles mehr.

Ideal ist es, wenn die CP sich *langfristig* im Bereich von 40 Sekunden einpendelt – ein Wert, der manchen zu Beginn des Übens unvorstellbar erscheint, sich aber natürlich entwickelt, wenn man sich jeden Tag 40 Minuten Zeit nimmt für das Üben: Die CP wächst dann pro Woche um circa 3 bis 4 Sekunden an. Dies spiegelt eine deutliche Zunahme der CO_2-Toleranz, was den pH-Wert stabilisiert, sodass Hormone und Enzyme ihre Aufgaben gut erledigen können und mehr Sauerstoff die Zellen erreicht. Damit einher gehen mehr Gesundheit und Wohlbefinden. Im Kapitel zur Buteyko-Praxis werden wir auf die Kontrollpause zurückkommen und sie mit einfachen und heilsamen Übungen zur Atemnormalisierung verbinden.

Der Max-Exhale-Test (MET)

Der Max-Exhale-Test ist anspruchsvoller in der Durchführung, weil er eine gute Kontrolle über die Ausatmung verlangt, was bei dysfunktionalen Atemmustern meist nicht der Fall ist. Meiner Meinung nach ist er vor allem für Gesunde geeignet. (Dazu passt, dass er aus der amerikanischen Fitnessszene stammt.) Ich halte ihn für nicht geeignet bei Asthma, COPD, Neigung zu Panikattacken, Herz-Kreislauf-Erkrankungen, Long COVID und während der Schwangerschaft.
Manche bevorzugen den MET gegenüber Buteykos CP-Konzept, da man sich dabei nicht so leicht selbst betrügen könne.[63] So sicher bin ich mir da nicht. Beide CO_2-Toleranz-Messungen arbeiten mit dem subjektiven Nach-innen-Spüren, und das konfrontiert uns unweigerlich mit dem Ego. Dies mag bei der CP stärker durchschlagen, da sie sanfter ist als der MET. Ehrlich mit uns selbst zu sein ist ein wichtiger Aspekt bei der Atemarbeit. Gerade in dieser Hinsicht kann uns die Kontrollpausen-Idee einiges lehren, wie ich in meinen Atemcoachings immer wieder erlebe. Aber wie dem auch sei: Der MET ist ein funktionierender CO_2-Toleranz-Test – etwas »sportlicher« als die Kontrollpause vielleicht und vielleicht deshalb weniger »egosensibel«. Auch hierfür brauchen Sie eine Stoppuhr. Und so führen Sie die Messung durch:

- Sitzen oder liegen Sie bequem, und entspannen Sie sich einen Moment. Atmen Sie dabei normal.
- Nun nehmen Sie einen großen Atemzug und füllen Ihre Lungen vollständig.
- Drücken Sie Ihre Stoppuhr, und beginnen Sie gleichzeitig mit der Ausatmung. Atmen Sie in einer kontinuierlichen Bewegung ohne jede Unterbrechung so langsam aus, wie Sie können.
- Wenn Sie ausgeatmet haben oder nicht mehr in der Lage sind, die Ausatmung

weiter fortzusetzen, drücken Sie wieder auf die Stoppuhr und halten die Zeit fest.

- Sollte beim Ausatmen ein Schluckimpuls auftreten oder sollten Sie die Ausatmung einen Moment unterbrechen müssen, dann ist dies bereits der Punkt, an dem Sie die Stoppuhr drücken.

Beim MET fallen die Zeitwerte naturgemäß höher aus als bei der CP, da letztere ja nach einer Ausatmung gemessen wird. Der Durchschnitt der Menschen beim MET liegt bei 20 bis 40 Sekunden. Werte unter 20 signalisieren eine niedrige CO_2-Toleranz, Werte zwischen 20 und 60 markieren das Mittelfeld. Eine gute CO_2-Toleranz führt im MET zu einem Wert von 60 bis 80 Sekunden.[64]

Der beste Weg, mit CO_2-Toleranz-Messungen zu arbeiten, ist das Messen am Morgen, direkt nach dem Wachwerden: Setzen Sie sich im Bett auf, und atmen Sie 1 bis 2 Minuten normal. Dann machen Sie Ihre Messung. Am einfachsten geht das mit Buteykos CP. Über die Wochen und Monate, während deren Sie Ihrer Atempraxis folgen, beobachten Sie dann die Entwicklung. Einen noch spezifischeren Einsatz dieses Werkzeugs lernen Sie im dritten Teil des Buches im Kapitel *Sanft atmen* kennen.

Wenn wir nachts um den Atem ringen

Dass die Mehrheit in unserer industrialisierten und digitalisierten Welt nicht mehr gut schlafen kann, haben wir schon erwähnt: Acht von zehn Berufstätigen klagen über Einschlaf- und Durchschlafprobleme, ein Wert, der sich in den letzten Jahren um nicht weniger als das Sechsfache erhöhte.[65] Das Heer der Schlaflosen versucht, die desolate Situation mit immer mehr Chemie in den Griff zu bekommen. Heute nehmen doppelt so viele Menschen Schlafmittel wie noch vor zehn Jahren. In der EU geben die Bürger jedes Jahr über 15 Milliarden Euro für Schlafmittel aus, Tendenz stark steigend.[66] Sogar unter Jugendlichen nimmt der Verbrauch rapide zu.[67] In den USA verursachen die chronisch Müden Gesundheitskosten von mehr als 400 Milliarden Dollar, wie das Magazin *Fortune* berichtet.[68] Den schlechten Schlaf bezahlen dort Jahr für Jahr Hunderttausende mit ihrem Leben. Nur wenige Bereiche der Medizin, sagt der Mediziner Matthew Walker in seinem Bestseller *Why We Sleep*, zeigen uns ein derart verstörendes Spektrum an gesundheitlichen Folgen wie jene, die den Schlaf betreffen.[69]

Zwischen dieser Situation und der Atmung besteht ein enger Zusammenhang, denn ohne eine gute Atmung während der Nacht ist auch an guten Schlaf nicht zu denken. Unser täglich eingeübtes Atemverhalten, geprägt von Stress und ungesunder Lebensweise, setzt sich nachts fort und trägt zum Auftreten schwerwiegender Probleme in Form sogenannter *schlafbezogener Atemstörungen* bei. Dieser Begriff steht für zwei Phänomene, die einen inneren Zusammenhang bilden. Beide haben mit einer Verengung der oberen Atemwege zu tun. Die Rede ist vom *Schnarchen* und der *obstruktiven Schlafapnoe*.

Obstruktive Schlafapnoe (OSA)

Unter Letzterer leiden fast eine Milliarde Menschen weltweit, so eine 2019 veröffentlichte Studie des angesehenen Wissenschaftsorgans *The Lancet*. Das ist zehnmal mehr, als man bis vor ein paar Jahren noch dachte.[70] Vor allem in den industrialisierten Ländern trifft es auf besonders viele zu.[71] In manchen Altersgruppen sind 90 Prozent der Männer und 80 Prozent der Frauen betroffen.[72] Das macht die Schlafapnoe zum bedauerlichen Regelfall. Kein Wunder, dass sich kaum noch jemand über erholsamen Schlaf freuen kann.

Bei der obstruktiven Schlafapnoe kommt es zu einem Kollaps der oberen Atemwege während des Schlafes. Die Zunge und/oder der weiche Gaumen sinkt nach unten und verengt die Atemwege oder blockiert sie sogar vollständig.[73] Dies führt zu unnatürlich langen Atempausen, die bis zu 90 Sekunden dauern können. Sobald die Einatmung dann mit einem starken Impuls und lauten Geräusch zurückkommt, wachen die Menschen einen Moment lang auf (ein sogenanntes *Arousal*), um gleich wieder einzuschlafen und bald wieder in die nächste unnatürliche Atempause zu rutschen – eine Achterbahnfahrt für Atmung, Herz und die Biochemie des Körpers:

Vor der Apnoe-Phase ist die Atmung intensiv. Sie geht in der Regel durch den Mund und wird meist begleitet von lautem Schnarchen. Das großvolumige Atmen führt zu einem starken Absinken des CO_2-Gehalts im Blut, der pH-Wert wird zunehmend alkalischer. Schließlich folgt der Kollaps der oberen Atemwege, und es tritt eine lange Atempause ein. Dabei sinkt die Sauerstoffsättigung, und das CO_2 steigt an, bis das Atemzentrum reagiert: Die Atemmuskulatur wird aktiviert. Eine große, laute und ruckartige Einatmung folgt, bei welcher der Schläfer kurz erwacht, um bald wieder einzuschlafen. Dann beginnt der Kreislauf von Neuem.

OSA bedeutet ein ständiges Pendeln zwischen den Extremen: zu viel, zu wenig oder gar nicht mehr atmen. Diese Situation ist nicht nur eine immense Belastung für das Nerven- und Herz-Kreislauf-System, allem voran zerrüttet es den Schlaf. Und gestörter Schlaf ist einer der schädlichsten Einflüsse für unsere Gesundheit überhaupt.[74]

Die gesundheitlichen Folgen sind alarmierend. Stephen Lamberg, Spezialist für schlafbezogene Atemstörungen, benennt nicht weniger als 170 Erkrankungen als mögliche Folge einer OSA.[75] Darunter finden sich unter vielem anderen so schwerwiegende Probleme wie Bluthochdruck, Herzinfarkt und Herzversagen, Lungenentzündungen, chronische Nasenverstopfung, Angststörungen, Asthma, sexuelle Funktionsstörungen, Magen-Darm-Erkrankungen, Diabetes, kognitive Störungen, Kiefer- und Zahnprobleme, Nierenerkrankungen, chronische Erschöpfung, Depressionen, Krebs und Alzheimer. Dies geht einher mit einer drastisch reduzierten Lebenserwartung. Lambergs Liste ähnelt stark jener, die Buteyko einst erstellte und diese Erkrankungen in Überatmung begründet sah, denn Schnarchen und OSA gehen immer mit Überatmung zusammen.

Sollten Sie sich nicht sicher sein, ob bei Ihnen nachts Apnoe-Episoden auftreten, achten Sie auf die folgenden Zeichen. Sie sind starke Hinweise auf eine OSA.[76]

- Müdigkeit am Tage,
- Kopfschmerzen am Morgen,
- Konzentrationsschwierigkeiten,
- Herzklopfen und Brustschmerzen,
- hoher Blutdruck,
- Kurzatmigkeit,
- trockener Mund am Morgen,
- Sodbrennen,
- Nachtschweiß,
- häufiger Harndrang während der Nacht,
- erektile Dysfunktion.

Noch verdächtiger sind die genannten Symptome, wenn Sie männlich sind, übergewichtig, über fünfzig Jahre alt und schnarchen, denn in diesen Personengruppen kommt die OSA besonders häufig vor.

Schnarchen

Zwischen Schnarchen und OSA besteht ein enger Zusammenhang, sind doch Menschen, die an OSA leiden, nahezu immer auch Schnarcher.[77] Schnarchen ist dabei alles andere als nur eine lästige Begleiterscheinung der OSA, sondern meist deren Vorstufe. Jeder fünfte Mensch schnarcht gewohnheitsmäßig, die Hälfte gelegentlich. Dieses manchmal bis zu 100 Dezibel laute Geräusch – vergleichbar mit dem Lärm, den ein Rasenmäher oder eine gut befahrene Autobahn macht – vermag die stärksten Liebesbande zu ruinieren und führt immer wieder zu Trennungen.

Die morgendlichen Symptome von Schnarchern ähneln jenen der OSA. Schnarchen erhöht die Müdigkeit am Tage um das Fünffache, weshalb Schnarcher auch jeden fünften Verkehrsunfall zu verantworten haben.[78] Mit 60 Prozent sind es häufiger die Männer, die schnarchen, wenngleich die Unterschiede zwischen den Geschlechtern nicht riesengroß sind. Mit zunehmendem Alter schnarcht die Mehrheit.[79] Zugleich nimmt bei beiden Geschlechtern das Risiko einer OSA zu. Besonders bedenklich ist die Tatsache, dass heutzutage sogar 10 Prozent der Kinder schnarchen. Schlafbezogene Atemstörungen sind also kein reines Erwachsenenproblem. Je früher im Leben die OSA auftritt, desto schädlicher wirkt sie sich auf die Gesundheit aus.

Fragt man nach, denken viele, sie würden nicht schnarchen. Häufig werden sie eines Besseren belehrt, wenn sie ihren Schlaf überwachen. Das ist zu Hause gut möglich mit Apps fürs Mobiltelefon, die Atemgeräusche aufzeichnen können.[80] Es kann schockierend sein, zum ersten Mal Zeuge der eigenen Atemgeräusche zu werden!

Schlafbezogene Atemstörungen mögen folgenreich sein, sie sind jedoch kein unabwendbares Schicksal. Häufig lassen sie sich durch einfache Maßnahmen in kurzer Zeit mildern oder sogar ganz abstellen. Allem voran sei hier das *Taping* erwähnt, das Verschließen des Mundes mithilfe eines hautfreundlichen medizinischen Klebebandes. Es ist dies eine Methode, die nicht nur von Buteyko-Lehrern, sondern zunehmend auch von Ärzten, Wissenschaftlern und Therapeuten empfohlen wird.[81] Taping kann der »Big Game Changer« im Leben vieler Menschen sein, die nachts buchstäblich um ihren Atem ringen müssen. Doch bevor wir uns diese Praxis anschauen, müssen wir uns noch der Nase zuwenden. Wüssten alle Menschen, wie wichtig dieses in den östlichen Traditionen nahezu »geheiligte« Organ ist, und zögen sie daraus die Konsequenzen für ihr Atemverhalten, lebten wir in einer anderen (Atem-)Welt.

Die Nase, das Eintrittstor des Lebens

»Aus irgendeinem Grunde«, schreibt der Mediziner Rudolph Ballentine, ein Schüler des bekannten Yogi Swami Rama, »kümmern sich die Menschen nicht um die Nase.«[82] Das war 1979. Nicht anders sieht es der HNO-Arzt Menit Önerci heute, mehr als vierzig Jahre später. Er hat ein umfassendes Fachbuch über die Nase herausgegeben – eine »pyramidenartig aus der Mitte des Gesichts hervortretende« Struktur, so beschreibt er sie.[83] Wie Ballentine ist Önerci der Auffassung, dass die Nase nicht als das gewürdigt wird, was sie ist, ein pluripotentes Organ nämlich, das mehr und wichtigere Aufgaben erfüllt, als wohl die meisten sich vorstellen. Läuft mit unserer Nase etwas schief, hat das nicht nur Auswirkungen auf die gesamten Atemwege bis hinunter in die tiefsten Verästelungen der Lunge, sondern auf den ganzen Menschen. Von der Nase in die Lunge, von dort ins Blut und bis in die Gewebe hinein: Jede einzelne Zelle unseres Körpers atmet. Nasenprobleme sind deshalb immer auch systemische Probleme.

Das »spirituelle Organ«

Anders als heute genoss die Nase einmal große Wertschätzung. Als Eintrittstor des Atems, der Kraft, die uns belebt, war sie von nachgerade spiritueller Bedeutung. Im Schöpfungsbericht der Bibel zum Beispiel ist es nicht etwa der Mund, durch den Gott uns das Leben einhaucht, sondern die Nase: »Da bildete Gott, der Herr, den Menschen aus Staub vom Erdboden und hauchte in seine Nase Atem des Lebens; so wurde der Mensch eine lebende Seele.«[84] Das hebräische Wort für Atem in diesem Bibelvers lautet übrigens *neshamah*. Das bedeutet

»Leben«, »Geist« und »Seele« gleichermaßen. Der Körper ist in diesem Bild bloß Erde oder Materie. Was ihn lebendig macht, ihn beseelt und inspiriert, ist der Atem. Eine Zeit lang weilt er im Körper, bis er einst ausgehaucht wird und wir »den Geist aufgeben«. *Ruha d'qudsha*, der Heilige Geist, bedeutet im Wortsinne eigentlich »heiliger Atem«, die Brücke zum Absoluten.

So sahen und sehen es viele Kulturen: Das griechische *pneũma*, das keltische *awen* und das tibetische *lung*, *chi* in China, *ki* in Japan und *prāna* in Indien. Schließlich das uralte Sanskritwort *ātman*, das seine sprachliche Verwandtschaft mit dem deutschen Wort *atmen* kaum verbergen kann – überall wird der Atem als die Essenz des Lebens begriffen, als »Atem-Leben-Geist«. Ohne Atem zu sein bedeutet den Tod. In der *Bhagavad Gita*, dem wichtigsten Buch der indischen Kultur, geht »Gott als Seele« durch den Atem ein und aus: »Wenn *Īshvara* (Gott) als Seele in einen Körper eingeht oder ihn verlässt, nimmt er die Sinne und den Geist mit sich, wie der Wind den Duft der Blüten fortträgt.«[85] In *Īshvara*, dem Sanskritwort für »Gott«, steckt *svara*, der Atem.[86] Gott, Seele, Atem, Geist und Leben verdichten sich hier in nur einem einzigen Wort. Es verwundert nicht, dass die alten Kulturen der Atemarbeit große Bedeutung beimaßen. Und dabei spielte die Nase immer die entscheidende Rolle. Sie und nicht der Mund ist das einzig richtige Eintrittstor des Atems. In diesem Kapitel werden wir das ausführlich thematisieren.

Weil gerade vom Schöpfungsbericht der Bibel die Rede war: Es findet sich darin noch ein weiterer Hinweis auf die besondere Bedeutung der Nase. Im Versuch der Schlange, Adam und Eva im Garten Eden zum Biss in den Apfel zu überreden, spielt sie raffiniert mit deren Sinnen: Sie hören ihre verführerischen Worte, sehen, berühren und schmecken den Apfel. Doch eines wird mit keinem Wort erwähnt: dass Adam und Eva ihn auch *riechen*. Und so gilt der Geruchssinn (und mit ihm natürlich die Nase) in der jüdischen Tradition des Chassidismus als rein und unbefleckt.[87]

Archaische Verbindung: Nase und Gehirn

Lange noch bevor den Lebewesen der Erde Zunge, Augen und Ohren gewachsen waren, hatten sie zwei Dinge gelernt: zu atmen und zu riechen. Es sind dies zwei Fähigkeiten, die aufs Engste verbunden sind, könnte uns doch kein Dufthauch erreichen, würde er uns nicht mithilfe des Atems zugetragen. Kein anderer Sinn ist so archaisch und zudem so direkt mit dem Gehirn »verdrahtet« wie die Nase: Wenn ein Duftmolekül sie erreicht, führt sein Weg ins Innere, wo die Nasenhöhle liegt, unsere »eigentliche Nase«, fast groß wie ein Tennisball und ganz mit Schleimhaut ausgekleidet. Im Dach dieser Nasenschleimhaut finden sich Millionen von Riechzellen, jede ausgestattet mit feinsten Härchen, *Zilien* genannt, an denen Duftrezeptoren sitzen. Kommt ein Duftmolekül mit ihnen in Berührung, entsteht ein elektrischer Impuls, der an den Riechkolben (Bulbus olfactorius) geleitet wird, einen der ältesten Teile des Gehirns. Er steht in Verbindung mit Strukturen des limbischen Systems.[88] Vor allem mit dem sogenannten *Hippocampus-Amygdala-Komplex*, der von grundlegender Bedeutung für unser Erleben ist, für Erinnerungen, Gefühle und soziale Verhaltensweisen, für sexuelles Verlangen oder auch Angst und Wut. Deshalb wirken Gerüche so stark auf uns, sie triggern Überlebensinstinkte. Denken Sie zum Beispiel an den Geruch von Feuer. Der Fluchtimpuls, den Sie verspüren, wird vom limbischen System (man nennt es auch »Säugetiergehirn«) koordiniert.[89] So will die Nase unser Leben retten. Die Verbindung zwischen Nase und Gehirn ist so eng, dass sogar Substanzen über den Riechkolben direkt ins Gehirn eindringen können – eine Tatsache, die man therapeutisch nutzen kann, indem man Medikamente, die auf das Gehirn wirken sollen, in die Nase einbringt.[90]

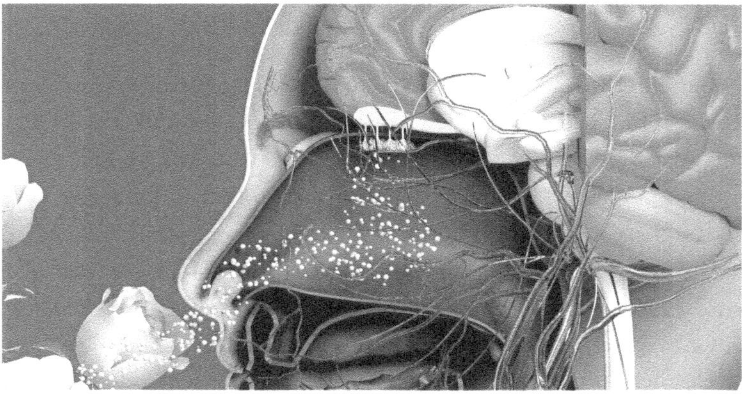

Das Bild gibt uns einen Einblick ins Innere der linken Seite der Nasenhöhle. Am Dach der Nasenhöhle kann man den Riechnerv und seine Fasern erkennen, die in die Nasenhöhle hineinragen. Wie kein anderes Sinnesorgan hat die Nase eine »Direktverdrahtung« mit dem Gehirn. Über den Riechnerv können Substanzen unmittelbar ins Gehirn eintreten.

Wenn auch das Riechen für uns moderne Menschen nicht mehr von gleicher Bedeutung sein mag wie für viele Tiere, ist doch die Lebensqualität stark beeinträchtigt, falls uns die Nase als Sinnesorgan keine guten Dienste mehr leisten kann. Auch dies ist leider ein Massenphänomen. Fast die Hälfte der Menschen leiden unter chronischer Nasenverstopfung und wiederkehrenden Entzündungen.[91] Dieses Problem hat viel mit dem Atemverhalten zu tun, vor allem mit der weitverbreiteten Mundatmung; denn was wir nicht richtig benutzen, geht uns verloren. 20 Prozent der Menschen können heute nicht mehr richtig oder sogar überhaupt nicht mehr riechen, man nennt das Anosmie.[92]

Verteidigung

Neben ihrer Riechfunktion leistet die Nase Unglaubliches: Sie filtert, erwärmt und befeuchtet jeden Tag etwa 14 000 Liter Luft und schützt uns vor einer Milliarde Eindringlingen wie Staub, Pollen, Pilze, Bakterien oder Viren.[93] Sie wärmt selbst eiskalte Luft in kürzester Zeit, sodass diese körperwarm ist, wenn sie die Lungen erreicht. Die Nase befeuchtet die Atemluft. Für diesen Zweck allein stellt unser Körper enorme Ressourcen bereit, nämlich 700 Milliliter Wasser pro Tag, was einem Viertel der täglich notwendigen Wasseraufnahme eines Erwachsenen entspricht.[94] Zugleich hält sie einen bedeutenden Teil der Feuchtigkeit wie auch der Wärme mit der Ausatmung zurück, um uns vor Austrocknung und Auskühlung zu schützen.

Das Innere der Nasenhöhle besteht aus zwei Räumen, die durch die Nasenscheidewand (Septum) voneinander getrennt sind. Die Nasenmuscheln, in sich verwundene Strukturen aus Knochen, die mit Schleimhaut ausgekleidet und stark durchblutet sind, verursachen Turbulenzen, um den Kontakt zwischen Atemluft und Schleimhaut zu maximieren: Jeder Milliliter Luft soll mit ihr in Berührung kommen, nicht nur damit die Luft während ihrer kurzen Passage durch die Nase warm und feucht wird, sondern auch damit so viele Eindringlinge wie möglich daran haften bleiben. Die Nase ist eine Klebefalle und als solche unsere erste Verteidigungslinie! Was an der Nasenschleimhaut hängen bleibt, wird von hochbeweglichen, mikroskopisch kleinen Flimmerhärchen oder Zilien, auf die eine Schleimschicht aufgetragen ist, in Richtung Rachen abtransportiert, um dann geschluckt oder ausgespuckt zu werden. Was nicht durch die Nase kommt, kann auch nicht tiefer kommen. Schaffen es dennoch einmal ein paar Partikel oder Pathogene in unsere tiefer gelegenen Atemwege – meist geschieht das, wenn wir durch den Mund atmen –, dürfen wir hoffen, dass sie von den Zilien in diesen Regionen abgefangen werden. Doch das gelingt nicht immer. Manche Eindringlinge gelangen bis ganz hinunter. Was erst einmal in die Alveolen gekommen ist, sitzt dort fest und kann Schaden anrichten. Hier gibt es leider keine Flimmerhärchen mehr, kein Transportsystem, das uns davon befreien könnte.

Die Zilien – ihr Name kommt vom lateinischen *cilium* für »Augenlid, Wimpern« – gehören zu den rätselhaftesten Erscheinungen der Biologie.[95] Abermillionen von ihnen kleiden die Atemwege aus und bewegen sich in einem perfekt choreografierten Hochgeschwindigkeitstanz in Richtung Rachen. (Die Zilien der Nasenschleimhaut bewegen sich gegensätzlich zu den Zilien der tieferen Atemwege.) Tausendmal in jeder Minute schlagen diese Wimpern im Takt, um uns vor Schädlingen zu schützen.[96] Wer oder was, möchte man fragen, sorgt dafür, dass diese vielen komplex aufgebauten Kleinststrukturen so präzise zusammenwirken? Es erinnert ein wenig an große Vogel- oder Fischschwärme, die sich gemeinsam bewegen, so als wären sie ein einziger Organismus, ausgestattet mit einer *einzigen* Intelligenz.

Widerstand

Eine besonders wichtige Funktion der Nase ist es, dem Atemstrom einen Widerstand entgegenzusetzen. Er ist 50 Prozent größer als bei der Mundatmung.[97] Die dadurch bewirkte Atemverlangsamung bringt eine Reihe von physiologischen Vorteilen mit sich. Sie verbessert den Übertritt des Sauerstoffs von den Lungen ins Blut und verringert zugleich die Menge des ausgeatmeten Sauerstoffs, mit anderen Worten: Die Atemverlangsamung optimiert die Ausnutzung von Sauerstoff. Sie wirkt außerdem einer zu starken Abatmung von CO_2 entgegen, mehr davon bleibt im System. Kurz: Nasenatmung maximiert den Gasaustausch und wirkt Überatmung entgegen, dem schädlichsten aller dysfunktionalen Atemmuster. Deshalb ist der erste wichtige Schritt zur Atemgesundheit die *konsequente Umstellung auf Nasenatmung.*

Der Atemwiderstand, den die Nase generiert, stellt sicher, dass die Druckverhältnisse in den Lungen optimal sind. Es ist dieser Widerstand, gegen den die Lungen anarbeiten und sich so lange dehnen, bis genügend Luft in die Alveolen gelangt ist. Das beugt einem Kollaps der feinen Lungenbläschen vor.[98] Ist die Nase ungenügend am Atemprozess beteiligt, reduziert dies deshalb auch das Lungenvolumen.[99] In einem Satz: Der Atemwiderstand der Nase hält unsere Atemwege offen.

Eine bewusst verlangsamte Nasenatmung, so weiß man heute zudem, löst eine Entspannungsreaktion aus. Dies liegt an der engen Verbindung von Nase, Atmung und unserem autonomen Nervensystem, ein Zusammenhang, den man gezielt für die Atemarbeit nutzen kann.[100] Dass langsames Atmen uns zu helfen vermag, mehr Ruhe zu finden, wussten natürlich schon die Atempraktiker alter Traditionen; heute aber lassen sich diese Effekte auch messen und darstellen. Wir werden uns diesen Themen im Kapitel *Langsam atmen* theoretisch wie praktisch noch ausführlich widmen.

Reflexe

Über die Nase werden zahlreiche starke Reflexe gesteuert, die unmittelbar auf unsere Atmung, Hals und Ohren, auch auf Herz, Blutgefäße, Zwerchfell und noch andere Strukturen einwirken.[101] Angenehme und milde Düfte zum Beispiel stimulieren unsere Atmung. Reizstoffe dagegen unterdrücken sie, ja können im Extremfall sogar eine Apnoe auslösen. Auch Herzrate und Blutdruck werden beeinflusst, wenn bestimmte Stoffe die Rezeptoren der Nasenschleimhaut erreichen.[102]

Als ein evolutionäres Erbe der einst im Wasser lebenden Säugetiere haben wir den *Tauchreflex* mitbekommen: Wenn wir in Wasser eintauchen, löst das eine Stimulation des Parasympathikus aus. Der Herzschlag verlangsamt sich, und die Durchblutung wird verstärkt in die wichtigsten Organsysteme gelenkt, vor allem Herz und Gehirn.[103] Zugleich setzt der *Wasser-Nase-Reflex* ein: Die Nasenlöcher verengen oder verschließen sich sogar, besonders wenn es sich um kaltes

Wasser handelt. Diese Mechanismen sollen uns vor dem Ertrinken schützen.

Ein für die Atemarbeit besonders spannender Reflex kann uns zeigen, welch unmittelbare Wirkung die Nase auf die Lunge hat. Die Rede ist vom kaum bekannten *nasopulmonalen Reflex* (den ich hier der Einfachheit halber *Nasen-Lungen-Reflex* nennen möchte). Er zeigt uns einen Zusammenhang zwischen den zwei Seiten der Nase und den Lungenflügeln auf: Ist ein Nasenloch verschlossen, weitet sich der Lungenflügel auf derselben Seite bei der Einatmung weniger stark als der andere. Ist also zum Beispiel das rechte Nasenloch verengt oder verstopft, wird der rechte Lungenflügel entsprechend weniger belüftet. Das jeweilige Nasenloch weitet (oder »aktiviert«) somit die entsprechende Seite des Körpers, es besteht ein *ipsilateraler* Zusammenhang, wie man sagt.[104] Besonders im Blick auf klassische Pranayama-Praktiken ist der Nasen-Lungen-Reflex interessant, wie ich finde, heißt es doch im Yoga, dass das linke Nasenloch die linke Körperseite »regiere«, das rechte entsprechend die rechte Seite. Überprüfen Sie es:

Der Nasen-Lungen-Reflex

- Sitzen Sie bequem, und kommen Sie einen Moment zur Ruhe.
- Verschließen Sie mit dem Zeigefinger der rechten Hand das rechte Nasenloch, und atmen Sie 3 bis 5 Atemzüge nur durch das linke ein und aus.
- Beobachten Sie dabei Ihren Oberkörper: Bemerken Sie, dass die linke Seite sich stärker weitet als die rechte?
- Wechseln Sie dann die Seite, und verschließen Sie das linke Nasenloch. Atmen Sie 3 bis 5 Atemzüge lang nur über rechts ein und aus.
- Nehmen Sie wieder Ihren Oberkörper wahr: Die Weitung findet primär auf der rechten Seite statt, richtig?
- Und nun atmen Sie durch beide Seiten Ihrer Nase. Vergleichen Sie die Wirkung auf den Oberkörper: Beide Seiten der Brust weiten sich nun gleich stark (sofern nicht ein Nasenloch verengt oder verstopft ist).

Daraus lässt sich eine systematische Atempraxis gestalten, nämlich die klassische Wechselatmung des Yoga. Sie hat zentrale Bedeutung, und wir werden sie in verschiedenen Variationen im letzten Teil des Buches vorstellen, auch unter Einbindung weiterer Atemelemente.

Geheimnisvolle Zyklen

Die Nase ist ein Organ, das man selbst im 21. Jahrhundert noch nicht ganz versteht. Das abwechselnde Verengen und Weiten der Nasenlöcher, über das wir sprachen, geschieht auch auf natürliche Weise immer wieder – ein Vorgang, dessen Bedeutung bis heute ein Geheimnis geblieben ist. Man nennt es den *Nasenzyklus*.

Die Weitung und Verengung der Nasenlöcher wird bewirkt durch das An- und Abschwellen der Schleimhaut, welche die Nasenmuscheln auskleidet, eine Fähigkeit, welche die Nase mit nur zwei anderen Körperregionen teilt, nämlich den Brustwarzen und Genitalien. (Bei Männern und Frauen gleichermaßen.[105]) Diese Regionen verfügen über sogenanntes *erektiles* Gewebe, das bei sexueller Erregung anschwillt. In der Nase kann das bisweilen so stark der Fall sein, dass Niesreflexe einsetzen, zum ersten Mal in der Literatur beschrieben wurde das gegen Ende des 19. Jahrhunderts.[106] Allein der Gedanke an Sex kann bei einigen Menschen die Nasenschleimhaut so stark anschwellen lassen, dass es zu unkontrollierten Niesanfällen kommt, besonders unmittelbar nach dem Orgasmus.[107] Man nennt das »Flitterwochennase« oder auch »Flitterwochenschnupfen«, möglicherweise ausgelöst durch eine sexuelle Überstimulation bei frisch Verliebten.[108] Man nimmt heute an, das Phänomen kommt häufig vor, wird aber nur wenig zur Kenntnis genommen.[109]

Dass es ein An- und Abschwellen der Nasenschleimhaut gibt, welches sich *zyklisch* vollzieht, beschrieb im Jahr 1895 erstmals der deutsche Arzt Richard Kayser.[110] Im Yoga hört und liest man oft, der Nasenzyklus vollziehe sich in einem 90-Minuten-Rhythmus, doch

Untersuchungen zeigen, dass es tatsächlich erhebliche individuelle Spielräume gibt: Zum einen weisen nicht alle Menschen einen Nasenzyklus auf, bei 20 bis 25 Prozent scheint es einen solchen gar nicht zu geben.[111] Manche Studien gehen sogar davon aus, dass nur eine Minderheit von 20 bis 40 Prozent überhaupt einen Nasenzyklus habe, weshalb der ganze Begriff keinen Sinn ergebe.[112] Zum anderen gibt es erhebliche Unterschiede in der Rhythmik: Findet bei manchen das abwechselnde An- und Abschwellen alle 60 Minuten statt, geschieht es bei anderen nur alle 6 Stunden. Der Durchschnitt liegt wohl bei 2 bis 4 Stunden.[113] Schließlich kann auch die Form des Zyklus unterschiedlich aussehen. Nicht immer ist es ein Alternieren zwischen links und rechts. Manche Zyklen verlaufen parallel, indem beide Seiten sich jeweils gleichzeitig verengen und wieder weiten. Man kennt auch ganz unregelmäßige Rhythmen, die keinem erkennbaren Muster folgen.[114]

Immerhin weiß man, *wie* das Anschwellen der Nasenmuscheln physiologisch bewirkt wird, nämlich durch Stickstoffmonoxid (NO), ein körpereigenes Gas, das die Blutgefäße weitet (und noch vieles mehr bewirkt, wie wir gleich sehen werden). Doch *warum* es den Nasenzyklus gibt und welche Funktion(en) er hat, ist bis heute ein Mysterium.[115]

Einige sagen, es gäbe keinerlei Zusammenhang zwischen Nasenzyklus und Gesundheit.[116] Andere meinen, er sei besonders wichtig, da das alternierende An- und Abschwellen der Nasenmuscheln die Luftturbulenzen in der Nase verstärken würde, um Filterung, Erwärmung und Befeuchtung der Atemluft zu maximieren.[117] Sollte dem so sein, wären alle Menschen ohne Nasenzyklus klar im Nachteil.

Auch zwischen den beiden Seiten der Nase und den Gehirnhemisphären besteht ein Zusammenhang, der dem Nasenzyklus Bedeutung verleihen könnte. Bei Männern, so nimmt man an, existiert eine *ipsilaterale* Verbindung zwischen Nase und Gehirn: Das linke Nasenloch ist mit der linken Hirnhemisphäre verbunden, das rechte entsprechend mit der rechten. Bei Frauen ist dieser Zusammenhang kontralateral, also »über Kreuz«.[118] So wäre es denkbar, dass der Luftstrom im aktiveren (offenerem) Nasenloch die jeweils zugeordnete

Gehirnhälfte stimuliert, so, wie man es im Yoga annimmt. Wenn das zutrifft, ließe sich über Wechselatmungstechniken gezielt Einfluss auf das Gehirn nehmen, um zum Beispiel hemisphärische Dysbalancen auszugleichen oder auf die Befindlichkeit einzuwirken – ebendas, was die Techniken des Pranayama versuchen.

Wie dem auch sei, die Nase ist noch lange nicht entzaubert! Mit Sicherheit lässt sich immerhin dieses sagen: Der Nasenzyklus existiert, und dies in offensichtlich verschiedenen Formen, aber aus Gründen, die noch nicht verstanden sind. Doch es gibt noch mehr Staunenswertes von der Nase zu berichten, und das führt uns direkt zur Erfindung des Dynamits.

Dynamit, Herz und Nase

Im Jahr 1998 erhielten die Wissenschaftler Louis Ignarro, Robert Furchgott und Ferid Murad den Nobelpreis für Medizin »für ihre Entdeckungen betreffend Stickstoffmonoxid als Signalmolekül im Herz-Kreislauf-System«, wie es in der Pressemitteilung des schwedischen Karolinska Institutet hieß, wo die Nobelpreisträger für Medizin traditionell ausgelobt werden.[119] Louis Ignarro beschäftigte sich sein ganzes Leben lang mit diesem winzigen Molekül, das aus nur einem Atom Stickstoff (N) und einem Atom Sauerstoff (O) besteht: NO. In seinem Buch *NO More Heart Disease* berichtet er die Geschichte von der Entdeckung der Funktionen von NO im menschlichen Körper, über seinen Lebensweg als Pharmakologe und immer wieder auch über die große Bedeutung, die der Nobelpreis für ihn hatte. Dies nicht zuletzt deshalb, weil er sich mit Alfred Nobel, dem Stifter dieser prestigeträchtigen Ehrung, persönlich verbunden fühlt.[120] Und diese Geschichte beginnt mit der Erfindung von Sprengstoff.

Der schwedische Chemiker Alfred Nobel erfand 1866 das Dynamit, zu dessen wesentlichen Bestandteilen Nitroglyzerin gehört. Bevor Nobel allerdings einen Weg fand, die gefährliche Substanz im großen Stil nutzbar zu machen, war sie nur als hochsensible Flüssigkeit verfügbar. Schon geringste Erschütterungen lösten Explosionen aus. Der Erste, der dies am eigenen Leib erfahren sollte, war der Nitroglyzerin-Erfinder Ascanio Sobrero (1812–1888) höchstselbst. Der Turiner Chemiker trug schwere Gesichtsverletzungen im Umgang mit dem Stoff davon, den er 1846 entwickelt hatte. Auch Nobel sollte schmerzhafte Bekanntschaft damit machen: Auf einem seiner Betriebsgelände verlor er einen Bruder und vier Mitarbeiter bei einem tödlichen Unfall mit flüssigem Nitroglyzerin. Die Erfindung des Dynamits erst, bei dem Nitroglyzerin in Pulver eingebettet ist, ermöglichte einen halbwegs sicheren Umgang mit dieser Substanz. Das bescherte Nobel zum Leidwesen Sobreros immensen Reichtum. Immerhin zahlte Nobel seinem Kollegen eine Rente dafür.

Beide entwickelten später Skrupel wegen der schrecklichen Konsequenzen ihrer Erfindungen, denn Dynamit wurde ja nicht nur im Bergbau, sondern vor allem im Krieg eingesetzt. »Ich möchte einen Stoff oder eine Maschine schaffen können«, sagte Nobel, »von so fürchterlicher, massenhaft verheerender Wirkung, dass dadurch Kriege überhaupt unmöglich würden.«[121] Und Sobrero schrieb: »Wenn ich an all die Opfer denke, die durch Nitroglyzerin-Explosionen ums Leben kamen, und an die schreckliche Zerstörung, die es angerichtet hat und die aller Wahrscheinlichkeit nach auch in Zukunft weiter geschehen wird, schäme ich mich fast zuzugeben, dass ich diese Substanz entdeckt habe.«[122] Doch wie so viele Dinge im Leben hat das Dunkle auch seine helle Seite. Zu ihr gelangen wir über eine bittere Ironie der Geschichte rund ums Nitroglyzerin und Nobels Gesundheit. Sie führt uns über das Herz direkt zur Nase:

In den 1880er-Jahren entwickelte Nobel Herzprobleme – zu einem Zeitpunkt, da man bereits die heilsamen Seiten von Nitroglyzerin entdeckt hatte. Diese Substanz taugt zu mehr als nur zur Zerstörung. In geringer Dosis eingenommen, erweitert sie die Blutgefäße und entspannt die glatte Muskulatur (nicht nur) des Herzens. Bis heute wird sie als Medikament gegen Angina Pectoris eingesetzt. Als Nobel wegen seiner Herzprobleme immer häufiger bettlägerig wurde, rieten ihm seine Ärzte deshalb, Nitroglyzerin zu nehmen, was er beharrlich verweigerte. Ein paar Monate vor seinem Tod noch schrieb er folgende Zeilen an einen Freund: »Meine Herzprobleme werden mich für mindestens noch ein paar Tage hier in Paris festhalten … Ist es nicht eine Ironie des Schicksals, dass man mir die Einnahme von Nitroglyzerin verschrieben hat! Sie nennen es Trinitrin, um den Chemiker und die Öffentlichkeit nicht zu verängstigen.«[123]

Nobel starb 1896 im Alter von 63 Jahren. Vielleicht wäre er älter geworden, hätte er den Rat seiner Ärzte befolgt. Louis Ignarro jedenfalls faszinierte die Wirkung von Nitroglyzerin auf das Herz schon seit Kindertagen, wie er schreibt, eine Faszination, die mit Beginn seiner wissenschaftlichen Arbeit neu aufblühen sollte.[124] Nach seiner Promotion begann er sich mit GMP zu beschäftigen, einem Signalmolekül, das die glatten Muskeln der Blutgefäße entspannt, die sich dadurch weiten.[125] Ignarro las in einem Artikel von Ferid Murad, dass Stickstoffmonoxid in der Lage sei, die Konzentration dieses »Entspannungsmoleküls« im menschlichen Gewebe zu vervielfachen. Ignarros und Murads weitere Forschungen führten zur Erkenntnis, dass Nitroglyzerin einen Dominoeffekt auslöst: Es dringt in die Blutgefäße ein und wird dort zu NO umgebaut, das die Bildung von GMP stimuliert. Dies wiederum signalisiert den Gefäßmuskeln, sich zu entspannen. Die Blutgefäße weiten sich, der Blutdruck sinkt, und die Durchblutung und Sauerstoffversorgung des Herzmuskels nimmt zu. Darin liegt der Grund, dass man mit Nitroglyzerin Brustschmerzen behandeln kann.

Wäre es möglich, fragten sich Murad und Ignarro, dass der Körper, da er so positiv auf das aus dem Nitroglyzerin gewonnene NO reagierte, über einen eigenen Mechanismus zur Herstellung von NO verfügt?[126] Diese Frage führte zum dritten Mann im NO-Forscherteam: Robert Furchgott von der New York State University. Er entdeckte ein Signalmolekül, das vom *Endothel*, einer dünnen Zellschicht in der Innenwand der Blutgefäße, gebildet wird und deren Entspannung auslöst. Furchgott nannte dieses Molekül »EDRF«.[127] Wie sich herausstellen sollte, war dieser »Entspannungsfaktor« nichts anderes als NO, und so schloss sich der Kreis.

Anfang der 1990er-Jahre fand das Team um Ignarro heraus, dass Nervenzellen im erektilen Gewebe der Genitalien NO ausschütten und so die Peniserektion auslösen. Ein paar Jahre später brachte ein amerikanischer Pharmariese das Medikament Viagra auf den Markt.

Nicht ohne Stolz berichtet Ignarro, dass man ihn seither nicht nur »Dr. NO«, sondern auch »The Father of Viagra« nennt.[128] Heute nennt er NO ein »Wundermolekül« und steht mit dieser Einschätzung nicht allein da. In den Jahren seit Entdeckung der Bedeutung von NO für unseren Organismus erschienen über 150 000 wissenschaftliche Publikationen zu diesem körpereigenen Gas und dessen erstaunlichen Wirkungen.[129] Immer mehr davon werden zutage gefördert mit unmittelbaren Bezügen zur Atmung: NO wird in besonders großen Mengen in der Nase und den Nebenhöhlen gebildet.[130] Hundertmal mehr als in den tieferen Atemwegen.[131] Mit jeder Einatmung durch die Nase wird dieses farb- und geruchlose Gas unserer Atemluft beigemischt, um seine heilsamen Wirkungen zu entfalten:

- NO weitet die Blutgefäße, indem es eine Entspannungsreaktion der Muskeln in den Gefäßwänden stimuliert, es wirkt, wie man sagt, *vasodilatatorisch*.[132] Das senkt den Blutdruck, entlastet das Herz, schützt die Gefäßwände und wirkt der Bildung von Blutgerinnseln entgegen. Die Weitung der Gefäße führt zu einer besseren Durchblutung und damit auch Sauerstoffversorgung. All dies beugt Herz-Kreislauf-Erkrankungen vor, einschließlich schwerwiegender Probleme wie Herzinfarkt und Hirnschlag.[133]
- In den Lungen besteht die Tendenz, dass bedingt durch die Schwerkraft die unteren Regionen besser mit Blut versorgt werden als die höher liegenden. Gleichzeitig werden jedoch die oberen Regionen stärker belüftet.[134] Diesem tendenziellen *Mismatch* zwischen Durchblutung und Belüftung wirkt NO entgegen, indem es eine Umverteilung des Blutes bewirkt, sodass die höher liegenden Regionen verstärkt durchblutet werden.[135] So können Belüftung und Durchblutung besser zusammenwirken, um den Gasaustausch zu optimieren.
- NO macht die Flimmerhärchen in unseren Atemwegen beweglicher und schneller, wodurch der Abtransport von Staub, Schmutz und Erregern effizienter vonstattengeht.[136] Doch nicht nur damit sorgt es für saubere Atemwege.
- NO wirkt auch gegen Pilze, Bakterien und, heute aktueller denn je,

gegen Viren.[137] Mit anderen Worten: Es sterilisiert die Atemluft. Dieser Wirkung wegen gilt es als aussichtsreicher Kandidat zur Behandlung von Asthma, Atemwegsinfektionen und sogar COVID-19.[138] Laborstudien, die man 2004 mit SARS-CoV1-Erregern machte – dem Vorläufer von SARS-CoV-2, besser bekannt unter dem einfachen Namen *Corona* –, zeigten, dass NO in der Lage ist, die Vermehrung dieses Erregers signifikant zu verringern. Louis Ignarro ist deshalb der Auffassung, dass NO eine wirksame Möglichkeit zur Behandlung von an COVID-19 erkrankten Personen sein könnte.[139]

Die meisten Krankheiten in den »Top Ten« der Todesursachen haben mit Durchblutungsproblemen und Erkrankungen der Atemwege zu tun. NO wird deshalb für zukünftige Therapien von Atemwegsproblemen sicher eine wichtige Rolle spielen.[140] Doch dieses heilsame Molekül ist von Bedeutung für noch viele weitere Vorgänge, immer mehr davon werden entdeckt:

- NO verbessert die Kommunikation zwischen den Nervenzellen.
- Es wirkt gegen Stress und Depressionen.[141]
- NO regt die Mitochondrien (die »Kraftwerke« unserer Zellen) dazu an, mehr Energie bereitzustellen.[142]
- Es ist wichtig für die Sexualität.
- Sogar in der Tumorbekämpfung ist es von großer Bedeutung.[143]

So, wie man die Nase ein *pluripotentes Organ* genannt hat, nennt man NO zu Recht ein »pluripotentes Molekül«.[144] Das Beste daran: Wir können aktiv etwas dazu tun, unserem Körper mehr NO zur Verfügung zu stellen, und zwar auf zwei Wegen.

Zum einen über unsere Atmung. Wir sollten uns bemühen, rund um die Uhr nur durch die Nase zu atmen, und die Mundatmung, soweit es möglich ist, vermeiden. Zum zweiten über unsere Ernährung: Die NO-Produktion nimmt mit zunehmendem Alter leider ab, doch es gibt Nahrungs- und Nahrungsergänzungsmittel, die einen Ausgleich schaffen können. Doch zunächst möchte ich Sie zu einer einfachen Atempraxis einladen: das *Humming* oder Summen. Es macht nicht nur Freude, sondern führt zu einem wahren Sprudeln von NO.

Der Humming-Effekt

Das Atmen durch die Nase stellt den Lungen hundertmal mehr NO zur Verfügung als die Mundatmung, wie wir gesagt haben. Wenn wir Nase und Nebenhöhlen gezielt in Vibration versetzen, lässt sich diese Wirkung nochmals drastisch verstärken, um nicht weniger nämlich als das Fünfzehnfache, wie die Mediziner Eddie Weitzberg und Jon Lundberg vom Karolinska Institutet herausfanden.[145] Erzeugen lässt sich diese Vibration ganz einfach durch Summen.

In seinem Buch *The Humming Effect* beschreibt Jonathan Goldman, der sich sein Leben lang mit den Wirkungen von Klängen auf den Menschen beschäftigt, ein Laborexperiment. Durchgeführt wurde es von John Beaulieu. Ihn interessierte die Frage, ob die Vibrationen einer Stimmgabel Zellen dazu anregen könnten, NO auszuschütten. Das Experiment wurde mehrfach wiederholt, immer mit dem gleichen Ergebnis: Die Zellen, obschon isoliert in einer Petrischale, produzierten tatsächlich verstärkt NO. Goldmans Schluss aus diesen Beobachtungen: Nicht nur erhöht Summen die NO-Produktion in Nase und Nebenhöhlen, sondern man kann, so seine These, die Vibration gezielt in verschiedene Körperbereiche projizieren, indem man sozusagen in sie »hineinsummt«, um die dort lokalisierten Zellen zu vermehrter NO-Produktion anzuregen.[146] Was Goldman den *Humming-Effekt* nennt, ist für den Musiker und Autor Don Campbell der *Mozart-Effekt*. Humming, so Campbell, wirkt wie eine Massage des Körpers von innen.[147]

Hier eine einfache Atempraxis mit Summen:

Summen (Humming-Effekt)

- Sitzen Sie bequem, und schließen Sie die Augen. Nehmen Sie Ihren Körper und Atem wahr.
- Machen Sie nun eine befriedigende Einatmung, langsam und bewusst. Nach der Einatmung halten Sie einen Moment lang den Atem an, dann gehen Sie summend in eine lösende Ausatmung – so langsam Ihnen das ohne Anstrengung möglich ist. Je länger die Ausatmung dauert, desto länger wirkt die Vibration. Nach der Ausatmung warten Sie bewusst auf den natürlichen Impuls zur nächsten Einatmung. Dem geben Sie nach, atmen ein, halten kurz und atmen wieder summend aus.
- Machen Sie auf diese Weise ein paar summende Atemzüge – drei bis fünf sollten schon genug sein. Dann spüren Sie nach. Das ist eine Runde. Machen Sie mehr davon, wenn Sie Lust haben. Es ist nicht ungewöhnlich, dabei eine angenehme Trance zu erleben.
- Spielen Sie etwas mit der Tonhöhe, denn unterschiedliche Frequenzen erzeugen unterschiedliche Vibrationen. Welcher Ton macht die angenehmste Schwingung?
- Am Ende der Übung öffnen Sie achtsam die Augen. Lassen Sie sich einen Moment Zeit, bevor Sie wieder Ihrem Alltag nachgehen.

Achten Sie darauf, nicht übertrieben zu atmen. Wenn Sie sich benommen fühlen, ist das ein Anzeichen von Überatmung. Machen Sie dann eine Pause und lassen Sie den Atem sanfter gehen.

Sie können diese einfache Übung noch systematischer gestalten und den Humming-Effekt dazu nutzen, gezielt Schmerzen oder Spannungen in bestimmten Körperbereichen zu adressieren. Dazu bedarf es lediglich einer kleinen ergänzenden Idee, die mit Ihrer Körperwahrnehmung zu tun hat. Sie konzentrieren sich während der Praxis auf den Körperbereich, mit dem Sie arbeiten möchten. Nehmen wir an, Sie möchten Spannung oder Schmerz in der rechten Schulter lösen.

In den Schmerz summen

- Sitzen Sie bequem. Nehmen Sie den Atem und zugleich Ihre Schultern wahr.
- Atmen Sie langsam und bewusst ein. Ihre Aufmerksamkeit liegt ganz auf dem Atem und der rechten Schulter, fast so, als würden Sie in die rechte Schulter hineinatmen. Halten Sie den Atem dann ein wenig an. Lassen Sie die Energie der Einatmung dort wirken.
- Dann atmen Sie summend aus, die Wahrnehmung weiter in der Schulter. Erlauben Sie der Spannung, aus Ihrer Schulter herauszufließen.
- Wiederholen Sie das drei- bis fünfmal, wenn Sie möchten, auch ein paarmal mehr: einatmen, halten, Spannung mit der Ausatmung abfließen lassen.
- Experimentieren Sie mit der Höhe des Summtons. Welche Tonhöhe erzeugt die angenehmste Vibration?
- Dann spüren Sie nach: Hat sich etwas verändert, gelöst vielleicht?

Der Humming-Effekt hat dank NO-Stimulation viele positive Wirkungen.

Die vermehrte NO-Ausschüttung weitet die Blutgefäße, senkt die Herzrate und den Blutdruck und verbessert die Durchblutung und Sauerstoffversorgung. Summen reduziert auch die Produktion von Stresshormonen und stimuliert die Ausschüttung von Endorphinen, mächtige Neurotransmitter, die als natürliche Opiate wirken, Schmerzen lindern und euphorische Gefühle auslösen können (*Endorphin Rush*). Endorphine werden von Hypothalamus und Zirbeldrüse produziert, Hirnstrukturen, die auch für die Produktion und Speicherung von *Oxytocin* verantwortlich sind, ein Hormon, das für seine Rolle bei der Entstehung von persönlichen Beziehungen bekannt ist, das sogenannte *Bonding*. Es spielt besonders für die Beziehung von Mutter und Kind eine wichtige Rolle. So führt das Stillen zu einer starken Ausschüttung von Oxytocin.[148] Das lateinische Wort für *(Mutter-)brust, Amme* lautet bekanntlich *mamma*, für die meisten Menschen auf der Welt der erste Wortklang, den sie lernen. Das erste Wort im Leben ist ein Wort, das summt! Das Liebeshormon Oxytocin wird im Gehirn aller Säugetiere produziert und ist das biochemische Äquivalent des Gefühls, jemandem vertrauen zu können, sich verbunden zu fühlen und Empathie zu empfinden. Humming stimuliert die Produktion dieses für unser Zusammenleben so wichtigen Hormons.[149]

Die Oxytocin speichernde Zirbeldrüse (auch *Hypophyse* oder *Hirnanhangsdrüse* genannt) fasziniert die Menschen seit jeher. Wo alle anderen Hirnstrukturen doppelt angelegt sind, ist diese kleine pinienförmige und lichtempfindliche Struktur im Zentrum des Gehirns nur einmal vorhanden. Der Philosoph René Descartes (1596–1650) vermutete die Seele dort. Im klassischen Yoga betrachtet man sie als ein Tor zu inneren Erfahrungen. Die Zirbeldrüse schüttet aber nicht nur Euphorie- und Liebeshormone aus, sondern stellt zudem Melatonin her, ein Hormon, das als biologische Uhr fungiert und für unseren Schlaf-wach-Rhythmus zuständig ist. Es wirkt antientzündlich, schützt den Körper vor freien Radikalen und verlangsamt so den Alterungsprozess.[150] Melatonin wirkt gegen Depressionen und sogar gegen zahlreiche Arten von Krebs, wie Studien zeigen.[151]

Seit uralter Zeit wissen die Menschen um die Heilkraft des Summens. Nach dem Wort »Mam(m)a« ist wohl dieser summende Klang der berühmteste auf der Welt: OM. Wenn Sie für Ihre Humming-Praxis diese Silbe benutzen, wandeln Sie auf den Pfaden der alten Yogis …

»NO Superfoods«

Wir müssen noch einmal auf die körpereigene Produktion von NO zurückkommen, denn da gibt es leider einen Wermutstropfen. Je älter wir werden, desto weniger davon kann unser Körper selbst herstellen. Im Alter von vierzig Jahren ist die Produktion bereits auf die Hälfte geschrumpft, mit sechzig gar auf nur noch 15 Prozent der Menge, die unser Körper in den Zwanzigern des Lebens erzeugen konnte.[152] Die gute Nachricht: Wir können uns NO von außen zuführen, indem wir uns entsprechend ernähren, und damit den Mangel an körpereigener Produktion kompensieren.

In grünem Blattgemüse und Roter Bete ist viel Nitrat (NO_3^-) enthalten.[153] Bakterien, die auf unserer Zunge siedeln, nehmen dieses auf und scheiden Nitrit (NO_2^-) aus. Gelangt dieses mit dem Schlucken in den Magen, wird es zu NO aufgespalten. Jene Nitrat- und Nitritanteile aus der Nahrung, die nicht zerlegt werden, gelangen über den Darm ins Blut. Einiges davon wird über die Nieren ausgeschieden, doch einen Teil des Nitrats behält der Körper zurück und speichert es in den Speicheldrüsen, wo es als zukünftige NO-Quelle zur Verfügung steht. Beim Kauen und Schlucken gelangt es wieder in den Magen, der Kreislauf beginnt von Neuem.[154] Wir tun also gut daran, grünes Gemüse und Rote Bete zu essen. Und wir sollten unser Essen immer gut kauen, damit genügend Kontakt mit dem Speichel entsteht. Nur so kann das Nitrat zu Nitrit reduziert werden, bevor wir schlucken.

Der Nitrat-Nitrit-NO-Kreislauf funktioniert allerdings nur, wenn wir auch wirklich ein lebendiges Mikrobiom im Mund haben. (Der Begriff *Mikrobiom* meint die Gesamtheit von Kleinstorganismen – Bakterien, Pilze, Viren und so weiter –, die unseren Körper innen und außen besiedeln. Es umfasst mit schätzungsweise 39 Billionen Mikroorganismen mehr, als wir an eigenen Zellen besitzen [circa 30 Billionen].) Studien zeigen, dass die Verwendung von Mundwasser das Mikrobiom zerstört und die dadurch verursachte NO-Reduktion zu höherem Blutdruck führt.[155]

Auch im Magen kann es zu Problemen kommen, die den Kreislauf unterbrechen. Damit Nitrat zu Nitrit umgebaut werden kann, muss ein ausreichend saures Klima herrschen. Erst bei einem pH-Wert von unter 4,0 kommt es zum gewünschten Umbau von Nitrit zu NO.[156] Wer Medikamente nimmt, die die Säureausschüttung im Magen hemmen, verhindert damit die Erzeugung von NO. Diese sogenannten *Protonenpumpenhemmer* (PPI) kommen bei Sodbrennen, Gastritis, Geschwüren und anderen Magenproblemen zum Einsatz und gehören weltweit zu den am häufigsten verordneten Medikamenten, was der Pharmaindustrie einen Jahresumsatz im mehrstelligen Milliardenbereich zuträgt, Tendenz stark steigend: In den letzten zehn Jahren hat sich die Zahl der Verordnungen verdoppelt.[157]

Der Mediziner und NO-Experte Nathan Bryan hält die Magensäureproduktion für den vielleicht wichtigsten Prozess für die Gesundheit des Menschen überhaupt. Die Nebenwirkungsliste der Magensäurehemmer ist geradezu irritierend: Kopf- und Bauchschmerzen, Verstopfung, Durchfall, Blähungen, Übelkeit und Erbrechen, Schlaflosigkeit, Schwindel, Müdigkeit, Hautprobleme, Erregungszustände, Verwirrtheit, Depressionen, Verengung der Atemwege (Bronchospasmen) und vieles mehr. Es verwundert nicht, dass Patienten, die PPI-Präparate einnehmen, ein um 30 Prozent höheres Risiko haben, einen Herzinfarkt oder Hirnschlag zu erleiden. Die Reduzierung der NO-Produktion ist gefährlich für die Blutgefäße. »Ahnen Sie allmählich«, fragt Bryan seine Leser, »wie wichtig NO ist?«[158]

Um die altersbedingte Reduktion der NO-Bildung zu kompensieren, empfiehlt Louis Ignarro die Einnahme der natürlichen Aminosäuren L-Arginin und L-Citrullin.[159] Lange Zeit dachte man, es handle sich um *essenzielle* Aminosäuren, die wir über die Nahrung zuführen müssen. Heute weiß man, dass unser Körper sie auch selbst herstellen kann, wie es für *nichtessenzielle* Aminosäuren charakteristisch ist. Für L-Arginin und L-Citrullin gilt beides zugleich: Wir können sie zwar selbst herstellen, aber eigentlich mehr nutzen als nur diese Eigenproduktion. Sie sind deshalb sogenannte *semiessenzielle* Aminosäuren.[160] L-Arginin und L-Citrullin sind als Kapseln günstig im Handel erhältlich, auch als Kombipräparate.

Für L-Arginin empfiehlt Ignarro die Einnahme von 6000 Milligramm am Tag für einen Erwachsenen: 3000 Milligramm morgens und 3000 Milligramm unmittelbar vor dem Schlafengehen. Nachts sinkt die NO-Produktion der Endothelzellen, da wir uns nicht bewegen. Die meisten Herzinfarkte ereignen sich am frühen Morgen, wenn nur noch minimale NO-Mengen verfügbar sind. Keinesfalls sollte die Dosis unter 4000 Milligramm am Tag liegen, da der gewünschte Effekt dann nicht eintritt. »Ihre L-Arginin-Dosierung ist eine ›Alles-oder-nichts-Angelegenheit‹«, sagt Ignarro. »Stellen Sie sicher, dass Ihr Nahrungsergänzungsmittel Sie mit mindestens 4000 Milligramm pro Tag davon versorgt.«[161] Nur in so hoher Dosierung wird L-Arginin bioverfügbar. Ein beträchtlicher Teil wird einfach ausgeschieden.

L-Citrullin kann zu L-Arginin umgebaut werden. Zusammen mit L-Arginin erzeugt es einen synergistischen Effekt, den Ignarro für entscheidend hält. Er empfiehlt Erwachsenen die Einnahme von 200 bis 1000 Milligramm vor dem Schlafengehen. Nebenwirkungen seien nicht zu befürchten.[162]

Dieses Thema abschließend, seien noch einige Nahrungsmittel erwähnt, die reich an natürlichem L-Arginin und L-Citrullin sind, nämlich Mandeln, dunkle Schokolade, Kichererbsen, Melone, Walnüsse, Erdnüsse, Soja, Lachs und rotes Fleisch.

Von langen Gesichtern und krummen Zähnen

Wenn Menschen immer wieder von einer Klippe herunterfallen, kann man entweder einen Krankenwagen unter die Klippe stellen, oder man errichtet oben auf der Klippe einen Zaun. In unserem Gesundheitssystem stellen wir zu viele Krankenwagen unter die Klippe. Dies soll Denis Parsons Burkitt, ein bekannter Chirurg und Tropenarzt, einmal gesagt haben. Der 1993 verstorbene Mediziner aus Nordirland wurde nicht nur für die Krankheit bekannt, die er entdeckt hat – das nach ihm benannte *Burkitt-Lymphom*, eine Form von Lymphdrüsenkrebs –, sondern vor allem auch deshalb, weil er für eine ballaststoffreiche Ernährung eintrat. Er war überzeugt, dass sie sogar Krebs verhüten könnte. Dafür musste Burkitt viel Kritik einstecken, doch die Forschung sollte ihm am Ende recht geben. Heute weiß man, dass eine ballaststoffreiche Ernährung nicht nur zahlreichen chronischen Problemen vorbeugt, einschließlich Übergewicht, Herz-Kreislauf-Erkrankungen und Diabetes, sondern auch mehreren Arten von Krebs.[163] Angesichts der katastrophalen Ernährungsgewohnheiten eines großen Teils der Menschheit wäre es ein Segen für die Gesundheit und Ökonomie der Welt, würden mehr von uns seinen Empfehlungen folgen. Das wäre, um in Burkitts Bild zu bleiben, der Zaun auf der Klippe statt des Krankenwagens darunter. Für das Thema, um das es uns nun gehen soll, gilt dasselbe.

Die *chronische Mundatmung* ist ein Massenphänomen, und sie ist von mindestens so großer Tragweite und Verbreitung wie eine ungesunde Ernährung, besonders auch unter der jungen Generation. Mehr als die Hälfte der Kinder im Grundschulalter atmet gewohnheitsmäßig durch den Mund.[164] Sie bezahlen dafür mit ihrer Gesundheit und ihren Lebenschancen.

Krankheit Mundatmung

Zwar hat uns die Natur die Möglichkeit eingeräumt, durch den Mund zu atmen, und manchmal ist das auch notwendig. Bei besonders großer Belastung zum Beispiel, wenn so viel CO_2 anfällt, dass es über die Nase allein nicht mehr schnell genug abgeatmet werden kann. Auch bei bestimmten, bewusst durchgeführten Körper- oder Atempraktiken atmen wir manchmal für kurze Zeit durch den Mund. Oder beim Sprechen: Worte werden bei der Ausatmung gebildet, und dabei muss der Mund immer wieder geöffnet werden. (Unnötig freilich wäre jedes Mal eine große Einatmung, wenn wir zu einem Satz anheben. Ließen wir uns etwas mehr Zeit beim Reden und gönnten uns kurze Pausen zwischen den Sätzen, während deren wir durch die Nase einatmeten, würden wir gesünder sprechen und atmen. Leider nehmen aber die meisten sozialen Situationen keine Rücksicht auf unsere Atembedürfnisse. So sprechen sich viele buchstäblich in die Atemlosigkeit.) Es gibt jedenfalls Situationen, in denen es ohne Mundatmung nicht geht.

Doch sollte sie die absolute Ausnahme bleiben, denn *Mundatmung als Gewohnheit* hat weitreichende Folgen. Zum einen verlieren wir dabei all das Gute, das die Nase für uns leisten kann, und zum anderen führt chronische Mundatmung, vor allem während der Wachstumsphase, zu erheblichen anatomischen Veränderungen von Gesicht, Kiefer, Zähnen und Atemwegen.

Der Verlust der Nasenfunktionen

Wir müssen uns nur die Funktionen der Nase in Erinnerung rufen, um eine Vorstellung davon zu bekommen, was uns bei Mundatmung verloren geht:

- Die Atemluft wird nicht mehr befeuchtet, nicht erwärmt und nicht gereinigt. In die Lunge strömt also nichtaufbereitete Luft, was sie gar nicht mag. Dazu kommt, dass mit jeder Ausatmung unnötig viel Feuchtigkeit und Wärme verloren gehen.

- Während der Mundatmung wird der Luft zudem kein NO zugeführt, jenes Signalmolekül, das so viele wichtige Aufgaben erfüllt. Das reduziert die Durchblutung und lässt den Blutdruck steigen, was wiederum Herz und Gefäße belastet.
- Da der Mund dem Atemstrom, anders als die Nase, kaum Widerstand entgegensetzt, überatmen wir und trainieren unsere CO_2-Toleranz in den Keller. Das treibt den Atem weiter an, verengt die Blutgefäße und verringert die Durchblutung vor allem von Herz und Gehirn – ein unseliger Kreislauf entsteht.
- Schließlich: Alle Zellen des Körpers werden schlechter mit Sauerstoff versorgt, weil die Überatmung den Blut-pH-Wert ansteigen lässt und in der Folge die Bindung des Sauerstoffs ans Hämoglobin zunimmt (Bohr-Effekt).

Atmen wir durch den Mund, verlieren wir all das Gute, das die Nase uns geben könnte, und entwickeln obendrein ein Überatmungsproblem mit potenziell systemischen Folgen wie Kurzatmigkeit, Asthma, Bluthochdruck, Unruhe, Schlafproblemen, Erschöpfung und sexueller Dysfunktion, um nur einige zu nennen. Doch darüber hinaus führt die gewohnheitsmäßige Mundatmung zu weiteren schweren Beeinträchtigungen.

Long Face Syndrome

Ist der Mund offen, sinkt der Unterkiefer nach unten und mit ihm die Zunge. Die Zunge aber ist nicht nur dazu da, uns Geschmackserlebnisse zu ermöglichen, sondern erfüllt, sofern sie korrekt im Mund positioniert ist, eine wichtige Aufgabe für die Anatomie des Gesichts, besonders während des Wachstums. Sie sorgt nämlich dafür, dass der Oberkiefer breit genug wird, damit die von der Natur vorgesehenen Zähne Platz darin finden können: Die Zunge formt den Oberkiefer.[165] Sie kann das allerdings nur leisten, wenn der Mund die meiste Zeit über zubleibt. Nur dann liegt ihre Oberseite korrekt am Gaumendach an und gibt dem Oberkiefer im Wachstum seine breite und bogenförmige Gestalt. Drei Jahre gewohnheitsmäßiger Mundatmung bei einem Kind genügen, um das Äußere drastisch zu verändern.

Wird der Oberkiefer nicht breit genug, finden die Zähne nicht den Platz, den sie brauchten, und wachsen deshalb krumm und schief. Beim zu schmalen Oberkiefer bleibt es leider auch nicht, vielmehr entwickelt sich das ganze Gesicht schmaler, als es sein sollte. Dabei verengen sich auch die Nasengänge.[166] Gesicht und Lippen verlieren an Muskeltonus.[167] Wegen des nach unten sinkenden Unterkiefers wird das Gesicht zudem länger. Dabei flieht die Stirn nach hinten, und die Nase tritt stärker hervor – ein *Long Face Syndrome* entsteht. Doch damit nicht genug:

Beim Sinken des Unterkiefers positioniert dieser sich gegenüber dem Oberkiefer neu, und es kommt zu einer sogenannten *Malokklusion*. Die Zähne von Ober- und Unterkiefer passen nun nicht mehr richtig aufeinander. Dabei tritt der Unterkiefer häufig nach hinten und mit ihm die Zunge, wodurch es zu einer Verengung der oberen Atemwege kommt.[168] Das erhöht wiederum die Wahrscheinlichkeit für weitere Probleme:

Asthma, Schnarchen und Schlafapnoe kommen bei Mundatmung viel häufiger vor als bei Nasenatmung.[169] Um der erschwerten Atmung gegenzusteuern, verändern Mundatmer unbewusst ihre Kopfhaltung, es kommt zur typischen Streckung des Kopfs nach vorn.[170] Verändert sich aber die Haltung der Halswirbelsäule, hat dies Auswirkungen auf die Haltung des ganzen Körpers bis hinunter zu den Füßen.[171] Als wäre das alles noch nicht genug, leiden chronische Mundatmer viel häufiger unter Mundgeruch, Karies, Zahnfleischentzündungen und Parodontose.[172]

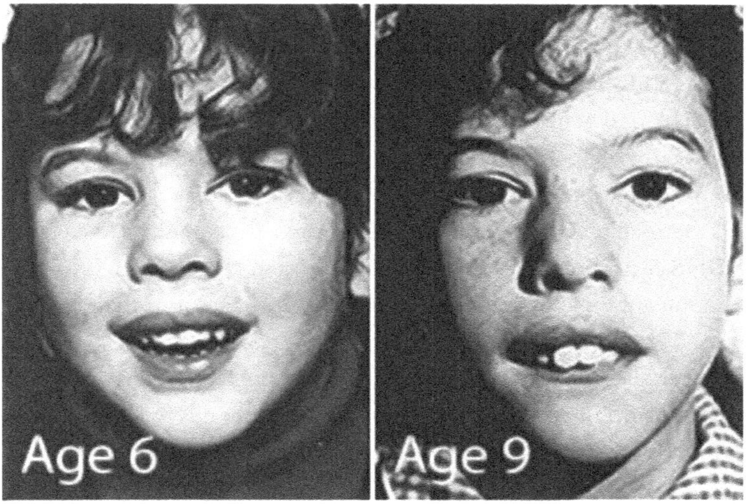

Folgen der Mundatmung: Dieses Mädchen gewöhnte sich im Alter von sechs Jahren an, durch den Mund zu atmen. Drei Jahre später blickt uns fast ein anderer Mensch an. Das Gesicht wurde länger und schmäler, die Zähne finden kaum Platz mehr im Oberkiefer. Der Unterkiefer trat zurück, und die Atemwege verengten sich – ein Long Face Syndrome ist entstanden (Foto: mit freundlicher Genehmigung von Dr. John Mew).

»Mundatmung«, sagen Experten zu Recht, »ist eine ernsthafte Erkrankung.«[173] Sie verändert das Wachstum des Gesichts, verursacht Zahnschäden, beeinträchtigt die Anatomie der Atemwege, ruiniert den Schlaf, belastet das Nervensystem und reduziert die Leistungsfähigkeit auf allen Ebenen. Vom Verlust an Lebensfreude gar nicht erst zu reden! Obgleich all das vielfach wissenschaftlich belegt ist, ist (noch) kein ausreichendes öffentliches Bewusstsein dafür vorhanden, weder in Kindergärten oder Schulen noch in den Familien. Doch wo, wenn nicht dort, könnte der Ort sein, um auf das Atemverhalten der Kinder einzuwirken? Die Zahlen sind ernüchternd.

So zeigt zum Beispiel eine 2019 in Italien durchgeführte Studie, dass unter den Drei- bis Sechsjährigen die Hälfte eine Malokklusion aufweisen, fast 40 Prozent von ihnen in schwerer Form.[174] Das Problem fängt also schon bei den ganz Kleinen an. Die Kinder bezahlen dafür nicht nur mit ihrer körperlichen Gesundheit, sondern auch mit ihren Entwicklungspotenzialen: Mundatmende Kinder schlafen schlecht und schnarchen häufig schon im Vorschulalter.[175] Immer mehr entwickeln eine OSA.[176] Ihr Schlaf gibt ihnen nicht die Erholung, die sie brauchten, und so haben sie deutlich größere Lernschwierigkeiten als Nasenatmer.[177] Es verwundert nicht, dass auch das ADHS-Syndrom eine Korrelation mit dem Problem der Mundatmung aufweist: Stephen Sheldon, ein Schlafexperte am *Lurie's Children's Hospital* in Chicago, geht davon aus, dass sich dieses bei nicht weniger als 75 Prozent der Kinder, die unter ADHS leiden, auf eine gestörte Atmung während der Nacht zurückführen lässt.[178]

Pioniere der Atemforschung

Sosehr die Mundatmung ein wachsendes Problem unserer Zeit ist, handelt es sich doch um kein neues Phänomen. Schon 1864 publizierte George Catlin, ein Maler und Ethnograf aus den USA, zu diesem Thema. Er erforschte jahrelang die Indianerstämme Nordamerikas und porträtierte sie in beeindruckenden Bildern, die heute im *Smithsonian American Art Museum* in Washington hängen. Die auffällige Gesundheit der Indianer beeindruckte ihn nachhaltig, besonders im Kontrast zur amerikanischen Stadtbevölkerung.

Wie wir aus den Westernstreifen Hollywoods wissen, nannten die Indianer die Weißen *Bleichgesichter*. Dies war weniger ihrer Hautfarbe geschuldet als ihrem ungesunden Erscheinungsbild. Was uns die Kinofilme nämlich nicht mitteilten, ist die Tatsache, dass die Indianer sie auch als *Schwarzmünder* bezeichneten: Ihr Mund stand offen, die Zähne fehlten oder faulten – ein Bild, das so ganz anders war, als Catlin es bei den Indianern selbst vorfand. Deren Zähne, sagt er, waren weiß und wohlgeordnet »wie die Tasten auf einem Piano«. Die Indianer atmeten auch nicht durch den Mund. »Kein Mensch mit schönen

Zähnen«, schreibt Catlin, »lässt den Mund gewohnheitsmäßig offen. Und jeder mit schlechten Zähnen hat den Mund ganz sicher nur selten zu.«[179]

In seinem Buch *The Breath of Life* schreibt er in eindringlichen Worten über die krankhafte Atemsituation des modernen Menschen: »Kein Tier in der Natur, außer dem Menschen«, so Catlin, »schläft mit offenem Mund.« Dieses unnatürliche Verhalten fände sich vielmehr nur in den »zivilisierten Gesellschaften«.[180] Catlin war selbst ein Mundatmer, der »von der Kindheit bis zum mittleren Alter aufgrund dieses schädlichen und unnatürlichen Verhaltens alles erleiden musste, außer dem Tod«, wie er erzählt. Seine Erfahrungen mit den Indianern inspirierten ihn schließlich dazu, diese Gewohnheit aufzugeben.

Catlin trieb die Degeneration des modernen Menschen um, der sich nicht um die eigene Atemsituation kümmerte. Und natürlich auch nicht um die der Kinder: »Es ist traurig, dass der Mensch einen falschen Start ins Leben bekommt, weil Mütter dem Irrglauben anhängen, sie müssten zwar auf ihre Kinder aufpassen, wenn sie wach sind, diese im Schlaf aber schon alles richtig machen würden.«[181] Ganz anders hier die Indianer. Sie wachten auch über den Schlaf ihrer Kinder und schlossen deren Mund, sobald er offen stand.

Knapp fünfzig Jahre nach Catlins Buch legte der Rechtsanwalt William Walker Atkinson mit *Science of Breath* eines der ersten Werke über die Philosophie und Atempraxis des indischen Yoga im Westen vor.[182] Ein Kapitel darin setzt sich mit dem Problem der Mundatmung auseinander. Atkinson bringt in undiplomatischer Klarheit zum Ausdruck, was er darüber denkt: »Es sollte eigentlich unnötig sein, einem Yogaschüler erklären zu müssen, dass die richtige Art zu atmen die Nasenatmung ist, doch leider ist die Unwissenheit unter zivilisierten Menschen über diese einfache Angelegenheit erstaunlich. Man findet Menschen aus allen sozialen Schichten, die gewohnheitsmäßig durch ihren Mund atmen und ihren Kindern erlauben, ihrem schrecklichen und abstoßenden Beispiel zu folgen.«[183]

Wie Catlin erkannte Atkinson, dass Mundatmung zu Infektionen führt und die Vitalität ruiniert. Mehrfach nennt er sie in seinem Buch *disgusting*, abstoßend. Als Atemlehrer und Praktiker setzt er diese übrigens auch korrekt in Beziehung zur Brustatmung, die er »hohe Atmung« nennt, im Unterschied zur »tiefen Atmung«, wie er die Zwerchfellatmung bezeichnet. Die hohe Atmung, so Atkinson, »ist wohl die schlechteste Form des Atmens, die der Mensch kennt. Sie erfordert den größten Einsatz an Energie und bringt zugleich den geringsten Nutzen.« Wie die Mundatmung komme sie häufig vor bei den Menschen des Westens, und »sogar Sänger, Geistliche, Rechtsanwälte und andere, die es eigentlich besser wissen sollten, atmen ahnungslos auf diese Weise«.[184] Eine hohe berufliche Bildung schützt allein noch nicht vor dysfunktionaler Atmung. Ich kann Atkinsons Worte nur unterschreiben.

Ernährung und physische Degeneration

Lange Gesichter, krumme Zähne und enge Atemwege: Damit schafft die chronische Mundatmung die Voraussetzungen für die Entstehung eines ganzen Panoramas möglicher Erkrankungen. Sie ist aber nicht die einzige Ursache für diese Degenerationsprozesse. Ebenso bedeutend ist unsere Ernährung. Das bezieht sich nicht allein auf das, *was* wir essen – zu viel Zucker, Stimulanzien, tierische Proteine und denaturierte Nahrungsmittel –, sondern vor allem darauf, *wie* wir das tun: nämlich zu weich.

Seit die Menschen gelernt haben, ihr Essen zu erhitzen, es anzubauen und haltbarer zu machen, es dann in Gläser und Dosen abzufüllen und aufzubewahren und es schließlich auch industriell zu produzieren und zu verändern (*processed foods*), degeneriert ihr Kiefer und mit ihm das Gesicht und die Atemwege. Daniel Lieberman, Biologe an der Harvard University und ein Experte, wenn es um die Evolution des menschlichen Schädels geht, hat Tausende davon aus den letzten Jahrhunderten untersucht und aus allen Teilen der Welt in einem Museum zusammengetragen. »Sie sind«, wie Lieberman es ausdrückt,

»der Albtraum eines Zahnarztes, voller Löcher und Infektionen, die Zähne im Kiefer zusammengedrängt, und bei einem Viertel finden sich impaktierte Zähne [Zähne, die nicht durch die Zahnreihen durchgebrochen sind].« Auch die Zähne der Bauern vor der Zeit der industriellen Revolution sind in miserablem Zustand, »übersät mit Löchern und schmerzhaft aussehenden Abszessen«. Der Kontrast zu den Schädeln von Wildbeutern könnte dagegen größer nicht sein: »Sie hatten nahezu perfekte Zähne. Offensichtlich brauchte man in der Steinzeit keine Kieferorthopäden und Zahnärzte.«[185]

Immer mehr Forschungen aus den letzten knapp hundert Jahren zeigen einen engen Zusammenhang zwischen dem Weg des Menschen in die Moderne, seinen Ernährungsgewohnheiten und dem Schrumpfen von Kiefer und Atemwegen auf.

Der amerikanische Zahnarzt und Ernährungswissenschaftler Weston Price bereiste in den Dreißigerjahren des 20. Jahrhunderts zahlreiche indigene Völker rund um den Globus, eine Reise, die im Schweizer Lötschental begann und ihn schließlich in die entlegensten Teile der Welt führen sollte: von Alaska über Kanada nach Nord- und Südamerika, von Afrika über die südpazifischen Inseln bis hin zu den Ureinwohnern Australiens und Neuseelands. Price verglich ihre Zahngesundheit mit der von Europäern und Amerikanern und dokumentierte seine Erkenntnisse mit zahlreichen Fotografien. Überall zeigte sich ihm das gleiche Bild: Sobald die natürlich lebenden Menschen begannen, die Ernährungsgewohnheiten der modernen Zivilisation anzunehmen, verschlechterte sich ihre Zahngesundheit in kürzester Zeit drastisch. Dabei wurden ihre Kiefer kleiner, und es kam zu einer Verengung der oberen Atemwege. Die Zähne der Menschen im damals noch von der modernen Zivilisation isolierten Lötschental zum Beispiel waren gesund und hatten reichlich Platz im Kiefer. Ihre Nasen waren breiter als bei den Menschen aus den modernisierten Regionen der Schweiz.[186] Dasselbe Bild bei den Ureinwohnern Alaskas: Waren Verformungen der Zahnbögen bei den Inuit vor ihrem Kontakt mit dem modernen Menschen praktisch unbekannt, tauchten sie innerhalb von nur einer einzigen Generation schlagartig auf.

Ihre Gesichter wurden schmaler, die Zähne drängten sich dicht und die Nasenlöcher waren enger.[187] Wohin Price auch kam, fand er im Vergleich zu den naturnäher lebenden Menschen schmale Gesichter, schiefe und kariöse Zähne und enge Nasenlöcher.

In den Fünfzigerjahren untersuchte Lennard Lysell, ein Kieferorthopäde aus Schweden, hundert Schädel von exhumierten Leichen aus dem 11. bis 13. Jahrhundert. Ihre Kiefer, so zeigte sich, waren durchweg größer, als sie es heute sind.[188] Zum gleichen Ergebnis kam auch der Zahnarzt Christopher Lavelle. Er verglich Schädel aus drei Perioden der Britischen Inseln. Fazit: Von der Römerzeit über die angelsächsische Periode bis zum 19. Jahrhundert wurden die Kiefer der Briten immer kleiner.[189] Bis vor 500 Jahren noch gab es keine Malokklusionen. Diese sind vielmehr ein modernes Phänomen, das erst in den letzten 150 Jahren sprunghaft zugenommen hat, wie der Zahnanthropologe Robert Corruccini feststellt.[190]

Die Ursache dieser Veränderungen liegt in der Abkehr von einer natürlichen Ernährungsweise, deren zentrales Merkmal darin besteht, dass wir modernen Menschen »zu mundgerecht« essen: Wir zerstückeln und kochen die Nahrung, machen sie sogar zu Brei. So arbeitet unsere Kiefermuskulatur von Kindesbeinen an zu wenig. Dadurch atrophiert der Kiefer, ein Prozess, der sich seit der Industrialisierung massiv beschleunigt hat. Und obgleich diese Fakten schon seit hundert Jahren auf dem Tisch liegen, beschäftigt sich die moderne Literatur zur Ernährung fast ausschließlich mit den Inhaltsstoffen, die wir essen, nicht aber mit dem Problem, wie weich oder fest das Essen sein sollte – »ein trauriger Umstand«, wie Sandra Kahn und Paul Ehrlich von der Stanford University zu Recht in ihrem Buch *Jaws* beklagen.[191]

Halten wir fest: Die heute so häufig anzutreffenden schmalen Gesichter, schiefen Zähne, engen Nasen und Atemwege sind das Ergebnis zweier Entwicklungen. *Wir essen zu weich und atmen falsch.* Es sind also unsere Verhaltensweisen, nicht etwa ein evolutionäres Schicksal, die unsere Natur zum Unguten verändern.

Was wir sofort tun können

Im Folgenden möchte ich Ihnen ein paar einfache Ideen für Ihre Atemgesundheit an die Hand geben, mit deren Umsetzung Sie sofort beginnen können.[192] Sie kosten weder viel Geld noch Zeit, allein etwas Bewusstheit für die eigene Atemsituation und den Wunsch, daran etwas zu verbessern.

Nasenatmung 24/7

Das wichtigste Gebot für Ihre Atemgesundheit, das sollte Sie nun nicht mehr überraschen, lautet: Nasenatmung, Nasenatmung, Nasenatmung. Und zwar rund um die Uhr.

Tagsüber lässt sich relativ leicht darauf achten, doch ist das leichter gesagt als getan. In meinen Atemtrainings zeigt sich immer wieder, wie Klienten es als Herausforderung erleben, jederzeit auf die Nasenatmung zu achten, es ist echte Bewusstseinsarbeit. Doch mit etwas Willen und Übung kann man die Nasenatmung tagsüber gut umsetzen, vorausgesetzt, man hat keine grundsätzlichen Probleme mit der Atemgesundheit und eine halbwegs normale CO_2-Toleranz. Leider ist eine solche bei vielen Menschen nicht gegeben, wie wir ausführlich thematisiert haben. Wie man eine gesunde CO_2-Toleranz entwickelt und zu einer funktionalen Atmung im Alltag zurückfinden kann, erfahren Sie im Kapitel *Sanft atmen* in Teil III.

Doch allein am Tag auf eine vernünftige Atmung zu achten reicht nicht aus, wenn man Nacht für Nacht in einer unguten Atemsituation ist. Wenn Sie sich nicht sicher sind, ob Sie, Ihr Partner oder Ihr Kind nachts durch den Mund atmen, achten Sie vor allem auf diese Symptome:[193]

- trockene Lippen, trockener Mund oder Hals am Morgen,
- Schnarchen,
- Atemwegsprobleme, einschließlich Problemen mit den Nebenhöhlen,

- nächtlicher Harndrang,
- Mundgeruch am Morgen und
- gerötetes oder schnell blutendes Zahnfleisch.

Sehen Sie sich auch noch mal die Liste von Symptomen aus dem Kapitel *Wenn wir nachts um den Atem ringen* an. Sie sind Hinweise auf eine OSA, bei der so gut wie immer auch eine Mundatmung vorliegt.

Taping für den Mund

Die auf den Mediziner Konstantin Buteyko zurückgehende Methode, den Mund zu *tapen* oder zuzukleben, erscheint manchen nur auf den ersten Blick bizarr. Sie erweist sich in der Praxis als die einfachste Methode, sofort und zuverlässig die schädliche Mundatmung während der Nacht abzustellen. Immer mehr Menschen verlassen sich darauf und werden mit einem erholsamen und gesunden Schlaf belohnt. Sie wird von Atemexperten, Wissenschaftlern und zunehmend auch Medizinern empfohlen.[194]

- So tapen *Erwachsene* richtig: Besorgen Sie sich ein hautfreundliches, hypoallergenes Klebeband. In der Praxis bewährt hat sich das Produkt *Micropore* des Herstellers 3M in der Breite von 2,5 Zentimetern. Natürlich kann es auch ein anderes medizinisches Klebeband sein, das Sie bevorzugen, mittlerweile sind zunehmend vorkonfektionierte Produkte erhältlich. Reißen Sie ein etwa 10 cm langes Stück davon ab, und kleben Sie es an einem Ende ½ cm um, sodass es an dieser Stelle nicht klebt (dann können Sie das Mundpflaster bei Bedarf einfach und schnell wieder abziehen). Vor dem Schlafengehen kleben Sie das Band horizontal auf die Lippen. Wenn die Vorstellung Sie beunruhigt, den Mund auf diese Weise zuzukleben, nehmen Sie ein kleineres Stück, 2 bis 5 cm, und kleben es vertikal über die Mitte der Lippen. Oft genügt bereits das, den Mund während der Nacht zuverlässig verschlossen zu halten. Tapen Sie Ihren Mund nicht, wenn Ihnen übel ist, Sie viel Alkohol getrunken haben oder krank sind.

- So tapen *Kinder* richtig: Für kleine Kinder ist die beschriebene Methode nicht geeignet. Hier empfehle ich das Produkt *Myotape*, das auch Erwachsene benutzen können, wenn sie sich mit der konventionellen Methode unwohl fühlen.[195] Das Pflaster klebt man ringförmig um den Mund, der dadurch sanft zugehalten, nicht aber komplett verschlossen wird. Auch hierzu gibt es mittlerweile alternative Produkte im Handel.

Rührt Ihr Schnarchen nicht von der Mundatmung her, sondern von der Nase, nützt das Mundpflaster zunächst nicht viel. Doch wenn Sie durch eine gezielte Atempraxis Ihre CO_2-Toleranz erhöhen und die Atmung dadurch ruhiger wird, führt der reduzierte Flow durch die Nase auch hier zu einer Verbesserung. Ich selbst habe leider, wie die meisten meiner Zeitgenossen, anatomisch verengte Nasengänge und einen Schiefstand der Nasenscheidewand, sodass Nasenschnarchen eine Herausforderung für mich war. Atempraxis sowie die Ideen, die ich hier mit Ihnen teile, haben das Problem zum Glück weitgehend behoben, wenn auch in meinem Fall durchaus Geduld notwendig war.

Mir ist Offenheit wichtig, deshalb dies zur Klarstellung: Taping ist eine zuverlässige Methode gegen Mundatmung und für viele ein wirklicher »Game Changer«, auch und gerade bei OSA. Doch wer seit Jahrzehnten ein chronischer Mundatmer ist, womöglich über viele Jahre schon eine CPAP-Maschine nutzt, um die Atemwege offen zu halten, erzielt Erfolge möglicherweise schwieriger oder erst nach längerer Zeit. Doch immer wieder gibt es auch die schönen Erlebnisse, bei denen Taping ad hoc ein OSA-Problem abstellt und eine CPAP-Maschine endgültig aufs Abstellgleis verbannt.

Taping für die Nase

Ergänzend zum Taping kann man *Nasenpflaster* benutzen. Sie werden von vielen Herstellern angeboten und sind in jeder Apotheke erhältlich. Sie weiten die Nasenflügel und unterstützen eine leichtere

Nasenatmung. Vor allem für das Nasenschnarchen sind sie eine Empfehlung. Auch im Sport kann man sie einsetzen, um bei physischer Belastung einfacher in der Nasenatmung bleiben zu können.

Die günstigste Schlafposition

Um nachts gut zu atmen, sollten Sie nicht auf dem Rücken liegen. In dieser Position öffnet sich der Brustkorb zu weit. Liegt dann der Kopf noch flach oder streckt er sich gar nach hinten, öffnet sich der Mund. Das begünstigt Mundatmung, Überatmung, Schnarchen und, nicht zuletzt schwerkraftbedingt, auch eine Schlafapnoe: Auf dem Rücken liegend, können Zunge und weicher Gaumen viel leichter nach hinten beziehungsweise unten sinken als beim Liegen auf der Seite. Sorgen Sie deshalb für eine seitliche und möglichst auch leicht erhöhte Liegeposition. Eine Hilfe können hierfür Keilkissen sein, die man in großer Auswahl im Handel bekommt. Es dauert etwas, bis man sich daran gewöhnt hat, doch nach einiger Zeit kommt man gut damit zurecht und wird mit einer besseren Atmung während der Nacht belohnt.

Die Nase spülen

Wir haben die Nase das *Eintrittstor des Atems* genannt und zahlreiche ihrer Funktionen kennengelernt, die essenziell für die Gesundheit sind. Es lohnt sich, wenn wir sie pflegen, so, wie wir das ja auch mit unserer Haut oder den Zähnen tun.

Die *Nasenspülung* ist eine Methode, die indische Yogis schon seit Jahrhunderten anwenden.[196] Auch wissenschaftlich wurde gut dokumentiert, dass diese Methode der Nasenreinigung bei einer Vielzahl von Problemen und Erkrankungen empfehlenswert ist.[197] Nasenspülungen reinigen die Nase von Schmutzpartikeln, Toxinen und zähflüssigem Schleim und wirken gegen Nasenentzündungen.[198] Sie schaffen Erleichterung bei Allergien und verbessern die Funktion der Flimmerhärchen.[199] Auch in der Nachsorge bei Nasenoperationen sind Nasenspülungen hilfreich.[200] Die Methode hat sich seit Jahrhunderten bei Millionen von Anwendern bewährt. Regelmäßige Spülungen vor dem Schlafengehen verbessern unsere Atmung während der Nacht und damit unseren Schlaf.

Apotheken bieten Nasenspülkits mit vorgefertigten Salzmischungen an. Sie können sich Ihre Mischung aber auch selbst anfertigen: Lösen Sie ¼ Teelöffel biologisch reines Meer- oder Steinsalz und die gleiche Menge Natronsalz in einem Glas (250 Milliliter) mit lauwarmem Wasser auf.[201] Geben Sie etwas davon in Ihre hohle Hand, und ziehen Sie das Wasser sanft in die Nase. Dabei gelangt auch etwas in Ihre Mundhöhle (das Sie bitte ausspucken und nicht herunterschlucken). Machen Sie das ein paarmal hintereinander oder, wenn Sie möchten, bis das Glas leer ist, und schnäuzen Sie sich danach sanft.

Die Nase ölen

Schließen Sie die Spülung ab, indem Sie Ihre Nase ölen. Ich persönlich habe gute Erfahrungen mit biologischem Sesam- oder Mandelöl gemacht. Studien zeigen, dass Sesamöl eine besonders gute Feuchtigkeitswirkung hat.[202] Bringen Sie etwas Öl auf ein Wattestäbchen, und ölen Sie damit achtsam das Naseninnere. Oder kaufen Sie sich in der Apotheke vorbereitete Öle in Dosierfläschchen.[203] Ich selbst mache meine Nasenspülungen und -ölungen am liebsten vor dem Schlafengehen.

Viel kauen

Ein wesentlicher Grund für die Degeneration der menschlichen Schädelstrukturen und Verengung der Atemwege liegt, wie wir gesehen haben, darin, dass wir zu weich essen und unsere Kiefermuskulatur zu wenig trainieren. Das bewusste Kauen ist daher eine wichtige Empfehlung. Es gibt uns ein Kiefermuskeltraining. Essen Sie ausreichend Dinge, die »Biss« haben, kochen Sie Zutaten Ihrer Mahlzeiten nicht zu weich. Und lassen Sie sich Zeit beim Essen. Idealerweise kauen Sie jeden Bissen so lange, bis er sich im Mund verflüssigt. Nicht nur arbeitet dabei Ihre Kiefermuskulatur, sondern die Bakterien Ihrer Mundflora haben dann auch ausreichend Zeit, das in der Nahrung enthaltene Nitrat zu Nitrit umzubauen. Zudem sondern die Speicheldrüsen bei längerem Kauen mehr Speichel ab und mit diesem das gespeicherte Nitrit. Wenn Sie sich erinnern: Das Nitrit wird im Magen zu NO umgebaut, jenem für zahlreiche Prozesse so wichtigen Gas.

Ein kleiner Tipp für eine bewusste Verlangsamung des Essens in Verbindung mit der Atmung: Führen Sie Ihren Löffel, die Gabel oder das Trinkglas immer während einer Ausatmung zu Munde, nicht, wie es meistens geschieht, mit der Einatmung. Die Einatmung korreliert mit einer Sympathikus-Aktivität, die Ausatmung mit dem Parasympathikus, dem für Entspannung zuständigen Teil des autonomen Nervensystems. (Wir kommen im Kapitel *Langsam atmen* im dritten Teil des Buches ausführlich darauf zu sprechen.) Der ganze Vorgang des Essens sollte mit der Idee von Entspannung verbunden sein. Probieren Sie es! Manche haben mit dieser Methode schon viele Kilos abgenommen: Die Verlangsamung des Essens – hier bewusst unterstützt mithilfe der Atmung – führt auch zu einer Verringerung der Menge, die man isst.

Ruheposition von Mund, Kiefer und Zunge

Zu einer idealen *orofazialen Position*, wie man sagt, gehören drei Dinge:

- Die Lippen sind geschlossen.
- Die Zähne haben leichten Kontakt.
- Die Oberseite der Zunge ruht am oberen Gaumen.[204]

Meiner Erfahrung nach ist dies für Menschen, die bisher viel durch den Mund geatmet haben, nicht immer ohne Weiteres umsetzbar. Wenn Unterkiefer und Zunge nach unten gesunken, Oberkiefer und Gesicht schmäler geworden sind, wenn vielleicht noch ein hoher Gaumen dazukommt, kann Spannung im Kiefer entstehen beim Versuch, eine solche Haltung einzunehmen. In schwerwiegenden Fällen ist fachärztlicher Rat sinnvoll. Es gibt auch kieferorthopädische Methoden, mithilfe von Zahnspangen den Oberkiefer zu verbreitern. Ein Vorreiter in der Korrektur des Long Face Syndrome ist Dr. John Mew.[205]

*

Neben diesen Sofortmaßnahmen, die Atemsituation am Tag und in der Nacht zu verbessern, ist es vor allem die *bewusste Arbeit mit dem Atem*, die hier Großartiges leisten kann. Darum nun geht es uns im dritten und vierten Teil des Buches.

TEIL III

Moderne Zugänge zum Atem für Heilung und Wohlbefinden

»Wir befinden uns an der Schwelle
zu einer Revolution unseres Verständnisses
vom Atmen und dessen Beziehung
zu Gesundheit und Wohlsein des Menschen.«[206]
Stephen Elliott, Atemforscher und Buchautor

In die Tiefe atmen

Jetzt, nachdem wir viel erfahren haben über die Physiologie der Atmung, über das Zusammenspiel von Sauerstoff, CO_2 und NO, über die Bedeutung unserer Nase im Atemprozess sowie über die Ursachen und Folgen einer dysfunktionalen Atmung, ist es an der Zeit, dass wir uns der Idee einer gesunden Atmung praktisch zuwenden. Erinnern wir uns an dieser Stelle an die Kennzeichen einer gesunden, funktionalen Atmung, wie wir sie im Kapitel *Zwei Dimensionen der Atmung* zusammengefasst haben:

> Eine natürliche Ruheatmung geht durch die *Nase* und wird getragen vom *Zwerchfell.* Sie ist *langsam, rhythmisch, leise* und *entspannt* in der Ausatmung. Auf diese Weise atmen wir etwa *4 bis 6 Liter* Luft in der Minute ein und aus.

Wenn wir so atmen, können wir uns darauf verlassen, dass wir gut aufbereitete Luft atmen, unser Säure-Basen-Gleichgewicht in einem gesunden Bereich stabil bleibt und jederzeit ausreichend Sauerstoff unsere Zellen erreicht. Im Folgenden nun möchte ich Sie einladen, Übungen zu praktizieren, die Sie zu genau einer solchen Atmung im Alltag führen.

Zunächst geht es uns dabei um das Zwerchfell und sein Zusammenspiel mit den anderen Akteuren im Atemprozess. Dann, im Kapitel *Sanft atmen*, stelle ich Ihnen Übungen der Buteyko-Methode vor. Sie werden Ihnen helfen, die CO_2-Toleranz zu verbessern. Das Kapitel *Langsam atmen* widmet sich dem spannenden Zusammenhang von Atemrhythmus und autonomem Nervensystem.

Mein Wunsch ist es, Ihnen die Werkzeuge an die Hand zu geben, mit deren Hilfe Sie eine individuelle, wohltuende und heilsame Atempraxis für das ganze Leben aufbauen können. Die Übungen sind vielfältig kombinierbar, auch dazu mache ich Ihnen Vorschläge. Und sie sind eine perfekte Vorbereitung für die Praktiken aus der Tradition des Ostens: Wenn Sie gelernt haben, *mit dem Zwerchfell, sanft* und *langsam* zu atmen, werden Sie mit viel mehr Genuss und persönlicher Atemkompetenz auch die im vierten Teil des Buches vorgestellten klassischen Atempraktiken des Ostens durchführen können, die ich, um sie besser zugänglich zu machen, auch so angepasst habe, dass sie nicht mehr ganz so fordernd sind.

*

Das Zwerchfell ist der zentrale Muskel im Atemgeschehen. Wenn wir uns vor Augen halten, welche Bedeutung die Atmung hat und wie gravierend es sich auswirkt, wenn sie nicht »rundläuft«, bekommen wir ein Gefühl dafür, wie wichtig das Zwerchfell ist. Dabei kann es nur zwei Dinge tun, nämlich das, was alle Muskeln tun: sich zusammenziehen oder loslassen, anspannen oder entspannen.

Bevor wir uns das Zwerchfell näher ansehen, möchte ich Sie einladen, es direkt zu erleben und bewusst mit ihm zu arbeiten. Dabei werden Sie Ihre Atmung verlangsamen und aktiv mit der Bauchmuskulatur arbeiten. Diese *tiefe Zwerchfellatmung* ist eine intensive Praxis, aber dennoch nicht schwierig zu üben. Sie gehört zur Standardmethode des Therapeuten Dr. Robert Fried, Professor für Biopsychologie am Hunter College in den USA.[207] Frieds wissenschaftlicher und praktischer Fokus ist die Überatmung und ihre Normalisierung. Die Übung aktiviert nicht nur das Zwerchfell, sondern trainiert über die starke Verlangsamung der Atmung auch die Chemorezeptoren des Atemzentrums, erhöht also die CO_2-Toleranz. Es ist vor allem dieses Ziel, das Fried in der Behandlung seiner Patienten verfolgt, Menschen, die unter genau jenen Problemen leiden, über die wir so ausführlich gesprochen haben: Bluthochdruck, innere Unruhe, Ängste, chronische Müdigkeit, Depressionen, Konzentrationsprobleme, emotionale Instabilität, Gedächtnisprobleme, Muskelspannungen, Asthma, Migräne und vieles andere mehr.[208] Ich habe immer wieder überprüft, wie die CO_2-Konzentration in meinem Blut während dieser Übung zunimmt, das Herz langsamer schlägt und der Blutdruck sinkt. Die tiefe Zwerchfellatmung löst eine starke Entspannungsreaktion aus. Fried hält die tiefe Zwerchfellatmung für den »schnellsten, einfachsten und effektivsten Weg, innerer Unruhe zu begegnen und die Sauerstoffversorgung von Körper und Gehirn zu gewährleisten«.[209]

Sie können diese Übung überall machen. Von außen wird man nicht bemerken, dass Sie gerade einer intensiven Atempraxis nachgehen. Wenn Sie sie eine Zeit lang zweimal am Tag durchführen (Sie benötigen etwa 5 bis maximal 10 Minuten Zeit dafür), wird die Zwerchfellatmung zu einem automatischen und natürlichen Prozess.

Tiefe Zwerchfellatmung

- Sitzen Sie bequem mit natürlich aufrechtem Oberkörper.
- Legen Sie eine Hand auf die Brust, die andere auf den Bauchraum, sodass sie auf dem Bauchnabel zu liegen kommt. Schließen Sie die Augen, und kommen Sie einen Moment zur Ruhe.
- Achten Sie während der Übung darauf, dass sich die obere Hand nicht bewegt, die ganze Atemaktivität kommt allein aus dem unteren Atemraum. Atmen Sie ausschließlich durch die Nase ein und aus.
- Nun atmen Sie ein – so langsam Ihnen das ohne Anstrengung möglich ist. Dabei weitet sich der Bauchraum, und die Bauchdecke bewegt sich nach außen.
- Dann atmen Sie aus – wieder so langsam wie möglich. Verstärken Sie die Ausatmung, indem Sie gegen Ende der Ausatmung die Bauchdecke so weit wie möglich in Richtung Wirbelsäule einziehen – ein wenig so, als würden Sie alle Luft aus sich herausdrücken wollen.
- Am Ende der Ausatmung beginnen Sie direkt die nächste Einatmung, Sie

machen also keine Pausen zwischen Ein- und Ausatmung. Sie atmen langsam ein und weiten den Bauchraum – Sie atmen langsam aus und ziehen die Bauchdecke nach innen. Eines geht ins andere über …

- Machen Sie auf diese Weise 3 bis 5 langsame und tiefe Zwerchfellatemzüge, dann atmen Sie wieder natürlich. Spüren Sie 1 Minute nach.
- Das ist eine Runde. Wenn Sie möchten, üben Sie bis zu drei Runden.

Viele Menschen haben ein schlecht trainiertes Zwerchfell, besonders wenn sie viel Stress ausgesetzt sind und häufig in die Brust atmen. Nur wenige Minuten dieser Praxis können dann schon genügen, am nächsten Tag einen Muskelkater im Zwerchfell zu haben. Seien Sie also bitte achtsam, und übertreiben Sie es nicht! In den ersten Tagen mag es genug sein, zwei- bis maximal dreimal am Tag eine Runde mit bis zu fünf tiefen Zwerchfellatemzügen zu machen. Ein leichtes, nicht aber unangenehmes Schwindelgefühl während der Übung ist kein Problem. Das mag dann daran liegen, dass Sie zu Beginn noch leicht überatmen. Wenn Sie bewusst auf die Langsamkeit der Atmung achten, wird das bald aufhören.

In der Atempraxis des indischen und tibetischen Yoga arbeitet man ebenfalls mit dem Nach-innen-Ziehen der Bauchdecke. Yogis schätzen diese Praxis. Dabei ziehen sie die Bauchdecke zusätzlich noch etwas nach oben. Das ist therapeutisch hilfreich bei Verstopfung, Dyspepsie (Übelkeit, Erbrechen, Völlegefühl, Aufstoßen, Sodbrennen, vorzeitiges Sättigungsgefühl und anderes), Leberproblemen und anderem mehr.[210]

Die tiefe Zwerchfellatmung intensivieren

- Wenn Sie sich mit der Übung wohlfühlen, verlängern Sie sie, und machen Sie bis zu drei Runden in einer Praxis.
- Zwischen den Runden atmen Sie immer wieder etwa 1 Minute entspannt-natürlich und spüren der Wirkung nach. Auch hier bleiben Sie ausschließlich in der Zwerchfellatmung, die Brust bleibt so ruhig wie möglich.
- Gehen Sie von Runde zu Runde tiefer in den Atemprozess hinein: In der

zweiten Runde atmen Sie noch langsamer, weiten den Bauchraum etwas stärker und machen auch die Ausatmung intensiver. Dabei arbeitet das Zwerchfell noch stärker. In der dritten Runde intensivieren Sie den Vorgang abermals.

- Nehmen Sie sich am Ende der Übung noch einen Moment Zeit, bevor Sie Ihren alltäglichen Aufgaben nachgehen.

Achten Sie jederzeit darauf, in einem Bereich zu üben, der sich nicht unangenehm anfühlt. Es ist ein Training, doch soll es eine anstrengungslose Bemühung sein. Das gilt im Übrigen für jede Art von Atempraxis. Sollte Ihnen das widersprüchlich erscheinen, interessiert Sie vielleicht, dass genau dies von jeher ein zentraler Anspruch sowohl der indischen wie auch der chinesischen Atempraxis ist, ja sogar des ganzen Übungswegs dieser Traditionen: ein »Tun im Nicht-Tun«.[211] Beim Atmen, das ist wichtig, gehen Sie immer *mit* der Natur, nicht gegen sie. Wenn es zu anstrengend wird, tun Sie sich nichts Gutes.

Letztlich, so meine ich, gilt das für alles, was wir unternehmen: Wie schön sähe die Welt wohl aus, wenn unser Handeln davon geleitet wäre, *mit* der natürlichen Ordnung zu gehen, anstatt sie uns untertan machen zu wollen. Bemühen Sie sich also, doch lassen Sie alles so weich und fließend geschehen wie möglich, und erzwingen Sie nichts.

Tiefe Zwerchfellatmung mit CO_2-Toleranz-Messung

Im Kapitel *Die Programmierung des Controllers* habe ich Ihnen zwei Methoden vorgestellt, mit deren Hilfe Sie Ihre aktuelle CO_2-Toleranz messen können: die Kontrollpause (CP) aus der Buteyko-Methode und den Max-Exhale-Test (MET). Ich binde gern in alle Übungen, die ich für mich erforsche, immer wieder diese Messungen ein, zumeist die Messung nach der Buteyko-Methode. Daran kann man ablesen, ob die tägliche Atempraxis förderlich ist. Wenn das Üben Ihre CO_2-Toleranz mit der Zeit sinken lässt, ist das ein Zeichen dafür, dass die Praxis Ihnen nicht wirklich guttut. Das mag dann daran liegen, dass Sie sich über- oder unterfordern oder nicht auf die richtige Weise üben. Eine gute Atempraxis wird immer dazu führen, dass Ihre CO_2-Toleranz zunimmt und sich nach einiger Zeit auf einem guten Niveau stabil einpendelt. Eine Praxis, die Ihre CO_2-Toleranz immer weiter senkt, ist schlicht und ergreifend ungesund!

So binden Sie die CP-Messung in die Übung ein:

- Kommen Sie 3 Minuten zur Ruhe. Diese Zeit ist wichtig, damit die Messung der Kontrollpause (CP) aussagekräftig ist.
- Messen Sie die CP: Nach einer natürlichen Ausatmung verschließen Sie die Nase und bleiben so lange in der Atempause, bis das erste klare Signal zur Einatmung kommt. Dann atmen Sie ein. Die Atmung nach der CP-Messung sollte ruhig und nicht auffällig vergrößert sein.
- Üben Sie zwei bis drei Runden die tiefe Zwerchfellatmung.
- Nach der letzten Runde atmen Sie wieder 3 Minuten natürlich.
- Messen Sie die abschließende CP.

Wenn Sie im Rahmen Ihrer momentanen optimalen Möglichkeiten geübt haben – nicht zu sanft, nicht zu stark –, dann sollte die CP nach der Übung höher sein als zu Beginn, ein Zeichen dafür, dass Ihr Atemzentrum ein angemessenes Training erfahren hat. Puls und Blutdruck dagegen sind nach der Übung tendenziell niedriger als zu Beginn. Seien Sie nicht beunruhigt, wenn dies nicht alles gleich von Anfang an so bei Ihnen ist. Letztlich kommt es im Blick auf die CO_2-Toleranz darauf an, wie sie sich langfristig über Wochen und Monate entwickelt.

Daneben ist vor allem Ihr Befinden wichtig. Achten Sie beim Üben darauf, ob Ihre Hände warm werden, vielleicht bildet sich vermehrt Speichel. Das sind Entspannungsreaktionen, gute Zeichen also. Das Zwerchfell sollte sich nach dem Üben eher weicher anfühlen als zuvor.

Der Wechsel von Anspannung und Loslassen ist im Grunde dasselbe Prinzip, wie man es auch von der Progressiven Muskelentspannung her kennt. Und wenn es etwas gibt, was wohl die meisten Menschen in unserer schnelllebigen Kultur wirklich brauchen können, dann ist es das Lösen von Spannungen. Leider ist es besonders das Zwerchfell, unser wichtigster Atemmuskel, in dem sich bei vielen Spannung aufbaut – bei manchen so stark, dass sie es nicht mehr richtig benutzen können und sich fast in die Brustatmung hineingezwungen fühlen.

Spannungen zu lösen braucht Geduld, beim Zwerchfell vielleicht noch mehr als bei anderen Muskeln, ist es doch zutiefst mit unbewussten Prozessen verbunden, wie ja das ganze Atemgeschehen überhaupt.

Das Zentrum

Es mag Ihnen seltsam vorkommen, wenn ich das Zwerchfell unser *Zentrum* nenne. Das Zentrum wovon? Des Körpers? Der Aufmerksamkeit? Des Lebens gar? Ich wage mich etwas vor und antworte: Ja, von alledem!

Manche nennen das Zwerchfell sogar einen *spirituellen Muskel.*[212] Wenn Sie sich erinnern: Wir haben schon die Nase ein *spirituelles Organ* genannt. Im Wort *spirituell* muss nicht unbedingt etwas Religiöses anklingen. Es kann im reinen Wortsinne schlicht als *Atem* verstanden werden. (Denken Sie an die *Inspiration.*) Doch der Atem ist zweifellos auch ein Synonym für das Leben selbst. Von hier aus ist es nicht weit, die Brücke zur Schöpfung als Ganzes zu denken, um, in einem letzten Schritt, darin die Kraft oder Energie eines absoluten Prinzips zu sehen. Alle Wesen atmen. Jede Zelle atmet. *Doch wer oder was ist es, das uns atmen lässt?* Aller Wissenschaft zum Trotz muss das Phänomen Atmung letztlich unbegreiflich bleiben. Ich freue mich darüber. Würden wir Menschen alles rational erklären können und kein Geheimnis mehr bleiben: Fühlte sich das Leben dann nicht schal an? So ist der Atem ebenso begrenzt und körperlich, wie er endlos und geistig ist. Da passt es gut, dass die alten Griechen das Zwerchfell – den primären Muskel, der den Atem vorantreibt – *phrēn* nannten, was zugleich *Geist* und *Seele* bedeutet. Positioniert zwischen Herz und Bauchorganen, wirkt es in und aus der Körpermitte: unserem Zentrum eben.

Die Philosophie und Wissenschaft unserer Kultur hat die Mitte des Menschen spätestens seit René Descartes nach oben in den Kopf gezerrt. Descartes war der Meinung, die Seele des Menschen wohne in der Zirbeldrüse, im Gehirn. (Der Ort, dem wir die Glückshormone ebenso verdanken wie die Tatsache, dass wir regelmäßig einschlafen und wieder aufwachen.) Zudem ging er davon aus, dass Tiere keine Seele hätten – und dies, obschon alles, was da kreucht und fleucht, doch eine Zirbeldrüse hat: Fische, Amphibien, Reptilien, Vögel, Säugetiere. Weil ohne Seele, so Descartes' kühne Schlussfolgerung, könnten sie auch nichts fühlen. Und eine besondere Beziehung zum Schöpfer hätten sie – anders als der Mensch – sowieso nicht. Was weder fühlt noch verbunden ist mit Gott, mit dem, so der nächste tragische Fehlschluss, könne man nach Gusto verfahren. Und so tat man es. Der Horror der Vivisektion begann. Atmende und fühlende Wesen wurden millionenfach lebendigen Leibes seziert und werden es in manchen Teilen der Welt bis heute. Ihr Winseln und Schreien war diesem Denken bestenfalls das Knarzen von Räderwerk oder quietschende Mechanik. Wie viel von diesem mechanistischen Denken auch in unserer Zeit noch lebendig ist, offenbart ein Blick auf die industrielle Massentierhaltung, auf Schlachthäuser, Versuchslabore und namenlose Hinterhöfe, in denen Tiere atmen und leiden. Schließlich ebenso der Blick auf die Erde als Ganzes, die wir als ein zusammenhängendes, lebendiges System verstehen könnten. Dann würde sie sicher nicht so ausgeschlachtet, wie es gegenwärtig der Fall ist.

Doch zurück zum Zwerchfell. Dass es unser ganzes Leben lang ohne Unterlass für uns arbeitet und sich in jeder Minute vier-, sieben-, zehn-, fünfzehnmal oder sogar noch häufiger zusammenzieht und wieder entspannt, dafür sorgt der Zwerchfellnerv oder *Nervus phrenicus*. Er kommt von ganz oben aus der Halswirbelsäule und verläuft in zwei Strängen nach unten, vorbei am Herzen, berührt es sogar. Sie führen schließlich zum linken und rechten »Flügel« des Zwerchfells. Meistens schlagen beide gemeinsam. Doch weil eben zwei Nervenstränge dorthin ziehen, kann man sie auch getrennt innervieren. Probieren Sie es aus!

Die Flügel des Zwerchfells

Der Atem neigt dazu, dorthin zu fließen, wo unsere Bewusstheit sich hinbewegt. Zur Erinnerung: Der Atem oder die Energie, sagen Yogis, folgt unserem Geist. Für die Tibeter ist der Atem das Pferd, auf dem der Geist reitet. Das deutet an, wer hier das Sagen hat: *wir* nämlich – bis zu einem gewissen Grade jedenfalls. Ebendas gibt uns auch die Chance, mit dem Atem zu arbeiten:

- Sitzen, liegen oder stehen Sie bequem, und kommen Sie einen Moment zur Ruhe.
- Legen Sie Ihre Hände auf die seitlichen unteren Rippenbögen, und nehmen Sie die Weitung der Bauchdecke und seitlichen Rippen bei der Einatmung wahr. Mit der Ausatmung schwingt beides wieder zurück. Bleiben Sie ein paar Atemzüge dabei.
- Bringen Sie nun den größten Teil Ihrer Aufmerksamkeit zur rechten Hand. Mit einem kleinen Teil der Wahrnehmung bleiben Sie jedoch weiter bei der linken. (Das ist einfacher, als Sie denken: Unser Bewusstsein kann jederzeit mehr als nur eine einzige Sache registrieren!) Fühlen Sie, dass sich die rechte Seite stärker weitet als die linke? Ein paar Atemzüge.
- Nun machen Sie dasselbe auf der linken Seite. Atmen Sie allein mit der linken Seite des Zwerchfells. Auch hier bleiben Sie ein paar Atemzüge lang.
- Atmen Sie am Schluss natürlich, Ihre Aufmerksamkeit gleichmäßig auf beiden Flügeln des Zwerchfells.

Es ist wahrscheinlich, dass Sie das Zwerchfell auf Ihrer dominanten Körperseite (bei den meisten rechts) leichter aktivieren können als auf der anderen. Das ist normal und zeigt uns, wie ungleich unser Körper mit Lebendigkeit erfüllt ist. Es ist eine gute Bewusstseinsschulung, die weniger lebendigen oder aktiven Bereiche des Körpers zu trainieren. Und es stärkt die Konzentrationsfähigkeit.

Einatmung, Ausatmung, Fülle und Leere

Sehen wir uns das Zwerchfell genauer an, erinnert es weniger an Flügel als an einen Fallschirm, einen Dom oder eine Kuppel. Manche fühlen sich an eine umgedrehte Schüssel oder sogar eine Qualle erinnert.[213] Als ausgedehnte, gerade einmal 3 bis 5 Millimeter dünne Schicht aus Muskeln und Sehnen – nach vorne hin fixiert am Brustbein, seitlich an den unteren Rippenbögen und hinten an der Lendenwirbelsäule –, fungiert es als eine trennende Haut oder Wand zwischen dem Brustraum, wo Herz und Lungen arbeiten, und dem Bauchraum, in dem Magen, Bauchspeicheldrüse, Leber, Darm und Nieren liegen. Das griechische Wort für *Trennwand* heißt *diáphragma*, daher auch der Ausdruck *diaphragmatische* Atmung.

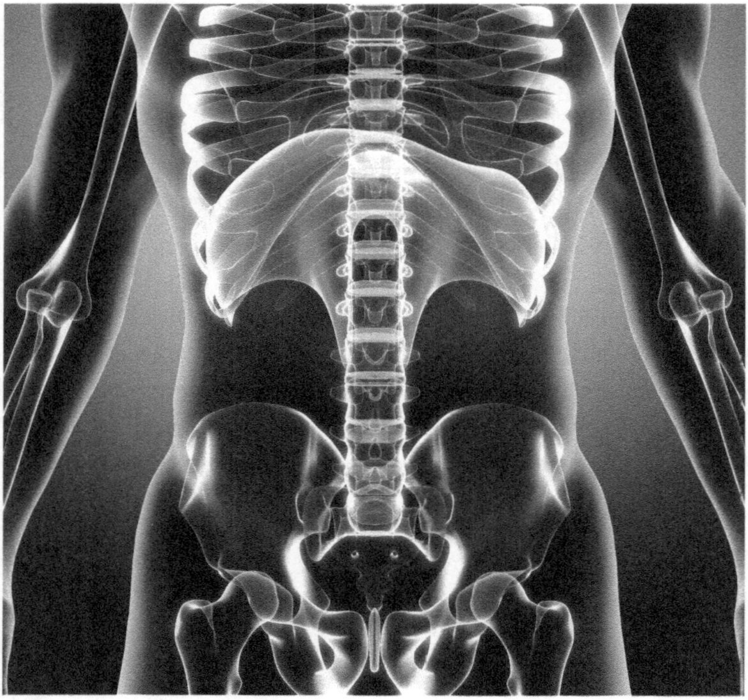

Die Lage des Zwerchfells

Osteopathen sprechen gleich von mehreren Zwerchfellen oder Diaphragmen und denken dabei an alle horizontal oder quer im Körper aufgespannten Strukturen. Das ist es übrigens auch, was das Wort selbst aussagt: *Fell* steht für *Haut*, und *zwerch* heißt landschaftlich *quer* (gleichbedeutend mhd. *twerch*). »Zwerchfelle« in diesem Sinne sind zum Beispiel auch unsere Stimmritzen oder der Beckenboden. Faszinierend ist, dass alle Diaphragmen sich koordiniert mit der Atmung bewegen, nämlich nach unten mit der Ein- und nach oben mit der Ausatmung.

Doch im Allgemeinen denkt man an das Atemzwerchfell, unseren wichtigsten Atemmuskel, wenn man »Zwerchfell« sagt. Eine trennende Haut ist es eigentlich auch nur in einem anatomischen Sinne, nicht aber funktionell. Denn jede seiner Bewegungen wirkt nach oben und unten zugleich und erzeugt eine dynamische Atemwelle, deren Schwingung die anatomisch getrennten Räume von Brust und Bauch mehr miteinander verbindet, als dass es sie trennen würde.

Direkt auf dem Zwerchfell sitzt das Herz, eingehüllt von den Lungenflügeln, deren Basis ebenfalls auf dem Zwerchfell ruht. Das Herz ist »eingepackt« in den Herzbeutel (*Perikard*), der auf seiner Unterseite mit dem Zwerchfell verwachsen ist. Lunge, Zwerchfell und Herz bilden also ein enges Gespann. Alles das ist sicher »eingeschlossen« im Brustkorb, dessen Rippen über Muskeln miteinander verbunden sind. Wenn Sie sich an die tiefe Zwerchfellatmung erinnern, die Sie geübt haben, können Sie gut nachvollziehen, wie die *Mechanik der Atmung* funktioniert.

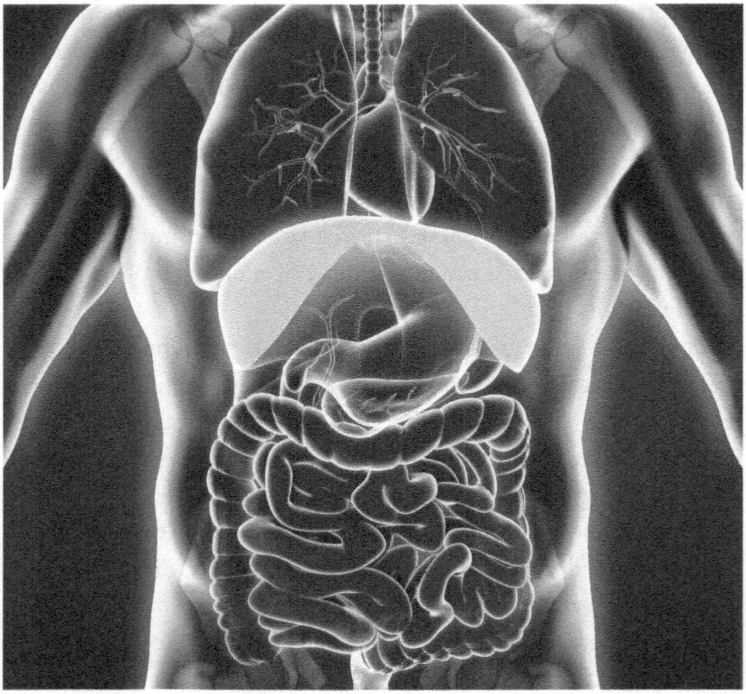

Das Zwerchfell, die Lungen und die Bauchorgane

Die Einatmung

Wenn wir einatmen, zieht sich das Zwerchfell zusammen. Dabei bewegt es sich nach unten und wird flach wie eine Scheibe. Das vergrößert den Raum oberhalb des Zwerchfells. Gleichzeitig drückt es auf die Bauchorgane. Diese weichen aus, und wir erleben das als Wölbung der Bauchdecke nach außen. Das nennen wir *Bauchatmung*, doch natürlich ist es nicht der Bauch, der atmet. Vielmehr können wir an ihm nur indirekt ablesen, dass (und wie stark) das Zwerchfell gerade arbeitet. Eine *unmittelbare* Beobachtung des Zwerchfells ist leider nicht möglich (abgesehen natürlich von unserer Fähigkeit, nach innen zu *spüren*).

Da der Herzbeutel mit dem Zwerchfell verwachsen ist, wird er – und mit ihm natürlich das Herz – mit jeder Einatmung nach unten gezogen. Bewegt sich das Zwerchfell intensiv, zieht es das Herz deutlich sichtbar in die Länge, immerhin kann es von 1 bis zu 10 Zentimeter nach oben und unten schwingen.[214] Bei der Einatmung helfen die äußeren Zwischenrippenmuskeln mit. Sie weiten den Brustkorb zur Seite hin. Atmen wir stark ein, arbeiten auch noch Muskeln im Brust-, Schulter- und Nackenbereich mit und weiten den Brustkorb zur Seite, nach vorn und oben hin.

Die Einatmung bedeutet also, kurz gesagt, immer die Ausdehnung des Brustraums. Und das hat eine Wirkung auf die Lungen. Sie sind umgeben von einer dünnen Haut, dem Lungenfell. Auch die Brustwand ist mit einer solchen Haut ausgekleidet, dem Rippenfell. (Beide Häute nennt man zusammenfassend auch *Brustfell* oder *Pleura*.) Sie trennt ein nur hauchdünner Spalt, kaum 1 Millimeter dick, der Pleuraspalt. Er ist mit Flüssigkeit gefüllt, und das Ganze erzeugt einen Effekt, wie wir ihn von zwei aufeinanderliegenden Glasscheiben kennen, zwischen denen eine dünne Schicht Wasser aufgetragen ist: Die Scheiben lassen sich zwar leicht gegeneinander verschieben, nicht aber voneinander trennen. Heben wir eine der beiden Scheiben an, bleibt die andere haften. Wenn Zwerchfell und Brustmuskeln nun den Brustkorb weiten, müssen die Lungen dieser Bewegung also folgen, die Lunge dehnt sich aus. Dabei vergrößert sich der Raum in ihrem Inneren, und der Druck sinkt. Da der atmosphärische Druck nun höher ist als der Innendruck der Lunge, strömt Luft von außen ein.

Die Ausatmung

Hier verläuft alles in umgekehrter Richtung: Das Zwerchfell entspannt sich und bewegt sich wieder nach oben, die äußeren Zwischenrippenmuskeln lassen los, und der Raum im Brustkorb verkleinert sich. Die Lungen ziehen sich zusammen, und die Luft wird nach außen gedrückt.

Alles in allem ist die Ausatmung ein vollkommen passiver Vorgang, ein paar Muskeln lassen los. (Wenn sie denn können, denn genau da hakt es bei einer dysfunktionalen Atmung häufig. Viel Spannung ist in der Atemmuskulatur gebunden, vor allem im Zwerchfell, so einfach kann man sich da nicht in die Ausatmung entspannen. Besonders Asthmatikern ist dieses Gefühl vertraut. Und es braucht Geduld und bewusste Atemarbeit, die Spannung mit der Zeit immer mehr loszulassen.)

Meistens jedenfalls ist die Ausatmung passiv (oder sollte es sein). Sie kann aber auch aktiv werden. Dann entspannen sich nicht nur Muskeln, sondern manche müssen auch arbeiten. Sie haben diese Möglichkeit bei der tiefen Zwerchfellatmung genutzt und die Ausatmung so vollständig wie möglich gemacht: Zwar entspannten sich dabei das Zwerchfell und die äußeren Zwischenrippenmuskeln, zusätzlich kamen aber die inneren Zwischenrippenmuskeln sowie die Bauchmuskulatur ins Spiel. Im Alltag ist das nur bei großer Anstrengung notwendig, wenn der Körper die gesamte Kapazität der Atmung einsetzen möchte – von der maximalen Fülle bis zur maximalen Leere sozusagen ...

Fülle und Leere

Wenn wir von *Fülle und Leere* sprechen, geht es um das *Atemvolumen*. Die Spielräume hier sind enorm. Während ein gesunder Erwachsener in Ruhe etwa ½ Liter Luft pro Atemzug ein- und ausatmet, kann die Lunge darüber hinaus noch sechsmal mehr aufnehmen. Wenn Sie sich also nach einer natürlichen Ausatmung »bis zum Rand« mit Atemluft füllen möchten (wozu Sie zusätzlich zum Zwerchfell auch alle anderen »Einatmungsmuskeln« aktivieren müssen), atmen Sie ungefähr 3½ Liter ein. Und wenn Sie sich nach einer normalen Ausatmung »ganz leer« atmen (so, wie Sie das bei der tiefen Zwerchfellatmung versucht haben), atmen Sie nochmals über 1 Liter mehr aus, als es bei einer entspannten Ausatmung der Fall wäre. Und trotzdem verbleibt noch eine nicht unbeträchtliche Menge an Restluft in Ihren Lungen, knapp 1½ Liter. Diesen Rest, das *Residualvolumen*, können Sie niemals ausatmen, selbst wenn Sie es wollten. Sonst würden Ihre Lungen kollabieren und Sie ersticken.

Das totale Fassungsvermögen der Lunge eines Erwachsenen beträgt etwa 6 Liter. Und doch brauchen wir in Ruhe pro Atemzug nur den zwölften Teil davon, 500 Milliliter. Dies mit acht oder zehn Atemzügen pro Minute multipliziert macht ein durchschnittliches Minutenvolumen von 4 bis 5 Litern. Jetzt müssen wir nur noch ein wenig an zwei Schrauben drehen, um diese Menge stark zu erhöhen:

Sind es statt zehn Atemzügen zwölf und statt 500 Millilitern 600, kommen wir bereits auf ein Minutenvolumen von über 7 Litern. Atmen wir fünfzehnmal pro Minute 700 Milliliter, macht das mehr als das Doppelte einer gesunden Ruheatmung aus. Nehmen wir einen Seufzer dazu, sind das noch mal bis zu 3 Liter.[215] Damit sind wir dann bei einem Minutenvolumen von über 13 Litern. Und manche atmen noch viel mehr als das!

Kurz: Etwas schneller und etwas mehr (die typische Stressatmung), und schon finden wir uns massiv in der Überatmung. Machen wir das häufig, programmieren wir den Controller neu, unsere CO_2-Toleranz sinkt, und das ungesunde Atemmuster verfestigt sich.

Tiefe Zwerchfellatmung im Liegen

Die folgende Übung mobilisiert und stärkt das Zwerchfell, löst Spannungen aus dem unteren Rücken und trainiert Ihre CO_2-Toleranz. Sie wirkt sich ausgesprochen günstig auf die sogenannte *Herzratenvariabilität* aus, die ein wichtiger Gradmesser für die Flexibilität des Herzens und die Balance des autonomen Nervensystems ist. (Im Kapitel *Langsam atmen* werden wir ausführlich über dieses Thema sprechen.)

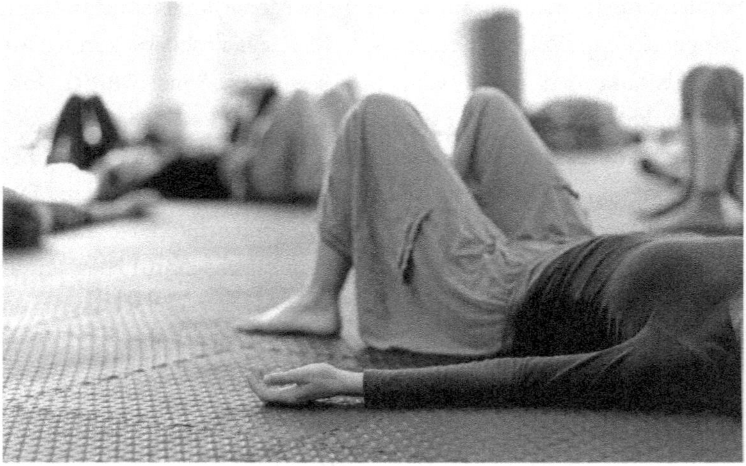

- Legen Sie sich für diese Übung auf den Rücken, und stellen Sie die Füße etwa hüftbreit auf. Diese Haltung entlastet den unteren Rücken.
- Kommen Sie einen Moment zur Ruhe. Nehmen Sie Ihren Körper und Atem wahr. Entspannen Sie sich bewusst in jede Ausatmung, so als würden Sie alles Gewicht an die Erde übergeben. Nehmen Sie sich 1 bis 2 Minuten Zeit dafür.
- Nun atmen Sie in den unteren Atemraum: Die Brust bleibt still, Sie »füllen« nur den Bauchraum. Bei der Einatmung heben Sie zudem den unteren Rücken etwas an (der Po bleibt dabei am Boden), Sie gehen also in ein sanftes Hohlkreuz.
- Mit der Ausatmung lassen Sie den unteren Rücken sachte zurück auf den Boden sinken. Ist der Rücken zurück auf den Boden gekommen, vervollständigen Sie die Ausatmung, indem Sie die Bauchdecke in Richtung Wirbelsäule ziehen. Für einen noch intensiveren Atemprozess können Sie ganz am Ende der Ausatmung auch noch einen Moment lang Ihren Beckenboden anspannen.
- Dann atmen Sie wieder ein: ein sanftes Hohlkreuz im unteren Rücken ... Sie füllen den unteren Atemraum ... dann atmen Sie aus, der Rücken kommt zurück zum Boden ... die Bauchdecke zieht zur Wirbelsäule, der Beckenboden kontrahiert.
- Auf diese Weise kippt oder »rollt« das Becken mit der Ein- und Ausatmung vor

und zurück. Vielleicht mögen Sie das Bild einer Meereswelle, die anbrandet und sich wieder zurückzieht.

- Machen Sie auf diese Weise etwa 10 Atemzüge, so langsam wie möglich.
- Nach der letzten Ausatmung verweilen Sie dann einen Moment in der Atempause. Gehen Sie bewusst in die Stille nach der Ausatmung – Bauchdecke eingezogen, Beckenboden unter sanfter Spannung –, und bleiben Sie darin, solange es sich gut anfühlt.
- Sobald der erste Impuls zur Einatmung kommt, geben Sie diesem nach, atmen natürlich und verweilen noch etwas im Nachspüren.
- Wenn Sie möchten, schließen Sie eine oder zwei weitere Runden an.

Achten Sie darauf, beim Üben ein Maß zu finden, das Sie nicht anstrengt. Die Praxis entspannt und energetisiert zugleich. Sie ist sehr gut am Morgen zu üben, aber auch jederzeit sonst, wenn Ihnen danach ist. Nur abends wäre ich zurückhaltend mit dieser Übung, sie könnte zu belebend sein und Ihnen das Einschlafen erschweren. Am Ende hängt dies aber vor allem von der Intensität des Übens ab. Probieren Sie es aus!

Spannung im Zwerchfell lösen

Die Zwerchfellatmung ist zweifellos die effizienteste Form der Atmung.[216] Sie sorgt für einen optimalen Gasaustausch bei geringstem Energieeinsatz und hat noch viele weitere positive Wirkungen.

Nutzen wir das Zwerchfell richtig, indem wir es gut bewegen und langsam atmen, erhalten die Bauchorgane und das Herz eine gesunde Massage.[217] Auch die Hohlvene – sie ist die größte Vene unseres Körpers und bringt das gesammelte Blut zurück zum Herzen – wird, da sie mitten durch das Zwerchfell verläuft, bei jeder Einatmung gedrückt und bei jeder Ausatmung wieder losgelassen. Das unterstützt den Rückfluss des Blutes vom Körper zum Herzen. Der rhythmische Wechsel von Verengung und Weitung, von Verlangsamung und Beschleunigung des Blutflusses: Es ist fast so, als wäre das Zwerchfell ein

»zweites Herz«.[218] Als solches entlastet es natürlich die Arbeit des »ersten Herzens«. Häufig ist auch die Verdauung unbefriedigend, wenn das Zwerchfell schwach arbeitet, da die Bauchorgane dann zu wenig Bewegung erhalten. Das Zwerchfell also *massiert den Körper von innen*. Massagen – ob sie nun von außen erfolgen oder von innen, wie es nur das Atmen leisten kann – lösen Verspannungen und Verhärtungen, sie verbessern die Durchblutung, entschlacken das System und unterstützen Heilungsprozesse. Und sie tun natürlich einfach gut.

Eine langsame und tiefe Zwerchfellatmung reduziert zudem den Blutdruck und die Herzrate. Sie erhöht die CO_2-Konzentration im Blut, erhöht die Sauerstoffversorgung und wirkt entspannend und beruhigend.

Diaphragmatisches Atmen stärkt sogar den Rücken, denn das Zwerchfell ist über zwei dicke Stränge mit der Lendenwirbelsäule verbunden. Ist es gut trainiert, entlastet das den Rücken. Ist es schwach oder verhärtet, geht diese Funktion verloren. Deshalb haben Menschen, die viel in die Brust atmen, häufig auch Rückenschmerzen – sie benutzen ihr Zwerchfell zu wenig. Viele versuchen dann, sich mithilfe von Physiotherapie, Rücken- und Bauchmuskeltraining zu helfen, was sicher eine gute Idee ist. Dennoch verortet es das Problem oft nicht am eigentlichen Kern, der im Zwerchfell liegt.

*

Bewegt sich das Zwerchfell zu wenig, wird das gesamte System vom Hals bis zum Beckenboden statisch. Ich finde es faszinierend, wie die Atmung uns zeigen kann, dass alles mit allem zusammenhängt.

Vergegenwärtigen wir uns das am Beispiel der Mundatmung: Sie verändert das Gesicht und die Position des Kiefers. Die Folge sind verengte obere Atemwege. Um das Problem zu kompensieren, streckt der Kopf sich nach vorne, und die natürliche Aufrichtung des Oberkörpers geht verloren. Diese schlechte Körperhaltung behindert eine freie Bewegung des Zwerchfells und verstärkt die Brustatmung. Das Zwerchfell, jetzt nur kaum noch im Einsatz, wird immer schwächer und baut zugleich eine ungesunde Dauerspannung auf. Dies verstärkt die Tendenz zur Brust- und Mundatmung nur noch weiter. Rückenschmerzen und Verdauungsprobleme sind die Folge. Wo das Zwerchfell zu wenig arbeitet, müssen jetzt andere Atemmuskeln, die eigentlich nur eine Hilfs- oder Reservefunktion haben, umso stärker arbeiten und werden überstrapaziert. Das kostet jede Menge Energie, die anderen Bereichen entzogen wird, und führt häufig auch zu Brustschmerzen. Dass die Mundatmung uns der bedeutenden Funktionen der Nase beraubt und in Verbindung mit einer beschleunigten Brustatmung auch noch in die Überatmung führt – das größte unter all diesen Problemen –, vervollständigt das »Atemdesaster«.

Die Nase und das Zwerchfell in Verbindung mit einer langsamen und rhythmischen Atmung, die in jede Ausatmung hinein entspannt: Sie sind der Schlüssel, diesen Kreislauf aus sich selbst verstärkenden dysfunktionalen Mustern zu durchbrechen und in eine nährende, unterstützende und gesunde Atmung zu finden. Das regelmäßige Üben der tiefen Zwerchfellatmung hilft Ihnen, sich in genau diese Richtung zu entwickeln.

Im Folgenden will ich Ihnen weitere Übungen vorstellen, die Sie darin unterstützen können, Spannungen zu lösen und das Zwerchfell zu stärken.

*

Viele Bereiche unseres Körpers halten Spannung, besonders häufig Stirn, Kiefer, Nacken, Schultern, Rücken, Brust, Zwerchfell, Beckenboden, Hände und Füße. Auch wenn wir uns immer wieder bewusst entspannen, die Anforderungen, die das Leben an uns stellt, lassen stets neue Spannung entstehen. Und haben wir eine Schicht Spannung gelöst, findet sich darunter schon die nächste. »Der Prozess des Loslassens scheint weiterzugehen und immer weiter, ohne dass ein Ende in Sicht ist«, sagt deshalb der amerikanische Meditationslehrer Reginald Ray.[219] Das sollte uns nicht frustrieren, sondern vielmehr motivieren, das bewusste Entspannen zu einer regelmäßigen Praxis zu machen. Dazu muss man nicht unbedingt viel zusätzliche Zeit aufbringen, denn man kann die Atemarbeit selbst zur gezielten Entspannung nutzen.

Für die folgende Übung habe ich vier Körperbereiche ausgewählt, die erfahrungsgemäß viel Spannung halten: den Kiefer (wir sind zu verbissen), die Schultern (wir beladen uns zu schwer), die Hände (wir halten zu fest an den Dingen) und natürlich das Zwerchfell (es arbeitet zu wenig).

Das Grundprinzip der Übung ist eigentlich uralt. Schon bei den Yogis Indiens und Tibets findet sich die Idee, dass wir Körperbereiche bewusst wahrnehmen und mithilfe des Atems Spannung, sogar emotionalen Schmerz, daraus lösen können. Ich nenne die Übung *Vier-Punkt-Entspannung*. Sie ist sehr einfach durchzuführen, und das Prinzip lässt sich im Grunde auf jeden beliebigen Körperbereich anwenden. Fühlen Sie sich also frei, die Übung im Blick auf Ihre persönlichen Bedürfnisse anzupassen.

Vier-Punkt-Entspannung

- Sitzen Sie bequem, und kommen Sie einen Moment zur Ruhe. Nehmen Sie Ihren Atem wahr – einfach dort, wo es Sie in diesem Moment hinzieht: zum Beispiel den Luftstrom in der Nase oder die Bewegung von Brust und Bauch.
- Nach ein paar Atemzügen bringen Sie Ihre Aufmerksamkeit zum Kiefer. Nehmen Sie Ihren Kiefer wahr und zugleich den Atem. Atmen Sie so, als würden Sie in Ihren Kiefer hineinatmen können. Mit jeder Ausatmung darf etwas Spannung herausfließen, darf der Kiefer weich werden. Bleiben Sie ein paar Atemzüge dabei.
- Verlagern Sie die Aufmerksamkeit jetzt zu den Schultern. Atmen Sie in die Schultern hinein. Mit jeder Ausatmung dürfen die Schultern etwas loslassen, weicher werden, darf etwas »schmelzen«. Ein paar Atemzüge.
- Kommen Sie zu den Händen. Auch hier: Atmen Sie in die Hände, und erlauben Sie, dass mit jeder Ausatmung Spannung weicht. Die Hände dürfen schwer werden und loslassen.

- Bringen Sie Ihre Wahrnehmung jetzt zum Bauch. Mit jeder Einatmung wölbt sich die Bauchdecke sanft nach außen. Lassen Sie sachte in die Ausatmung los. Der Bauch wird weich ... Bleiben Sie ein paar Atemzüge dabei ... noch ein paar Atemzüge länger ...
- Wenn Sie möchten, kommen Sie wieder zum Kiefer und atmen sich erneut durch diese 4 Punkte. Bleiben Sie bei jedem Punkt, solange Sie möchten.

Entspannung können wir nicht erzwingen, nur erlauben. Fließt Spannung ab, genießen wir das. Geschieht es nicht, akzeptieren wir es. Wir sollten mit unseren Erwartungen stets realistisch bleiben: Wo sich Spannung über viele Jahre aufgebaut hat, Schicht um Schicht, kann sich nicht alles innerhalb kürzester Zeit lösen. Doch wie Wasser Gestein auszuhöhlen vermag, können wir jeden bewussten Atemzug als Welle begreifen und sie mit unserer Aufmerksamkeit in jeden Bereich des Körpers lenken und immer wieder etwas Härte lösen.

Wenn es schwierig ist

Nicht wenige Menschen tun sich schwer damit, einen entspannten Zugang zum Zwerchfell zu finden. Manche atmen sogar *paradox*, wie man sagt: Die Bauchdecke wird bei der Einatmung nach innen gezogen, statt sich nach außen hin zu weiten. Hierbei zieht das Zwerchfell sich bei der Einatmung nicht richtig zusammen und bei der Einatmung kontrahieren die Bauchmuskeln, also das genaue Gegenteil eines natürlichen Atemvorgangs. Weil paradoxe Atmer bei der Einatmung einer natürlichen Zwerchfellaktivität entgegenarbeiten, baut sich rund ums Zwerchfell Muskelspannung auf – wenn man so will: eine Panzerung –, und der Atem muss in die Brust ausweichen. Es erfordert Praxis und Geduld, dieses unnatürliche Muster aufzubrechen und wieder zu einer normalen Atmung zurückzufinden. Die folgenden drei Atemideen können dabei eine Hilfe sein.

Gewicht auf dem Bauch

Eine einfache Methode, mit dem Zwerchfell zu atmen, es zu stärken und Spannungen im unteren Rücken zu lösen, besteht darin, mit einem Gewicht zu arbeiten, wie zum Beispiel einem Yoga-Sandsack oder einem (nicht zu leichten) Buch:

- Legen Sie sich auf den Rücken. Stellen Sie die Füße hüftbreit auf, am besten so, dass die Knie entspannt aneinanderlehnen können. Das ist bequem und entlastet den unteren Rücken. Legen Sie einen Sandsack, ein dickes Buch oder ein anderes Gewicht auf den Bauch.
- Atmen Sie nun so, dass Sie mit jeder Einatmung das Gewicht langsam anheben und mit der Ausatmung wieder sinken lassen. Die Brust soll sich dabei nicht bewegen. Die ganze Atemaktivität kommt aus dem Zwerchfellraum. Wenn Sie sich nicht sicher sind, ob die Brust still ist, legen Sie eine Hand darauf.
- Lassen Sie sachte in die Ausatmung los. Wenn Sie die Atemarbeit intensivieren möchten, ziehen Sie gegen Ende der Ausatmung die Bauchdecke etwas in Richtung Wirbelsäule. Mit der Einatmung heben Sie das Gewicht, mit der Ausatmung senken Sie es.
- Versuchen Sie, den Brustraum passiv zu lassen. Die Atemaktivität kommt allein aus dem unteren Atemraum. Wenn Sie sich nicht sicher sind, legen Sie eine Hand auf die Brust.
- Üben Sie ein paar Minuten lang.

Gegen den Boden atmen

Eine weitere einfache Möglichkeit, Bewusstsein und Kraft für das Zwerchfell zu entwickeln, besteht darin, auf dem Bauch liegend gegen den Boden zu atmen:

- Legen Sie sich auf den Bauch. Bringen Sie Ihren Oberkörper in eine leicht angehobene Position, indem Sie sich auf die Unterarme stützen.
- Atmen Sie so, dass die Bauchdecke bei der Einatmung gegen den Boden drückt. Zur Verstärkung des Gegendrucks können Sie auch ein kleines Kissen unter den Bauch legen.
- Lassen Sie danach passiv in die Ausatmung los.
- Üben Sie ein paar Minuten lang.

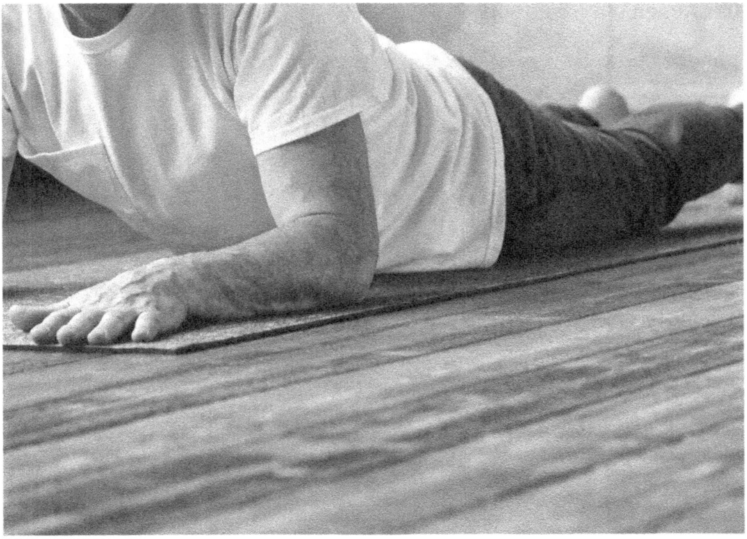

Mit der Bauchdecke gegen den Boden atmen: Der Boden gibt ein natürliches Feedback, ob man in der Bauchatmung ist. Legen Sie ein Kissen unter den Bauch, wenn die Verbindung zum Boden zu schwach ist.

Im vierten Teil des Buches werde ich Ihnen noch weitere Möglichkeiten aus der Praxis des Yoga vorstellen, mit dem Zwerchfell zu arbeiten. Zugleich ist es mir aber ein Anliegen, Sie daran zu erinnern, dass es letztlich nicht darauf ankommt, eine große Zahl unterschiedlicher Übungen zu machen, sondern dass Sie Ihre *persönliche Praxis* aufbauen. Sie sollen für sich selbst entdecken, was Sie gern machen möchten und was in Ihr Leben passt. Zweimal 10 Minuten am Tag natürliches Atmen zu üben ist bereits eine vollwertige und wertvolle Praxis. Dazu noch *eine* Übung ab und an, die Ihr Bewusstsein für das Zwerchfell stärkt, macht Ihre Atemarbeit rund.

Zum Schluss dieses Übungsteils zum Zwerchfell möchte ich Ihnen noch eine Möglichkeit aufzeigen, wie Sie ohne jeden Zeiteinsatz etwas Gutes für Ihr Zwerchfell tun können: das Atmen mit Bauchgurt.

Das Atmen mit Bauchgurt

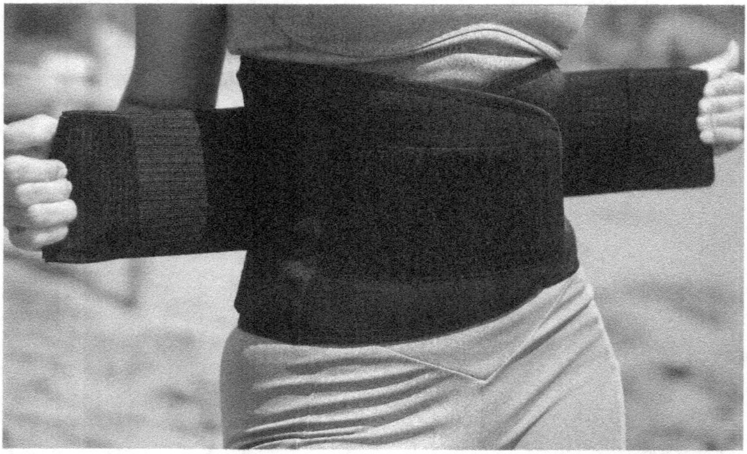

Das Zwerchfelltraining mit einem Bauchgurt (in Sanitäts- oder Sportgeschäften erhältlich) ist eine rein passive Methode. Mit dem Gurt können Sie Ihrem Zwerchfell auch dann etwas Gutes tun, wenn Sie gerade anderen Aktivitäten nachgehen. Wichtig ist, dass Sie einen *elastischen* Gurt wählen. Sie legen ihn mittig um den Bauch – nicht zu straff, nicht zu locker –, sodass er sanften Druck auf den Bauch und die unteren Rippen ausübt.

Das Atmen gegen den elastischen Gurtwiderstand gibt Ihnen ein klares Feedback zur Zwerchfellatmung. Das schult Ihre Aufmerksamkeit und hilft, ein gesundes Atemverhalten zu entwickeln. Dabei lässt sich nicht nur die Weitung der Bauchdecke nach vorn gut spüren, sondern auch die der unteren Rippen zur Seite hin. Und wenn Sie noch genauer hinspüren, sogar die Weitung nach hinten im Bereich der Nieren: Unsere Atemräume sind dreidimensional. Neben der Stärkung des Zwerchfells und Schulung Ihres Atembewusstseins unterstützt der Gurt auch eine loslassende Ausatmung. Ein besonderer Vorteil schließlich besteht darin, dass der Gurt einer bestehenden Tendenz zur Überatmung entgegenwirkt.

Wenn Ihr Zwerchfell schwach ist, straffen Sie den Gurt bitte nur sachte, und halten Sie die Tragezeiten eher kürzer. Beginnen Sie mit 10 bis 15 Minuten, und verlängern Sie die Zeiten allmählich. Im Sanitätsfachhandel gibt es Bauchgurte, die aus sehr dünnem Material gefertigt sind und nicht auftragen, sodass man sie

unauffällig unter der Kleidung tragen kann. So können Sie jederzeit und überall »nebenbei« Zwerchfellarbeit machen.
Ich möchte nochmals betonen, dass es wichtig ist, einen dehnbaren Gurt zu verwenden und ihn auch nicht zu straff anzulegen. Würden wir den Bauchraum »festzurren«, müsste die Atmung in die Brust ausweichen, was wir ja gerade vermeiden möchten. In früheren Zeiten, als es noch zur Damenmode gehörte, Korsetts zu tragen, geschah genau das: Für eine schlank wirkende Taille wurde die Atmung kompromittiert. Zur Unterbindung der Brustatmung könnte man theoretisch auch einen unelastischen Brustgurt verwenden, sodass die Atmung sich nur noch über das Zwerchfell vollziehen kann, und in bestimmten therapeutischen Settings mag das auch sinnvoll sein.[220] Für unsere Zwecke aber – die Schaffung von Bewusstsein für die Atmung und Kräftigung des Zwerchfells – ist es zielführender, auf die beschriebene Weise zu üben.

*

Die ursprüngliche Idee, dem Atem einen Widerstand entgegenzusetzen, basiert eigentlich auf der Buteyko-Methode zur Atemnormalisierung. Um sie soll es uns im Folgenden gehen. Hunderttausende Menschen verdanken ihr einen großen Zugewinn an Gesundheit und Lebensqualität.

Sanft atmen

Was ich gern das *sanfte Atmen* nenne, bezieht sich auf die Atemarbeit nach Konstantin Buteyko (1923–2003). Buteyko studierte Medizin in Moskau und ging anschließend nach Akademgorodok, ein in den Fünfzigerjahren aus dem Boden gehauener Stadtteil von Novosibirsk, wo Russlands akademische Elite angesiedelt werden sollte. Buteykos Forschungsschwerpunkt war das Thema Atmung, insbesondere die Überatmung.

Das Kernproblem bei der Überatmung besteht ja darin, dass zu wenig CO_2 im Körper verbleibt, sich das Säure-Basen-Gleichgewicht zu weit ins Alkalische verschiebt und in der Folge die Sauerstoffsituation leidet. Buteyko sah einen klaren Zusammenhang zwischen diesem Phänomen und zahlreichen chronischen Erkrankungen wie Asthma, Bronchitis, Allergien, Herz-Kreislauf-Erkrankungen, chronischen Erkältungen, Heuschnupfen, Hautproblemen, Übergewicht, Gastritis, Epilepsie, Impotenz und vielem anderem mehr.[221]

Überatmung war für Buteyko nicht nur wissenschaftlich von Interesse, sondern auch ein persönliches Thema, litt er doch an gefährlich hohem Bluthochdruck. Immer wieder bekam er Anfälle mit Brustschmerzen und Atemnot. Man sagte ihm eine nur kurze Lebenszeit voraus. Sein Wissen um den Bohr-Effekt sowie seine Erfahrungen in der Beobachtung der Atemprozesse von Schwerstkranken ließen ihn vermuten, dass bei ihm ein Überatmungssyndrom vorlag. So begann er, sein Atemvolumen systematisch zu reduzieren, mit anderen Worten: weniger zu atmen, als er es gewohnt war. Tatsächlich normalisierte sich sein Bluthochdruck in kurzer Zeit, und er freute sich über eine vollständige Genesung.

Nach seinen Selbstversuchen begann Buteyko, die Idee der Atemreduktion bei Patienten anzuwenden, besonders bei Asthmatikern.

Der therapeutische Erfolg war so groß und der Arzt aus Moskau bald im ganzen Land so bekannt, dass er sich die Missgunst von Berufskollegen zuzog, eine Entwicklung, die darin gipfelte, dass man Buteykos Labor gewaltsam zerstörte und seine Forschungsabteilung in Akademgorodok auflöste.[222] Buteyko musste nach Moskau zurückkehren und als einfacher Arzt unter prekären Bedingungen praktizieren.[223] Erst in den Achtzigerjahren fand seine Arbeit endlich die verdiente Anerkennung. Seine Methode wurde seither in einer Reihe von Studien, auch in Deutschland, immer wieder in ihrer Wirksamkeit bestätigt und in Russland, Australien und Großbritannien auch offiziell als Asthmatherapie anerkannt.

*

Das Grundprinzip von Buteykos Methode ist einfach nachzuvollziehen: Wer chronisch zu viel atmet, sollte *weniger* atmen. Buteyko ist eine Methode zur Atemnormalisierung im Sinne einer *Volumen*normalisierung. Wenn Sie sich erinnern, wir haben zwei Dimensionen der Atmung unterschieden – eine äußere, bei der es um die Mechanik und Rhythmik geht, und eine innere, biochemische: Sie ist bestimmt von der Menge, die wir atmen. Um diese innere Dimension dreht sich die Buteyko-Praxis in erster Linie.

Sollten Sie nun meinen, dass Ihre Atmung in dieser Hinsicht perfekt sei, und wollen Sie deshalb dieses Kapitel am liebsten überspringen, möchte ich Sie einladen, genau das *nicht* zu tun. Ich durfte viele Menschen mithilfe der Buteyko-Methode durch Atemprozesse coachen: gesunde und kranke, junge und alte, Menschen mit viel oder ohne jede Atemerfahrung, Therapeuten und Lehrerinnen, Zen-Meditierende, Sekretärinnen, Ärzte, Profimusiker, Leistungssportler, Krankenpfleger und Büroangestellte … Es kommt so gut wie nie vor, dass jemand von der Praxis und den damit verbundenen Erfahrungen nicht profitieren würde:

- Die Buteyko-Methode *zentriert*. Dies einfach schon deshalb, weil sie nur funktioniert, wenn man sich wirklich konzentriert. Dazu gibt einem die Methode mit dem, was man in der Buteyko-Sprache *Lufthunger* nennt, einen stabilen Anker für die Konzentration, der Geist schweift also nicht so leicht ab. In dieser Hinsicht ist die Wirkung natürlich auch meditativ.

- Die Buteyko-Praxis *entspannt*. Die biochemischen Effekte, die sie vom ersten Moment an auslöst, bewirken eine Weitung der Blutgefäße, der Körper wird besser mit Sauerstoff versorgt, und der Anstieg der CO_2-Konzentration beruhigt das Nervensystem: Neuronen feuern weniger in Gegenwart von mehr Kohlendioxid.
- Schließlich: Buteyko *heilt*. Ich habe in all den Jahren persönlicher Atempraxis nichts kennengelernt, das so schnell so hilfreich wirkt wie die systematische Normalisierung der Atmung. Es ist immer wieder erstaunlich zu beobachten, wie groß der Zugewinn an Gesundheit und Wohlbefinden auf allen Ebenen sein kann.

Wir leben in einer unruhigen Welt voller Probleme und Herausforderungen, und unser aller Atem reagiert darauf. Die Buteyko-Methode vermag dem jeden Tag aufs Neue etwas entgegenzusetzen und sanft zu korrigieren. Denken Sie daran, dass die Überatmung das größte und am weitesten verbreitete Problem bei der Atmung ist. Deshalb ist die Buteyko-Praxis ein bedeutender und wissenschaftlich fundierter Beitrag zur therapeutischen Atemarbeit.

Die CO_2-Toleranz trainieren

Als ich das Wort *Lufthunger*, eine zentrale Idee der Buteyko-Praxis, zum ersten Mal hörte, klang das etwas befremdlich in meinen Ohren. Was bitte ist *Lufthunger*? Es meint das Gefühl, mehr atmen zu wollen, als es im Moment der Fall ist. Wenn wir bewusst so atmen, dass es sich nach *etwas zu wenig* anfühlt, atmen wir an der Schwelle unserer individuellen CO_2-Toleranz. Natürlich tun wir das in einem Maß, das sich gut tolerieren lässt, sodass wir uns in dieses Gefühl sogar hineinentspannen können. Wenn wir das systematisch immer wieder praktizieren, gewöhnt sich unser Atemzentrum an höhere CO_2-Werte: Wir programmieren den unbewussten Teil des Controllers auf gesündere Werte. Das normalisiert den Säure-Basen-Haushalt, die Durchblutung und Sauerstoffversorgung nehmen zu, Enzyme kommen ihren Aufgaben optimal nach, und die gesamte Biochemie des Körpers stabilisiert sich in gesunden Bereichen.

Eine gute Atempraxis

Eine gute Atempraxis bedeutet nicht zwingend, dass es sich während des Atmens direkt schon immer entspannend und angenehm anfühlen muss. Je nachdem, was und wie intensiv Sie üben, ist Atemarbeit ein *Training.* Das Ziel des Buteyko-Trainings ist der Aufbau einer höheren CO_2-Toleranz. Und je nachdem, wo Sie mit Ihrer Atemgesundheit stehen, kann sich das auch mal etwas fordernder anfühlen. Doch Sie haben jederzeit die Kontrolle über die Intensität Ihrer persönlichen Praxis. Das gilt genauso für alle anderen Atempraktiken.

Im Folgenden stelle ich Ihnen einige ausgewählte Übungen der Buteyko-Methode in einfach zu praktizierenden Formaten vor.[224] Um aus dieser Praxis in kurzer Zeit so viel Nutzen wie möglich zu ziehen, sollten Sie nicht weniger als 30, besser 40 bis 60 Minuten Zeit am Tag investieren, verteilt auf mehrere kürzere Einheiten. Je mehr Sie einbringen, desto früher werden Sie positive Wirkungen erfahren. Eine Botschaft an Asthmatiker an dieser Stelle: Mit einer Stunde Praxis am Tag haben Sie die gute Aussicht, binnen weniger Wochen Ihren Inhalator loszuwerden, und zwar endgültig.

Natürlich hat Atemarbeit nur Sinn, wenn sie sich langfristig in den Alltag integrieren, idealerweise sogar in Alltagshandlungen selbst einbinden lässt. Ebendas ist bei der Buteyko-Methode möglich. Hat man sie sich erst einmal angeeignet, kann man nahezu immer und überall auf seinen Atem achten und bewusst *sanfter* atmen.

Über die Kontrollpause

Ein Kernelement der Buteyko-Methode haben Sie im zweiten Teil des Buches schon kennengelernt: die Kontrollpause. Wenn Sie Ihre CO_2-Toleranz mithilfe der CP noch nicht gemessen haben sollten, wäre jetzt ein guter Moment dafür.

Die Kontrollpause oder CP ist ein Maß für Ihre Atemgesundheit. Je besser es um diese bestellt ist, desto höher fällt die CP aus. Das sichere Ermitteln der CP braucht ein wenig Übung, mit der Zeit wird Ihnen das immer besser gelingen. Die CP-Messung lässt sich direkt mit den eigentlichen Buteyko-Atemübungen verbinden. Man kann eine Messung vor der Praxis machen und eine danach. Auf den folgenden Seiten werden Sie genügend Übungsbeispiele finden. Hier nochmals in aller Kürze die Erklärung, wie Sie die CP ermitteln:

Die CP ermitteln (Kurzform)

- Sitzen Sie bequem, und kommen Sie zur Ruhe. Nehmen Sie sich 2, besser 3 Minuten Zeit dafür.
- Nach einer ganz normalen Ausatmung dann verschließen Sie mit den Fingern die Nase und starten die Stoppuhr. Entspannen Sie sich, so gut es Ihnen gelingt, in diese Atempause hinein.
- Sobald das erste Signal zur Einatmung kommt, drücken Sie wieder die Stoppuhr und atmen durch die Nase ein.
- Halten Sie die gemessene Zeit fest.

Verbleiben Sie nur so lange in der Atempause, wie Sie sich wohlfühlen damit. Die CP ist ein Maß für Ihre CO_2-Toleranz. Die Toleranz-Schwelle ist erreicht, sobald Sie das erste Signal bekommen einzuatmen. Das ist etwas anderes, als mit Einsatz von Willenskraft eine Atempause so lange auszudehnen wie möglich. Versuchen Sie also, Ihren Willen (wir könnten auch sagen: das Ego) aus der Messung herauszuhalten. Sollten Sie nach der Atempause das Gefühl haben, durch den Mund einatmen oder einen großen Atemzug in die Brust nehmen zu müssen, haben Sie die Messung überzogen, Ihre tatsächliche CP ist dann eigentlich niedriger.

Sie können sich darauf verlassen: Das Messen wird mit der Zeit immer besser funktionieren, und die CP steigt durch die Atempraxis, was mit zunehmendem Wohlbefinden einhergeht. Sie werden auch beobachten, dass alles im Leben Ihre CP beeinflusst: ob Ihr Geist gerade ruhig ist oder Sie sich gestresst fühlen, ob Sie eine Nacht guten Schlafs hatten oder nicht, ob Sie sich gesund fühlen oder krank – und so weiter und so fort.

Viele Beschwerden lassen ab einer stabilen CP von 25 Sekunden nach. Wenn Sie regelmäßig üben, wird sie sich in Richtung von 40 Sekunden entwickeln. Konstantin Buteyko selbst war noch deutlich ambitionierter: Das Optimum lag für ihn bei 60 Sekunden. Um dies zu erreichen, muss man regelmäßig üben. Aber: Die CP sollte kein Leistungsthema sein, sondern sie bildet einfach Ihre aktuelle CO_2-Toleranz ab.

Und nun zu den Übungen …

Die Buteyko-Übungen

Die Übung zum Freimachen der Nase

Wir haben viel über die Nase und ihre wichtigen Funktionen gesprochen. Verstopfte und entzündete Nasen sind weit verbreitet, fast die Hälfte der Menschen in unserem Land hat Probleme damit. Abgesehen vom Thema »Gesundheit« ist eine verstopfte Nase auch hinderlich, wenn es darum geht, einer Atempraxis zu folgen. Mit dieser einfachen Übung, die nur etwa 5 Minuten Zeit beansprucht, können Sie die Nase öffnen und wieder frei durchatmen.

Das Grundprinzip ist einfach: Sie atmen aus und bleiben – begleitet von einer sanften Bewegung des Kopfes oder des Oberkörpers – so lange in der Atempause, wie Ihnen das kontrolliert möglich ist. Anders als bei der CP-Messung atmen Sie nicht schon beim ersten Einatmungsimpuls ein, sondern gehen ein paar Sekunden darüber hinaus. Danach atmen Sie durch die Nase ein und bringen den Atem in wenigen Zügen wieder zur Ruhe.

Machen Sie die Übung nicht, wenn Sie hohen Blutdruck haben oder an Herz-Kreislauf-Problemen leiden, und auch dann nicht, wenn Sie schwanger sind. Falls Ihre Kontrollpause unter 10 Sekunden liegt, sollten Sie ebenfalls noch damit warten und stattdessen mithilfe der nachfolgenden Buteyko-Atemübungen Ihre CO_2-Toleranz erhöhen, bis Ihre CP sich auf etwa 15 Sekunden oder besser entwickelt hat. Danach können Sie dann auch diese Übung versuchen.

Und so machen Sie Ihre Nase frei:

- Sitzen Sie bequem.
- Nach einer normalen Ausatmung verschließen Sie mit den Fingern die Nase.
- Während der Atempause bewegen Sie sich sanft: Nicken Sie mit dem Kopf, oder wiegen Sie Ihren Oberkörper sanft hin und her. Diese Bewegung erlaubt es Ihnen, länger in der Atempause zu bleiben, als das sonst möglich wäre. Bleiben Sie so lange in der Atempause, bis Sie das deutliche Bedürfnis verspüren, wieder einatmen zu wollen. Gehen Sie *sanft* an die Grenze.
- Dann atmen Sie durch die Nase ein und beruhigen Ihre Atmung innerhalb weniger Atemzüge wieder. Sollten Sie am Ende der Atempause durch den Mund einatmen müssen, war sie zu lang. Brauchen Sie länger als 3 Atemzüge, bis der Atem wieder einigermaßen ruhig geworden ist, war sie ebenfalls zu lang.
- Atmen Sie nun etwa ½ Minute lang wieder normal, bis Ihr Atem sich ganz normalisiert hat, dann wiederholen Sie den Vorgang: normal ausatmen, Kopf oder Oberkörper sanft bewegen, dann durch die Nase einatmen und den Atem sofort wieder beruhigen.
- Wiederholen Sie das Ganze fünf- bis sechsmal, danach sollte Ihre Nase sich deutlich freier anfühlen.

Diese Übung erhöht in kurzer Zeit die CO_2-Konzentration in der Lunge und im Blut. Dabei entspannt sich die Muskulatur in den Atemwegen und in den Blutgefäßen. Studien haben gezeigt, dass Atempausen ein *Abschwellen der Nasenschleimhaut* bewirken, sodass es zur Öffnung der Nase kommt.[225] Bei dieser Übung kann das manchmal schon nach der ersten oder zweiten Atempause der Fall sein. Sie werden wahrscheinlich auch wahrnehmen, dass Ihnen warm wird. Das liegt daran, dass die Durchblutung und Sauerstoffversorgung sich verbessert. Danach fühlt man sich angenehm erfrischt, wach, klar und gestärkt. Dies ist nicht nur eine gute Übung, um die Nase zu öffnen, sondern auch eine energetisierende Praxis, die uns in kurzer Zeit Kraft zurückgeben kann! Machen Sie die Übung jederzeit, wenn Ihnen danach ist.

Für Krisenmomente: Viele kleine Atempausen

War die Praxis zum Freimachen der Nase etwas fordernder, so ist die folgende Übung das Gegenteil davon. Sie ist besonders gut geeignet, um einem sich ankündigenden Asthmaanfall oder einer Panikattacke entgegenzuwirken. Dabei wird langsam und sanft die CO_2-Konzentration in Lungen und Blut angehoben. Es ist eine Praxis, die dank ihrer Einfachheit auch dann gut funktioniert, wenn man sich gerade schwer konzentrieren kann, sich krank oder schwach fühlt oder sich einfach auf sanfte Weise etwas Gutes tun möchte.

Bei Asthmatikern, an COPD Erkrankten oder bei anderen starken gesundheitlichen Einschränkungen und einer CP unter 10 kann die Übung spürbaren Lufthunger auslösen. Sie können aber jederzeit steuern, wie viel Lufthunger Sie spüren und gut tolerieren. Für die meisten ist es eine sanfte und wohltuende Atemerfahrung:

- Setzen Sie sich bequem hin.
- Nach einer normalen Ausatmung verschließen Sie die Nase für etwa 5 Sekunden.
- Dann atmen Sie ein und machen 2 normale Atemzüge.
- Danach wieder eine kurze Atempause, gefolgt wieder von 2 normalen Atemzügen.
- Sie lassen sozusagen jeden dritten Atemzug aus.
- Üben Sie, solange es Ihnen guttut. 5, besser 10 Minuten sind eine gute Zeit.

Wenn Sie an Asthma leiden oder zu Panikattacken neigen, versuchen Sie diese Übung, sobald sich ein Anfall ankündigt. Häufig lässt sich damit eine Attacke eindämmen, bevor sie sich auswächst. Sie werden sich dann nicht nur besser fühlen, sondern auch weniger Angst vor diesen Momenten haben, da Sie der Situation nicht mehr hilflos ausgeliefert sind: Sie gewinnen Kontrolle!

Sollten Ihnen 5 Sekunden Atempause im Wechsel mit 2 Atemzügen zu fordernd sein, passen Sie die Übung Ihren Möglichkeiten an: Machen Sie zum Beispiel nur 3 Sekunden Pause und danach 3 Atemzüge. Mit der Zeit, wenn Ihre CO_2-Toleranz zunimmt, wird Ihnen die Übung immer leichter fallen.

Die *vielen kleinen Atempausen* tun auch gesunden Menschen gut. Versuchen Sie die Übung, wenn Sie sich gestresst fühlen. Sie kann Ihnen helfen, in ein paar Minuten »runterzukommen«. Auch sie macht die Nase frei – wie letztlich alle Buteyko-Übungen –, nur eben sanfter als die zuvor beschriebene Praxis.

Denken Sie daran: Das Gefühl eines leichten Lufthungers, den Sie zulassen können, ist der Moment des Trainings an Ihrer persönlichen CO_2-Toleranz-Schwelle. Immer wieder dort hinzugehen wird sie nach und nach erhöhen. Ihr Körper gewöhnt sich zunehmend an mehr CO_2.

Viele kleine Atempausen mit CP-Messung

Wenn Sie die vielen kleinen Atempausen noch strukturierter üben möchten, lässt sich sehr gut die CP-Messung einbinden:

- Sitzen Sie bequem, und kommen Sie 2 bis 3 Minuten zur Ruhe.
- Messen Sie und notieren Sie Ihre CP.
- Üben Sie 5, besser 10 Minuten lang viele kleine Atempausen.
- Dann geben Sie den Atem wieder frei und atmen 2 bis 3 Minuten lang normal.
- Messen Sie erneut Ihre CP.

Wenn Sie im Rahmen Ihrer Möglichkeiten geübt haben – nicht zu sanft, nicht zu streng –, sollte die CP nach der Übung etwas höher sein als zu Beginn. Sollten Sie die Übung als anstrengend empfunden haben, lassen Sie sich vor dem Messen der zweiten CP mindestens 5 Minuten Zeit.

Sanftes CO_2-Toleranz-Training

Das folgende Atemprotokoll ist gut geeignet, um Erfahrung mit bewusst gesetzten Atempausen zu machen. Es ist eine sanfte Praxis zur Steigerung der CO_2-Toleranz. Die Übung dauert etwa 15 Minuten und verbindet normales Atmen, CP-Messungen und kurze Atempausen.

Bei einer CP unter 10 Sekunden kann es sein, dass Ihnen die Übung zu fordernd vorkommt. Bei Schwangerschaft sollten Sie ebenfalls keine Atemreduktionsübungen machen, sondern am besten nur die natürliche, entspannte Bauchatmung üben.

So machen Sie *viele kleine Atempausen:*

- Sitzen Sie bequem, und kommen Sie 3 Minuten zur Ruhe.
- Messen Sie Ihre CP, und notieren Sie sie.
- Atmen Sie nun 1 Minute lang normal, dann machen Sie eine Atempause, die halb so lang ist wie die gemessene CP.
- Wieder 1 Minute atmen, danach erneut eine Atempause von halber CP-Länge.
- Wiederholen Sie diesen Ablauf bis zu zehnmal.
- Danach atmen Sie wieder 3 Minuten normal und messen die abschließende CP.

Sollte ich bei jeder Buteyko-Übung die Kontrollpause messen?

Die Kontrollpause ist eine Messung. Das eigentliche Training besteht in der Reduktion des Atemvolumens, also in den Phasen, in denen Sie mit dem Gefühl von Lufthunger arbeiten. Sie können das natürlich immer wieder auch ohne CP-Messung praktizieren. Die Messung zeigt Ihnen jedoch auf, welchen Fortschritt Ihre Atemsituation macht, darin liegt ihr besonderer Wert.

Die Wolke schrumpfen

Die Idee, sich beim Atmen eine Wolke vorzustellen und sie schrumpfen zu lassen, stammt nicht von Buteyko, doch sie ist, technisch betrachtet, nichts anderes als eine Buteyko-Übung, also eine bewusste Reduktion des Atemvolumens mit dem Ziel, die CO_2-Toleranz zu erhöhen. Die Wolke ist ein hilfreiches Bild, die Trainingsintensität fein zu dosieren.

Bei einer CP unter 10 Sekunden ist die Übung eventuell zu anstrengend für Sie.

So schrumpfen Sie die Wolke:

- Sitzen Sie bequem, und kommen Sie 3 Minuten zur Ruhe.
- Messen Sie Ihre CP, und notieren Sie sie.
- Schließen Sie die Augen, und stellen Sie sich eine Wolke vor, die sich synchron mit Ihrer Atmung bewegt: Bei der Einatmung dehnt sie sich aus, bei der Ausatmung wird sie wieder kleiner. Die Wolke wird größer und kleiner mit Ihrer Ein- und Ausatmung.
- Nun schrumpfen Sie die Wolke: Lassen Sie sie bei der Einatmung nicht mehr ganz so dick werden wie zuvor. Sie weitet sich zwar noch, aber weniger stark.
- Nach kurzer Zeit wird sich das Gefühl von Lufthunger einstellen. Dosieren Sie die Weitung der Wolke so, dass Sie ein Maß finden, welches Sie gut tolerieren können. Erlauben Sie bewusst das Gefühl, etwas weniger Luft zu bekommen, als Sie es gewohnt sind, aber doch nur so weit, dass es Sie nicht stresst.
- Bleiben Sie 5, besser 10 Minuten dabei.
- Atmen Sie zum Schluss nochmals 3 Minuten normal, und machen Sie dann Ihre abschließende CP-Messung.

Sollte sich die Übung anstrengend anfühlen, schrumpfen Sie die Wolke etwas weniger. Oder erlauben Sie sich zwischendrin eine Pause, in der Sie den Atem freigeben, entspannt und natürlich atmen.

Wichtig ist auch dieses: Nach einer Phase der Atemreduktion sollten Sie gleich wieder in die entspannte Nasenatmung zurückfinden. Wenn Sie danach stark in die Brust oder sogar durch den Mund atmen müssen, haben Sie die Atmung zu stark reduziert. Bewegen Sie sich immer in einem Bereich, der Sie nicht stresst und den Sie gut tolerieren können. Das ist keine Frage von Wissenschaft, sondern nur des Spürens. Hier gibt es nichts zu leisten, sondern nur etwas zu erfahren.

Ein halber Zentimeter

Die folgende Übung empfinden die meisten als intensiv. Dabei stellt man sich vor, nur ein kleines Stück in die Nase einzuatmen, um dann gleich wieder auszuatmen. Sie führt rasch zu einer spürbaren Volumenreduktion mit einem entsprechenden CO_2-Trainingseffekt.

Bei einer CP unter 10 bis 15 Sekunden ist die Übung wahrscheinlich zu schwierig, weil mit zu viel Lufthunger verbunden. Auch bei Herz-Kreislauf-Problemen, Neigung zu Panikattacken und natürlich bei Schwangerschaft sollten Sie die sanfteren Übungen machen.

- Sitzen Sie bequem, und kommen Sie 2 bis 3 Minuten zur Ruhe.
- Messen Sie die CP, und notieren Sie sie.
- Nun atmen Sie so, als würden Sie nur ein kurzes Stück Luft in die Nase einatmen, dann lassen Sie in die Ausatmung los. Sie atmen »einen halben Zentimeter« ein, dann gleich wieder aus.
- Dies löst in kurzer Zeit Lufthunger aus. Sie werden wahrscheinlich auch bemerken, dass Ihre Atmung etwas schneller gehen möchte, das erlauben Sie. Entscheidend ist allein, dass Sie das Gefühl von gut tolerierbarem Lufthunger haben.
- Atmen Sie 5 bis 10 Minuten auf diese Weise.
- Danach atmen Sie wieder 2 bis 3 Minuten lang normal und messen Ihre abschließende CP.

Die Buteyko-Praxis kümmert sich um die innere, biochemische Dimension der Atmung. Sie ist eine Atemarbeit, die sich allein auf das Volumen konzentriert. Was den äußeren oder mechanischen Aspekt der Atmung anbelangt, achten wir zwar darauf, immer durch die Nase und möglichst entspannt mit dem Zwerchfell zu atmen. Kein Augenmerk aber liegt hier auf der Rhythmik der Atmung. Konstantin Buteyko war der Auffassung, dies würde die Menschen überfordern. Bei Problemen mit der Atemgesundheit trifft das meiner Erfahrung nach zweifellos zu: Es ist für viele schon Herausforderung genug, auf die Nasen- und Zwerchfellatmung zu achten sowie auf das Gefühl von Lufthunger. Zudem: Normalisiert sich die CO_2-Toleranz, normalisiert sich auch die Rhythmik, der Atem geht dann weicher und langsamer.

Wie oft soll ich üben?

Wenn Sie dreimal am Tag 15 Minuten Buteyko üben, werden Sie die CO_2-Toleranz nachhaltig verbessern. Es können auch mehrere, dafür kürzere Einheiten sein, zum Beispiel viermal 10 Minuten. Sie können die verschiedenen Übungen frei miteinander kombinieren oder sich nur eine einzige aussuchen, die Ihnen am meisten zusagt, denn sie wirken alle in dieselbe Richtung. Buteyko konterkariert auch keine andere Praxis, der Sie gern folgen, sondern unterstützt alles, was Sie tun: Athleten werden die höhere CO_2-Toleranz zu schätzen wissen, weil sie eine bessere Performance unterstützt, Sänger können ihren Ton besser kontrollieren, Yoga-Übende werden sich darüber freuen, längere Atempausen mit weniger Anstrengung halten zu können – und so weiter und so fort. Vor allem aber: Wer Probleme mit der Atmung hat, kann bald Erleichterung erfahren.

Machen Sie sich keine Gedanken, wenn Sie bemerken, dass Sie während der Reduktionsphase einer Übung etwas schneller atmen, das ist ganz normal. Solange Sie einen gut tolerierbaren Lufthunger erfahren, der Sie nicht stresst, erzielen Sie auch einen Trainingseffekt, unabhängig von der Respirationsrate.

Auch bei der Übung *Ein halber Zentimeter* gilt: Wenn es sich zu anstrengend anfühlt, machen Sie eine Pause, oder reduzieren Sie das Atemvolumen weniger stark. Je mehr Ihnen diese Dinge praktisch vertraut werden, desto feiner können Sie das Atmen beim Üben für sich justieren. Geben Sie sich Zeit! Sinn dieses Buches ist es nicht, dass Sie sich so schnell wie möglich durch alle Übungen »hindurchatmen«. Buteyko allein kann eine Praxis für das ganze Leben sein. Am Ende kommt es nur darauf an, dass Sie *Ihre* Atempraxis entdecken.

Buteyko-Standardpraxis I

Möchten Sie Buteyko etwas »klassischer« und strukturierter praktizieren, hält man alle gemessenen Werte systematisch schriftlich fest und übt CP und Atemreduktion im steten Wechsel innerhalb jeder Praxis. Über die Zeit lässt sich so die Entwicklung der CO_2-Toleranz gut beobachten. Es ist ein Prozess, bei dem man sehr viel über die Atmung und sich selbst lernen kann, vor allem im Blick darauf, wie sehr sich doch alles, was im Leben geschieht, im Atem niederschlägt. Viele meiner Klienten sind fasziniert, wie sensibel CP und Atem sowohl auf äußere Lebensumstände wie auch auf innere Vorgänge reagieren. Nur ein einziger negativer Gedanke während der Messung zum Beispiel genügt, die CP zu verkürzen.

Bei einer CP unter 15 Sekunden, Herz-Kreislauf-Problemen, Neigung zu Panikattacken oder während der Schwangerschaft sollten Sie die folgende Übung nicht machen, sondern sich auf das natürliche Atmen konzentrieren.

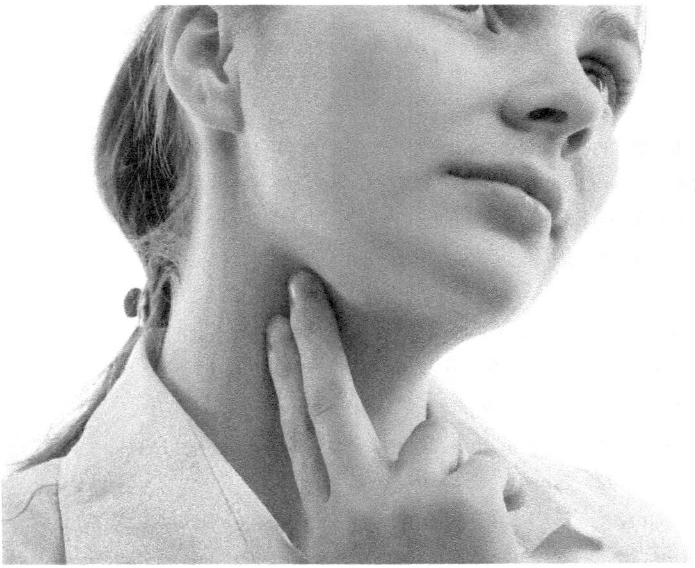

Zur Übung gehört eine Ruhepulsmessung am Anfang und danach. Sie können Ihren Puls messen, indem Sie Zeige- und Mittelfinger an die Halsschlager legen (wenige Zentimeter seitlich des Kehlkopfs – bitte nur sanft drücken!). Der Vorteil bei dieser Methode ist, dass man mit der anderen Hand eine Stoppuhr beziehungsweise den Timer seines Handys bedienen kann:

- Fühlen Sie Ihren Puls, und starten Sie die Stoppuhr.
- Zählen Sie über 30 Sekunden die Pulsschläge mit.
- Multiplizieren Sie die Zahl mit 2, dann haben Sie Ihren Minutenpuls ermittelt.

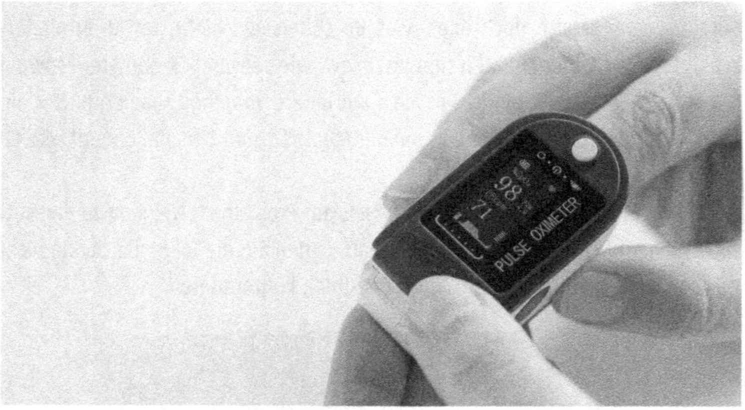

Auch am Handgelenk lässt sich der Puls gut messen. Am unkompliziertesten ist jedoch die Verwendung eines Pulsoxymeters. Im Handel sind diese Geräte in reicher Auswahl günstig erhältlich.

Und so üben Sie das »klassische Buteyko«. Sie brauchen etwa 20 Minuten Zeit dafür:

- Sitzen Sie bequem, und kommen Sie 2 bis 3 Minuten zur Ruhe.
- Messen Sie Ihren Puls, und machen Sie sich eine Notiz.
- Messen Sie Ihre erste CP, und notieren Sie sie ebenfalls.
- Atmen Sie nun 2 Minuten reduziert, sodass Sie einen gut tolerierbaren Lufthunger wahrnehmen.
- Danach atmen Sie 1 Minute normal und messen die zweite CP.
- Setzen Sie diesen Ablauf fort, bis Sie idealerweise fünfmal die CP-Messung durchgeführt haben, dazwischen immer 2 Minuten reduziert plus 1 Minute normal atmen.
- Nach der letzten CP-Messung nehmen Sie sich wieder 2 bis 3 Minuten Zeit, dann messen Sie Ihren abschließenden Ruhepuls.

Die Grundstruktur der Übung hier nochmals in der Zusammenfassung:

- Ruhepuls und CP messen.
- Dann immer wieder im Wechsel 2 Minuten reduziert und 1 Minute normal atmen, gefolgt von einer CP-Messung.
- Eine Ruhepulsmessung schließt die Praxis ab.

Wenn Sie richtig geübt haben – nicht zu streng, nicht zu sanft –, sollte Ihre letzte CP höher sein als die erste und der Ruhepuls am Ende niedriger als zu Beginn. Dies sind Anzeichen dafür, dass die CO_2-Toleranz im richtigen Bereich trainiert wurde, die Blutgefäße sich geweitet haben, mehr Sauerstoff die Zellen erreicht hat und ein Entspannungseffekt eingetreten ist.

Setzen Sie sich nicht unter Druck, wenn das nicht gleich von Anfang an so bei Ihnen ist. Es braucht seine Zeit, bis man in ein gutes Spüren kommt, vor allem, was die CP betrifft. Wenn Sie zwei- bis dreimal am Tag üben, werden Sie immer klarer im Spüren und auch bald merken, dass die CP zunimmt. 3 bis 4 Sekunden pro Woche ist ein sehr guter Wert, aber kein Standard oder gar Muss. Ihr Körper hat seine eigene Zeit, das sollten Sie respektieren. Bei der CP geht es nicht um Leistung. Sie spiegelt einfach nur die aktuelle Atemsituation.

Wenn Sie gut mit dem beschriebenen Format zurechtkommen und Ihre CP sich entwickelt, können Sie damit beginnen, etwas stärker zu üben, und systematisch verlängerte Atempausen in die Praxis integrieren.

Buteyko-Standardpraxis II

- Sitzen Sie bequem, und kommen Sie 2 bis 3 Minuten zur Ruhe.
- Messen Sie Ihren Ruhepuls.
- Messen Sie Ihre erste CP.
- Atmen Sie nun 2 Minuten reduziert, sodass Sie einen tolerierbaren Lufthunger wahrnehmen.
- Danach atmen Sie 1 Minute normal und messen die zweite CP.
- Nun wieder 2 Minuten reduziert, dann 1 Minute normal atmen.
- Ihre dritte Atempause verlängern Sie nun bewusst um 5 Sekunden gegenüber der zweiten CP-Messung.
- Danach wieder 2 Minuten Atemreduktion und 1 Minute normal atmen.

- Nun kommt die vierte Atempause: Machen Sie sie 10 Sekunden länger als die dritte.
- Jetzt atmen Sie 3 Minuten normal und messen dann Ihre abschließende CP.
- Vor der Messung des abschließenden Ruhepulses lassen Sie sich nochmals 2 Minuten Zeit.

Zusammengefasst: Sie üben genau wie in *Standardpraxis I,* verlängern jedoch die dritte und vierte Atempause um jeweils 5 beziehungsweise 10 Sekunden gegenüber der unmittelbar vorausgehenden.
Wenn Ihnen das zu schwierig vorkommt, machen Sie die Verlängerungen der Atempausen kürzer, zum Beispiel 3 und 6 Sekunden. Ist auch das zu schwierig für Sie, ist die Übung noch nicht geeignet. Üben Sie dann erst eine Zeit lang weiter die *Standardpraxis I.*

Buteyko in Bewegung

Buteyko ist auch in Bewegung möglich. Dabei baut sich schnell eine höhere CO_2-Konzentration in Blut und zerebrospinaler Flüssigkeit auf, was auch eine mental beruhigende Wirkung hat: Nervenfasern sind weniger erregbar, wenn mehr CO_2 in der Umgebung ist.[226] Unser Gehirn atmet also immer mit! Die Kombination aus sanfter Bewegung und Atemreduktion lässt sich je nachdem, welchen Trainingseffekt man sucht, sanft bis sehr fordernd durchführen.
Bei einer CP unter 10 Sekunden machen Sie die beiden folgenden Übungen bitte nicht. Stattdessen gehen Sie besser spazieren und bleiben dabei konsequent in der Nasenatmung. Stabilisiert sich Ihre CP dann oberhalb von 15 Sekunden, können Sie die Übungen versuchen.

Gehen mit kurzen Atempausen

- Machen Sie einen gemütlichen Spaziergang, möglichst an einem Ort, an dem Sie ungestört sind.
- Wenn Sie nach ein paar Minuten Ihren Rhythmus gefunden haben, verschließen Sie nach einer normalen Ausatmung die Nase und gehen so lange weiter, bis Sie das Signal zur Einatmung bekommen – sozusagen Ihre »CP im Gehen«.

Das wird sehr viel schneller der Fall sein als im Sitzen und sich auch stärker anfühlen. Sie atmen aber die ganze Zeit über nur durch die Nase!
- Beruhigen Sie nach der Einatmung den Atem so schnell wie möglich wieder – wenige Atemzüge sollten genügen –, und gehen Sie dann etwa ½ bis 1 Minute lang bei normaler Atmung. Dann machen Sie wieder eine Atempause nach der Ausatmung.
- Wiederholen Sie den Vorgang sechs- bis zehnmal.

Was die Verbindung von Atmung und Bewegung aus der Gesundheitsperspektive anbelangt, gilt im Grundsatz: Sie atmen immer durch die Nase. Wenn Sie im Alltag, bei der Arbeit oder beim Sport an den Punkt kommen, dass Sie zur Mundatmung wechseln möchten, versuchen Sie, soweit möglich, die Belastung zu reduzieren und Ihre Aktivität an die Atmung anzupassen. So gibt der Atem Ihre Belastungsgrenze vor, nicht Ihr Ego. Von diesen beiden ist der Atem nämlich bei Weitem der bessere Ratgeber. So entsteht keine Überlastung, und jede physische Herausforderung wird schonender. Beim Sport bleiben Sie auf diese Weise immer im aeroben Bereich, verbrennen Fett und sind ausdauernder.

Gehen mit verlängerten Atempausen

Möchten Sie stärker üben, können Sie die Atempausen beim Gehen systematisch verlängern – eine mächtige Praxis für Ihre CO_2-Toleranz. Machen Sie die Übung nicht, wenn Ihre CP deutlich unter 20 liegt.
- Gehen Sie gemütlich.
- Sobald Sie Ihren Rhythmus gefunden haben, machen Sie eine normale Ausatmung und verschließen die Nase.
- Gehen Sie während der Atempause weiter und zählen Sie dabei Ihre Schritte. Sobald das Signal zur Einatmung kommt (»CP im Gehen«), atmen Sie durch die Nase ein.
- Beruhigen Sie Ihre Atmung in wenigen Atemzügen, und gehen Sie ½ bis 1 Minute mit normaler Atmung.
- Wiederholen Sie den Vorgang noch ein- oder zweimal. Dann verlängern Sie allmählich die Atempausen:
- Lagen die ersten Pausen zum Beispiel bei fünfzehn Schritten, verlängern Sie die nächsten Pausen um zwei, drei Schritte. Es darf Sie ein wenig fordern, aber

nicht zu sehr. Gehen Sie nicht bis zur maximalen Grenze, sondern verlängern Sie in sanfter Dosierung die Pausen. Jede verlängerte Pause machen Sie zwei- bis dreimal, dann legen Sie wieder zwei, drei Schritte drauf.

- Üben Sie auf diese Weise 15 bis 20 Minuten.

Gehen Sie bei diesen Übungen nur so weit, dass Sie jederzeit die volle Kontrolle über Ihren Atem haben. Wenn nach einer Atempause das Bedürfnis entsteht, einen Atemzug durch den Mund machen zu müssen, war die Pause überzogen. Wir suchen kein Maximum, sondern dehnen die Pausen kalkuliert aus. Der Atem kann nicht gezwungen, sondern nur sanft überredet werden!
Bei einer niedrigen CP, bei Herz-Kreislauf-Themen oder Schwangerschaft sind fordernde CO_2-Toleranz-Übungen wie diese kontraindiziert.

Warten auf die Einatmung

Im ersten Teil des Buches haben Sie die Übung *In die Ausatmung entspannen* kennengelernt. Die Idee ist, sich in die Ausatmung sinken zu lassen und der Einatmung zu erlauben, von selbst wiederzukommen. Wir nehmen das Machen aus dem Prozess und ziehen uns zurück in die Position des Beobachters oder Erfahrenden. Wenn uns das gelingt, entsteht eine völlig natürliche Form der Atemreduktion, nur via Atementspannung. Insofern handelt es sich bei der letzten Übung zum *sanften Atmen* nicht um eine Buteyko-Praxis im engeren Sinne. Dennoch ist sie zutiefst kompatibel damit. Es ist natürliches Atmen auf die sanfteste Weise und im Grunde die einfachste Form des Atmens überhaupt. Was könnte noch leichter sein, als *nichts* zu tun? Zugleich aber ist es eine der schwierigsten Übungen, denn wir versuchen dabei etwas, was vielen von uns wirklich schwerfällt: loszulassen, nichts mehr zu kontrollieren und doch vollständig fokussiert zu bleiben auf das, was wir erleben. Das Kommen und Gehen der Atemwelle und den sanften Lufthunger, der durch das Fallenlassen in die Ausatmung entsteht – ein Gefühl, das wir bewusst zulassen. Hat man sich einmal daran gewöhnt, ist diese Übung jedes Mal wie ein Heimkommen ...

- Sitzen Sie bequem, und kommen Sie zur Ruhe.
- Messen Sie Ihre CP.
- Atmen Sie natürlich. Legen Sie gern Ihre Hände auf Brust und Bauch. Alle Atemaktivität kommt aus dem Zwerchfell. Die Brust bewegt sich nicht.

- Lassen Sie sich nun vollständig in die Ausatmung sinken. Wenn Sie mögen, nutzen Sie innere Bilder, zum Beispiel einen Anker, der sich langsam auf den Meeresgrund senkt – die Idee von »Ich komme heim« oder »Ich lasse los«. Lassen Sie jede Ausatmung weich aus sich herausfließen.
- Nach der Ausatmung spüren Sie hin: Warten Sie bewusst ab, bis die Einatmung von selbst zurückkommt. Das lassen Sie zu. Kein Machen, nur Erlauben. Die Einatmung wird so »groß« oder »klein« sein, wie sie es in diesem Moment sein muss. Je sanfter und bewusster Sie sich in eine entspannte Ausatmung sinken lassen, desto mehr Zeit wird die Einatmung sich nehmen, bis sie wiederkommt.
- Ihr Atemvolumen wird sich auf diese Weise reduzieren, und ein sanfter, einfach zu tolerierender Lufthunger macht sich bemerkbar.
- Sie üben sich im Nichttun: in die Ausatmung entspannen, die Einatmung kommen lassen …
- Atmen Sie auf diese Weise 5 bis 10 Minuten, gern auch etwas länger, und schließen Sie die Übung mit einer CP- Messung ab.

Tipps zum systematischen Aufbau Ihrer Buteyko-Praxis

Abschließend ein paar zusammenfassende Hinweise, wie Sie die Buteyko-Methode als tägliche Praxis in Ihren Alltag integrieren können:

- Messen Sie jeden Morgen Ihre CP, und notieren Sie sie. Am einfachsten lässt sich das in die Atempraxis vor dem Frühstück einbinden. Auf diese Weise können Sie die Entwicklung Ihrer CO_2-Toleranz gut beobachten.
- Messen Sie Ihre CP nach der Atempraxis ein zweites Mal. Wenn Sie richtig geübt haben – nicht zu sanft, nicht zu stark –, sollte sie höher sein als zu Anfang.
- Messen Sie in den ersten Wochen des Übens auch Ihren Puls. Der Übungsablauf ist dann immer dieser:
  - zur Ruhe kommen und Puls messen,

- Anfangs-CP messen,
- Atempraxis,
- Schluss-CP messen,
- zur Ruhe kommen und Puls messen.

Wenn Sie richtig geübt haben, sollte Ihr Puls am Ende der Übung niedriger sein als zu Beginn. Sobald Sie ein gutes Gefühl für eine stimmige Übungsintensität entwickelt haben, können Sie das Pulsmessen wieder weglassen.

- Suchen Sie sich diejenigen Übungen aus, die Ihnen am meisten Spaß machen, und überfordern Sie sich nicht. Im Grundsatz gilt: Je schwieriger Ihre gesundheitliche Situation beziehungsweise je niedriger die CP ist, desto sanfter sollten Sie üben.
- Möchten Sie rasch die guten Wirkungen der Praxis erleben, üben Sie mindestens 40 Minuten am Tag. Das geht gut mit zwei Einheiten, am besten direkt nach dem Aufstehen und vor dem Schlafengehen.
- Untertags können Sie kurze, bewusste »Atemspots« setzen, schon 3 bis 5 Minuten können Ihnen Momente des Wohlseins schenken und Energie zurückgeben: *natürlich atmen, viele kleine Atempausen,* die *Übung zum Freimachen der Nase.* Oder Sie machen einen kurzen Spaziergang mit kleinen Atempausen. Wenn Sie stärkere Atemthemen haben – zum Beispiel Asthma, COPD oder Long COVID –, versuchen Sie, 60 Minuten Atempraxis am Tag zu machen.
- Kümmern Sie sich um die Schlafqualität während der Nacht: Taping und Schlafen auf der Seite sind gute Methoden, die Nasenatmung sicherzustellen und das Schnarchen zu reduzieren oder zu beenden. Oft ist das Taping auch der Weg, eine obstruktive Schlafapnoe abzustellen. Und auch das ist wichtig für die Nacht: Das Schlafzimmer sollte kühl und gut belüftet sein, nach Möglichkeit weitgehend frei von Staubfängern wie Teppichen, Kleidung, Büchern und so weiter, dann atmet es sich besser. Auch Elektrosmog ist kein guter Begleiter während des Schlafens. Handys, Computer und dergleichen haben im Schlafzimmer nichts zu suchen. Schlafen Sie ausreichend, aber nicht zu viel.

- Gönnen Sie sich eine Ernährung mit vielen frischen und natürlichen Lebensmitteln, denken Sie besonders an grünes Blattgemüse und Rote Bete, sie sind wahre »NO-Booster«. Und soweit Ihnen das gelingt: Seien Sie zurückhaltend mit Zucker, weißem Mehl, Junkfood und Stimulanzien.
- Schließlich: Bewegen Sie sich ausreichend. Das muss nichts Anstrengendes sein, ein Spaziergang von einer halben Stunde am Tag wirkt schon Wunder. Dabei können Sie bewusst atmen. Oder Buteyko im Gehen machen. Der ganze Körper kommt dabei ins Schwingen, und die Blutgefäße bilden vermehrt NO. »*Say* YES to NO«, sagt Louis Ignarro – ein weiser Ratschlag, meine ich.

Die Buteyko-Praxis konzentriert sich auf die Arbeit mit der Biochemie. Indem Sie üben, systematisch weniger zu atmen, trainieren Sie Ihre CO_2-Toleranz nach oben. Das verringert den Atemantrieb, und mit der Zeit atmen Sie immer ruhiger, entspannter, weicher. Das Säure-Basen-Gleichgewicht stabilisiert sich in gesunden Bereichen, und viele belastende Symptome gehen zurück. Sie schlafen besser, werden leistungsfähiger, entspannter und konzentrierter. Wenn Sie sich dazu noch gesund ernähren und ausreichend bewegen, haben Sie die wichtigsten Säulen für ein gesundes Leben errichtet.

Was die Buteyko-Praxis nicht im Fokus hat, darauf haben wir hingewiesen, ist die Rhythmik der Atmung. Konstantin Buteyko war der Auffassung, dass eine Normalisierung der Biochemie auch zu einer Normalisierung der Rhythmik führen würde und, wichtiger noch, seine häufig schwer kranken Patienten überfordert wären, würde man sie mit diesem Thema zusätzlich belasten. Ich meine aber auch, dass die Atemrhythmik eine spannende Angelegenheit ist, bei der wir einiges über den großen Einfluss der Atmung auf Herz und Nervensystem lernen können: Von einer systematischen Atemverlangsamung profitieren sie nämlich besonders. Zudem können wir, aufbauend auf dem bis hierher Gesagten und Geübten, Biochemie und Rhythmik harmonisch in einer freudvollen Atempraxis miteinander verbinden. Darum geht es im nächsten Kapitel.

Langsam atmen

»Als Arzt«, sagt David Kearney in seinem *Slow Breathing Book*, ein kleines Buch über das langsame Atmen, »gebe ich meinen Patienten keine Medikamente, vielmehr zeige ich ihnen, wie sie auf ihren Atem achten können.«[227] Kearney hatte, bevor er das bewusste Atmen für sich entdeckte, ein Handicap: Er stotterte. Jahrelang suchte er Therapeuten auf, ging von Dublin über London bis nach Australien. Zwar wurde dabei seine Patientenakte immer dicker, doch helfen konnte ihm keiner. Mit 22 Jahren brachte ihm ein Meditationslehrer das langsame Atmen bei. Innerhalb von nur einer Woche verschwand das Stottern und sollte nie wiederkommen. »Zu viel von einer guten Sache kann eine schlechte Sache sein«, sagt Kearney und ergänzt: »Das gilt für zu viel Essen, Trinken *und* Atmen.«[228] Er ist überzeugt davon, dass langsames Atmen uns eine längere Lebensspanne beschert.

Die Idee, dass eine Atemverlangsamung zu Entspannung, innerer Ruhe und Wohlbefinden führt, ist nichts Neues. Im *Yogasutra*, einem zweitausend Jahre alten Text zur Praxis und Philosophie des Yoga, sagt der Autor Patanjali, dass man Menschen, die an Schmerzen, innerer Unruhe oder Depressionen leiden, an einer unregelmäßigen Atmung erkennen könne.[229] Modern ausgedrückt: Krankheit und dysfunktionale Atmung gehen Hand in Hand. Im Umkehrschluss heißt das: Der Geist wird ruhig und der Mensch gesund, wenn der Atem fein und langsam fließt.[230]

Für Patanjali war der Zusammenhang zwischen einer ruhigen Atmung und innerer Ruhe eine aus persönlicher Erfahrung gewonnene Erkenntnis. Heute weiß man über den engen Zusammenhang von Atmung und Nervensystem auch wissenschaftlich einiges zu sagen: Geht der Atem langsam und rhythmisch, stärkt dies den Parasympathikus, jenen Zweig des Nervensystems, der zuständig ist für Entspannung, Regeneration und Heilung. Das führt uns zum spannenden Zusammenhang von Atem, Herz und Nervensystem, oder, wie wir auch sagen könnten, zur Atem-Herz-Hirn-Verbindung.

Das flexible Herz

Wang Shu-Ho war Arzt im alten China und ein Meister der Pulsdiagnostik. Sein Buch *Maijing* aus dem 3. Jahrhundert ist bis heute ein Standardwerk der traditionellen chinesischen Medizin. Immer wenn er bei einem Kranken den Puls fühlte und bemerkte, dass dieser so regelmäßig ging »wie das Klopfen eines Spechts oder Regentropfen auf dem Dach«, ging er davon aus, dass sein Patient nur noch vier Tage zu leben haben würde.[231] Das Herz eines Gesunden, wusste er, geht nicht im monotonen Takt, sondern variiert von Schlag zu Schlag.

Die Idee, aus dem Puls Diagnosen abzuleiten, kannte man nicht nur im Osten. Auch die frühen Ärzte unseres eigenen Kulturkreises wandten die Methode an. So zum Beispiel Galen von Pergamon (2. Jahrhundert n. Chr.), der sich speziell mit dem Herzschlag beschäftigte und nicht weniger als achtzehn Bücher dazu verfasste. Allein acht handeln von der Pulsdiagnostik.[232]

Die meisten Menschen sind überrascht, wenn sie hören, dass bei einem Gesunden kein Abstand zwischen zwei Herzschlägen dem anderen gleicht. So dürfte es auch dem Physiologen Stephen Hales ergangen sein, als er 1733 das Phänomen der oszillierenden Herzfrequenz entdeckte: Während er die Arterie eines Pferdes punktierte, beobachtete er, dass Puls und Blutdruck synchron zur Atmung schwankten, eine Entdeckung, die Carl Ludwig, Professor für Medizin in Zürich und Leipzig, über hundert Jahre später bestätigen konnte und weiter präzisierte. Mithilfe des von ihm entwickelten Kymografen oder »Wellenschreibers« gelang ihm 1847 der Nachweis, dass der Druck in den Halsschlagadern während der Einatmung sinkt und bei der Ausatmung zunimmt.[233]

Noch genauere Herzschlagmessungen wurden möglich, als der Niederländer Willem Einthoven 1903 das Elektrokardiogramm (EKG) entwickelte. Damit kann man die vom Herzen ausgehenden elektrischen Ströme an der Hautoberfläche messen, ein Verfahren, ohne das man sich die Medizin heute nicht mehr vorstellen kann. Bemerkenswerterweise ist das Magnetfeld, das von diesen elektrischen Herzströmen erzeugt wird, 5000-mal größer als beim Gehirn.[234]

Wusste man nun, dass das Herz nicht monoton, sondern variabel schlug, so blieb doch weiter im Dunkeln, wodurch dies ausgelöst wird. Man vermutete bald, dass es mit dem Vagusnerv zu tun haben müsse, einer wichtigen Struktur des parasympathischen Nervensystems. Doch das Thema blieb noch lange umstritten. Namhafte Wissenschaftler bezweifelten sogar, dass es das Phänomen der *Herzratenvariabilität* (HRV), wie man es heute nennt, überhaupt gebe, und hielten das Ganze für einen Messfehler. »Selbst bekannte Psychophysiologen«, berichtet Stephen Porges, der der Erforschung des menschlichen Nervensystems in jüngster Zeit wegweisende Impulse gab, »waren hartnäckig der Meinung, dass die Herzratenvariabilität ein Störsignal sein müsse, verursacht durch ungenügende experimentelle Kontrolle.«[235] Die Skeptiker waren der Meinung, das Herz würde einem immer gleichen Rhythmus folgen und Veränderungen nur als Reaktionen auf spezifische Stimuli auftreten. Herzschlagschwankungen im Sinne eines natürlichen, atemabhängigen Phänomens aber – die sogenannte *respiratorische Sinusarrhythmie* (RSA) – könne es dagegen nicht geben.

Es sollte bis in die Sechziger- und Siebzigerjahre dauern, bis die HRV in wissenschaftlichen Kreisen schließlich Anerkennung fand.[236] Ein Meilenstein auf diesem Weg war die Entdeckung von Edward Hon und Stanley Lee im Jahre 1965. Sie konnten zeigen, dass die Verringerung der Variabilität der Herzschläge von Babys während der Wehen als ein erstes Zeichen fötalen Stresses bereits sichtbar wurde, noch bevor die Herzrate selbst sich änderte.[237] Mit anderen Worten: Der Minutenpuls war zwar noch der gleiche, doch das Herz schlug stressbedingt monotoner als vor Beginn der Wehen. Die HRV reagiert auf Veränderungen also sensibler als Puls, Blutdruck oder andere Biomarker. Das macht sie zu einem wertvollen Indikator, aus dem sich Aussagen zur Gesundheit, speziell zur Wahrscheinlichkeit des Auftretens von Herzerkrankungen, ableiten lassen.[238] Generell sagt man, dass eine hohe Herzschlagvariabilität ein Zeichen guter körperlicher, emotionaler und mentaler Verfassung ist. Je älter wir aber werden, je angeschlagener wir sind oder je ungesünder wir leben, umso gleichförmiger geht der Schlag des Herzens.

Weil die Herztätigkeit vom autonomen Nervensystem gesteuert wird, geben HRV-Messungen uns die Möglichkeit, dessen Aktivität live zu beobachten, ohne dass man dazu den Körper aufschneiden oder durchleuchten müsste. Aus den gewonnenen Daten können wir Rückschlüsse auf unsere Gesundheit ziehen, besonders auch auf die Fähigkeit, uns von Stressoren zu erholen oder Leistung abzurufen.

Die Tatsache, dass der Atem so großen Einfluss auf die Herzratenvariabilität hat, ist geradezu eine Einladung, systematisch mit ihm zu arbeiten, um die Flexibilität des Herzens und damit die Selbstregulationsfähigkeit des Nervensystems zu verbessern. So wird das bewusste Atmen zu einem Werkzeug für Entspannung, Widerstandskraft, Leistungsfähigkeit und Ausgeglichenheit.

Stabilität

In der Biologie nennt man das Streben nach Stabilität *Homöostase*. Gerät unsere Physiologie aus dem Gleichgewicht – Temperatur, Blutdruck, Mineralstoffhaushalt, Blutzucker, Säure-Basen-Gleichgewicht oder andere Parameter –, versucht der Körper immer wieder, zurück in ein Gleichgewicht zu finden. Im Kontext der Biochemie der Atmung haben wir uns das genauer angesehen: Fällt mehr CO_2 an, zum Beispiel wenn wir Sport machen, sinkt der pH-Wert. Chemorezeptoren registrieren das und verstärken den Atemantrieb (was wir dann als Lufthunger erleben). Wir atmen nun intensiver und geben vermehrt CO_2 ab. Der pH-Wert steigt wieder an, und das System findet zurück zu seiner gesunden Mitte: Homöostase.

Manchmal jedoch, wenn Belastungen hinreichend lang wirken, geraten die Dinge anhaltend aus der Balance. Bei der Atmung entspricht dies der Ausbildung eines dysfunktionalen Atemmusters: Hat sich die Überatmung als Reaktion auf chronischen Stress im Alltag etabliert, findet das System nicht mehr einfach von selbst zurück ins Gleichgewicht. Der pH-Wert bleibt dann chronisch zu hoch, und zahlreiche biochemische Prozesse werden beeinträchtigt. Der Körper versucht zwar, auf anderen Wegen gegenzusteuern, so scheiden die Nieren verstärkt basischen Urin aus. Doch dieser Kompensationsversuch hat seinen Preis: Nachts schlafen wir schlechter und verlieren zudem wichtige Mineralstoffe. Auf Dauer erschöpfen wir und werden krank.

Die Hauptrolle in diesen Regulationsvorgängen spielt das *autonome Nervensystem*. Bevor wir uns dessen Akteure – Sympathikus und Parasympathikus – sowie ihr Zusammenspiel mit Atmung und Herz anschauen, werfen wir zur Einordnung einen kurzen Blick auf das Nervensystem als Ganzes.

Zentrales und peripheres Nervensystem

Gehirn und Rückenmark bilden das *zentrale Nervensystem*. Kein einziger Vorgang, für den es nicht Verantwortung tragen würde:[239] die Haltung und Bewegung unseres Körpers, Organfunktionen und Hormonhaushalt, die Verarbeitung unzähliger Informationen in jedem Moment, ob sie nun von außen über die Sinne zu uns kommen oder aus dem Körper selbst, kognitive Kompetenzen, also Bewusstsein, Denk- und Sprachvermögen, Lernen, Erinnerung und so weiter. Natürlich auch basalere Funktionen wie Emotionen und biologische Triebe. Alles das läuft im ZNS zusammen, wird von hier aus ermöglicht und koordiniert. Welchen Aspekt Ihres Lebens Sie auch anschauen, nichts davon geht an der Zentrale vorbei. Und das meiste davon bekommen Sie noch nicht einmal mit!

Vom zentralen Nervensystem oder ZNS ausgehend, verlaufen Nervenstränge bis in die entlegensten Regionen des Körpers: das *periphere Nervensystem*. Wir können es uns als das Ausführungsorgan des ZNS vorstellen.[240] Man differenziert es in zwei Bereiche, nämlich das *somatische Nervensystem*, das uns sinnliche Erfahrungen und willentliche Bewegung ermöglicht, und das für unser Atemthema besonders relevante *autonome Nervensystem* oder ANS.[241] Es reguliert zahllose vitale Abläufe, die wir nicht willentlich steuern können, Dinge wie Blutdruck, Herzrate, die Weit- oder Engstellung von Blutgefäßen und Atemwegen, Körpertemperatur, Verdauung, hormonelle Steuerung, sexuelle Erregung, Sinnesfunktionen und vieles andere mehr.

Wenn wir auch nicht direkt Einfluss auf das ANS nehmen können, so doch mittelbar: durch bewusstes Atmen. Die Verbindung zwischen Nervensystem und Atmung ist nämlich keine Einbahnstraße vom Gehirn zur Atemmuskulatur, die Kommunikation verläuft vielmehr in beide Richtungen. Deshalb kann eine gezielte Atempraxis auf das Nervensystem zurückwirken, so zum Beispiel um »herunterzufahren« und zu entspannen. (Hier helfen uns eine Verlangsamung der Ausatmung oder Pausen danach.) Wir können aber auch so atmen, dass es uns eher aktiviert. (Dazu atmen wir dann intensiver und betonen eher die Einatmung sowie die Pausen in der Atemfülle.) Oder um in eine Balance zu kommen: wach, aufmerksam und leistungsbereit, dennoch ruhig, klar und fokussiert. (Dies geschieht mit Übungen wie der *Resonanzatmung* oder *Box Breathing*, Techniken, mit denen wir uns in diesem Kapitel beschäftigen.)

In der folgenden einfachen Praxis können Sie die Wirkung der Atmung auf das ANS schon einmal praktisch erleben. Die Übung aktiviert den Parasympathikus, also den für Entspannung und Regeneration zuständigen Teil des autonomen Nervensystems. Wir kommen auf ihn und seinen Gegenspieler, den Sympathikus, gleich nach dieser Übung zu sprechen.

Anti-Stress-Atmung

In dieser Praxis atmen wir stark verlangsamt aus. Ausnahmsweise erlauben wir uns dabei, durch den leicht geöffneten Mund zu atmen, allerdings nur bei der Ausatmung. Dadurch lässt sie sich präzise steuern, ohne dass Spannung im Zwerchfell entsteht. (In der Übung *Ein lösender Atemzug* haben Sie das bereits als *Lippenbremse* kennengelernt.) Die Einatmung erfolgt ausschließlich durch die Nase.

Die Atemtherapeuten Leon Chaitow, Dinah Bradley und Christopher Gilbert empfehlen diese einfache Übung bei Stress, innerer Unruhe oder Aufregung.[242] Sie kann Ihnen helfen, in nur wenigen Atemzügen zurück zur Mitte zu finden.

- Sitzen oder liegen Sie bequem.
- Nach einer normalen Einatmung atmen Sie bewusst langsam durch den Mund aus. Öffnen Sie dazu ein klein wenig die Lippen, sodass der Ausatmungsstrom abgebremst wird. So können Sie die Dauer der Ausatmung gut kontrollieren. Ein inneres Bild kann helfen: Stellen Sie sich eine brennende Kerze vor, die etwa 15 Zentimeter vor Ihnen aufgestellt ist. Versuchen Sie, die Ausatmung so langsam und fein geschehen zu lassen, dass Sie die Kerze nicht ausblasen.
- Zählen Sie bei der Ausatmung innerlich die Sekunden mit: »100, 200, 300 …«
- Wenn Sie vollständig ausgeatmet haben, passiv und ohne jede Anstrengung, wird die Einatmung von selbst zurückkommen, da die langsame Ausatmung eine Art *Sprungfeder-Effekt* erzeugt, der zu einer Einatmung führt, die Sie *in keiner Weise kontrollieren* müssen. Sie kontrollieren nur die Ausatmung, die Einatmung wird für sich selbst sorgen!
- Zählen Sie bei der Einatmung mit.
- Am Ende der Einatmung lassen Sie wieder in die kontrollierte Ausatmung los, am Ende der Ausatmung folgt direkt die nächste Einatmung.
- Nach und nach stellt sich ein für Sie passender Rhythmus ein, bei dem die Einatmung deutlich kürzer ist als die Ausatmung. Ein Verhältnis von etwa 1:2 für Ein- und Ausatmung ist prima.
- Üben Sie auf diese Weise 5 oder 10 Minuten.

Hier noch ein paar zusammenfassende Hinweise zu dieser Übung:

- Die Einatmung erfolgt immer über die Nase, die Ausatmung mit Lippenbremse durch den Mund. Zwischen der Ein- und Ausatmung sind keine Pausen, eine Atemphase geht in die andere über: Sie atmen zirkulär.

- Wenn das innerliche Mitzählen Sie stört, lassen Sie es weg. Anfangs ist es jedoch hilfreich, um ein zeitliches Gespür zu entwickeln. Nach einiger Zeit wird sich Ihr Atemrhythmus etablieren. Es ist gut, wenn die Einatmung nicht kürzer als 2 bis 3 Sekunden dauert und die Ausatmung bei etwa 6 bis 7 Sekunden liegt. Wenn Sie langsamer atmen, wunderbar!
- Lassen Sie sich von Ihrem Bedürfnis leiten: Wenn Sie sich gestresst fühlen, sich sorgen oder andere belastende Emotionen Sie quälen, machen Sie die Anti-Stress-Atmung. Betrachten Sie die Übung als Medizin!

Und ein Wort noch zur Ausatmung durch den Mund, nachdem wir so viel über die Bedeutung der Nase gehört haben: Bei der bewussten, deutlich verlangsamten Ausatmung durch den Mund besteht keine Gefahr, dass wir überatmen. Die Einatmung durch die Nase stellt zugleich sicher, dass die Einatmungsluft optimal für die Lungen vorbereitet wird. Und: Es ist eine bewusste Atempraxis, keine 24-Stunden-Empfehlung.

Die Anti-Stress-Atmung ist eine gute vorbereitende Übung zum Einstieg ins langsame Atmen, eine bewusste Arbeit mit unserem autonomen Nervensystem und seinen beiden Spielern: Sympathikus und Parasympathikus. Um sie geht es uns im Folgenden.

Sympathikus und Parasympathikus

Das autonome Nervensystem oder ANS arbeitet grundsätzlich auf zweierlei Weise: Je nachdem, was in einer gegebenen Situation sinnvoller (oder, biologisch betrachtet: überlebensdienlicher) erscheint, wird entweder unsere Leistungsbereitschaft erhöht oder eine Entspannungsreaktion eingeleitet. Damit verbunden ist jeweils die Aktivierung oder Hemmung der entsprechenden Organsysteme.

Sympathikus

Wenn wir etwas leisten müssen, ist der aktivierende Teil des autonomen Nervensystems, der Sympathikus, am Zug. Er entspringt unterschiedlichen Hirnregionen,[243] doch im medizinischen Alltag denkt man meist an seine Nervenkerngebiete im Rückenmark sowie an die von dort ausziehenden Stränge. Diese führen zu einer Reihe knötchenförmiger Anhäufungen von Zellkörpern oder *Ganglien*, die wie auf einer Strickleiter zu beiden Seiten der Wirbelsäule aufgereiht sind: der *sympathische Grenzstrang*. Von dort dann laufen die Nervenfasern zu allen Organen hin.

Dominiert der Sympathikus, machen wir die Erfahrung von Stress. Evolutionsbiologisch betrachtet ist es das Bemühen des Körpers, uns die Energieressourcen bereitzustellen, die wir in Kampf- und Fluchtsituationen benötigen. Die Nebennieren schütten Stresshormone aus,[244] das Herz schlägt schneller, die Bronchien weiten sich, und die Atmung nimmt an Intensität zu. Es wird vermehrt Glucose ausgeschüttet, und die Muskeln werden auf maximale Leistung vorbereitet. Die Haut wird feucht, die Sinne werden scharf gestellt. Unsere Wachsamkeit ist gesteigert und die Schmerzempfindlichkeit reduziert.[245] Gleichzeitig hemmt der Sympathikus jene Funktionen, die in einer fordernden Situation nicht gebraucht werden, Dinge wie Speichelfluss, Verdauung oder sexuelle Erregung. Um im Kampf-Flucht-Bild zu bleiben: Der Krieger wird vorbereitet, alles zu geben und zur Not auch viel zu ertragen.

Nach der Anstrengung ist es notwendig, das »hochgefahrene System« wieder nach unten zu regeln und zu entspannen, damit Erholung und Regeneration möglich werden und Verletzungen heilen können. Energetisch betrachtet: Die leere Batterie muss aufgeladen werden, sonst erschöpfen wir. Diese Aufgabe nun fällt in den Zuständigkeitsbereich des zweiten Spielers im ANS, des *Parasympathikus*. Die Silbe *para* mag den Eindruck vermitteln, der Parasympathikus sei bloß eine unbedeutende Unterabteilung des Sympathikus.[246] Tatsächlich aber bilden beide, Sympathikus und Parasympathikus, im antagonistischen Miteinander eine Ganzheit. Der eine ist so bedeutend wie der andere.

Sympathikus und Parasympathikus wechseln einander nicht ab wie die zwei Stellungen eines Schalters – an oder aus –, vielmehr arbeiten sie wie Schieberegler, die je nach Situation unterschiedlich weit aufgezogen sind. Regelt der Sympathikus nach oben, wird der Parasympathikus nach unten gefahren. Ist die erhöhte Leistung nicht mehr notwendig, bremst der Parasympathikus den Sympathikus wieder, damit das System sich regenerieren kann. Man mag es mit einem fahrenden Auto vergleichen: Das Gaspedal treibt den Wagen stetig vorwärts, die Bremse reduziert unterwegs immer wieder mal das Tempo. Auch die Wippschaukel ist ein treffendes Bild. Mal ist die eine Seite oben, mal die andere, doch beides ist ohne die jeweils andere Seite nicht möglich. Sympathikus wie Parasympathikus wirken auf dieselben Organstrukturen ein, jedoch in gegensätzlicher Weise.

Parasympathikus

Der Parasympathikus hat zwei Ursprungsgebiete: Gehirn und Kreuzbein. Während die vom Kreuzbein ausgehenden Nervenfasern die Beckenorgane innervieren, also Harnblase, Geschlechtsorgane und Enddarm, wirken die vom Stammhirn austretenden Hirnnerven des Parasympathikus auf die Muskulatur des Gesichts, auf Augen, Ohren, Zunge, Speicheldrüsen und noch andere Strukturen.[247] Der zehnte unter diesen paarig angelegten Hirnnerven ist die größte und wichtigste Struktur des parasympathischen Systems. Bekannt unter dem Namen Vagus (lat. *vagari* [umherstreifen]), durchzieht dieser Nerv weite Areale des Körpers. Seine Äste verzweigen sich im gesamten Brust- und Bauchraum und innervieren dort alle Organe.

Dominiert der Parasympathikus beziehungsweise der Vagus, »bremst das Auto«: Das Herz verlangsamt sein Schlagen, der Blutdruck sinkt, und der Atem geht sanfter. Speichel beginnt zu fließen, die Verdauungsorgane nehmen ihre Arbeit auf. Auch die Bereitschaft zur Sexualität ist davon abhängig, dass der Parasympathikus das Sagen hat. (Deshalb ist Sex unter Stress keine so gute Unternehmung. Der spezielle Moment des sexuellen Höhepunkts allerdings ist die Domäne des Sympathikus.)

Der größte Teil der Impulse, die durch das Nervensystem laufen, dienen übrigens gar nicht dazu, Organe zu innervieren, sondern das Gehirn auf dem Laufenden zu halten: Können wir uns sicher fühlen? Ist die Situation gefährlich oder gar lebensbedrohlich? 80 Prozent der Nervensystemaktivität dient allein diesem Zweck.[248] Das Gros der Informationen fließt also von Sinnesorganen und Körper zum Gehirn, nicht umgekehrt. In der von ihm formulierten *Polyvagaltheorie*, einer einflussreichen Weiterentwicklung des klassischen Sympathikus-Parasympathikus-Modells, prägte Stephen Porges den Begriff *Neurozeption* dafür.[249]

Aus der Perspektive des autonomen Nervensystems sind Gesundheit und Homöostase synonyme Begriffe. Sie bedeuten, dass beide Spieler, Sympathikus und Parasympathikus, gleich stark sind und keiner den anderen dauerhaft dominiert. Homöostase ist nichts Statisches, sondern steht für die dynamischen Feedback- und Regulationsvorgänge, die notwendig sind, damit unser Körper seine inneren Zustände in gesunden Bereichen halten kann.[250] Die »gesunde Mitte« ist also etwas zutiefst Lebendiges, wie sich das eben in einem flexiblen Herzen spiegelt. Zugleich handelt es sich um eine uralte Erkenntnis, von der schon die Weisen Chinas erzählten: Das Gesunde ist beweglich, sagten sie, alles Starre hingegen kündet von Alter, Krankheit und Tod.

Um die gesunde Mitte ist es in unserer stressbelasteten Welt nicht sonderlich gut bestellt. Wir haben es vor allem mit dem Problem einer chronischen Sympathikus-Dominanz bei vielen Menschen zu tun. Die meiste Zeit sind wir sozusagen »zum Kampf gerüstet«, »unter Strom«, wollen oder müssen dauernd Leistung abrufen und »funktionieren«. Was uns hingegen immer weniger gelingt, ist das Loslassen, das Ausruhen und Entspannen. Die moderne Zivilisation leidet, wenn man so will, unter einer kollektiven Sympathikus-Übersteuerung oder, aus der anderen Perspektive betrachtet, unter einer Parasympathikus-Schwäche. Die *vagale Bremse*, wie man sagt, ist zu schwach. Und so fährt der Wagen dauernd Vollgas. Fehlen aber die Momente, in denen wir unseren Energiespeicher wieder aufladen, Kraft schöpfen und Heilung erfahren, kommt es zu einer Vielzahl einschneidender Probleme wie:[251]

- Bluthochdruck,
- Erkrankungen der Herzkranzgefäße,
- Herzrhythmusstörungen, Herzinsuffizienz und Herzinfarkt,
- Asthma,
- Diabetes,
- Immunerkrankungen,
- entzündlichen Prozessen,
- Reizdarmsyndrom (RDS),
- psychosomatischen Störungen, Ängsten,
- posttraumatischer Belastungsstörung (PTBS),
- Depressionen,
- Erschöpfung, Burn-out und anderem mehr …

Diese Symptome und Erkrankungen erinnern nicht von ungefähr an jene, die auch bei Überatmung auftreten, denn Überatmung und Sympathikus-Dominanz gehen Hand in Hand. Sie sind wie die zwei Seiten desselben Phänomens: ein geschwächter Parasympathikus. Genau an dieser Stelle nun kommt das langsame Atmen ins Spiel. Üben wir es bewusst und regelmäßig – zweimal 10 Minuten am Tag können schon nachhaltig wirksam sein –, stärken wir die vagale Bremse.

Die Atem-Herz-Hirn-Verbindung

Oben haben wir von der *respiratorischen Sinusarrhythmie* (RSA) gesprochen, der atemabhängigen Beschleunigung und Verlangsamung der Herzrate. Es ist die Aktivität von Sympathikus und Vagus, die diese

Variabilität des Herzens bewirkt: Die Einatmung wird vom Sympathikus stimuliert, die Ausatmung vom Vagus. Daher können wir aus der respiratorischen Sinusarrhythmie Rückschlüsse auf die vagale Regulation ziehen.[252] Verfügen wir über eine gute Selbstregulationsfähigkeit (Sympathikus und Parasympathikus sind gleich stark), verlangsamt sich die Herzrate bei der Ausatmung merklich, während sie bei der Einatmung zunimmt. Bremse und Gaspedal arbeiten im steten Wechsel.

Ist das Nervensystem ausbalanciert, gleicht kein Intervall zwischen zwei Herzschlägen dem anderen. So mag es sein, dass Ihre Herzrate im Moment zwar siebzig Schläge pro Minute beträgt, doch innerhalb dieser Minute schwanken die Intervalle permanent. Je größer diese Schwankungen sind, desto gesünder, leistungsfähiger und ausgeglichener sind wir, denn Sympathikus und Parasympathikus sind dann in einem guten Gleichgewicht. Eine niedrige Herzratenvariabilität hingegen spiegelt eine schwache vagale Bremse.

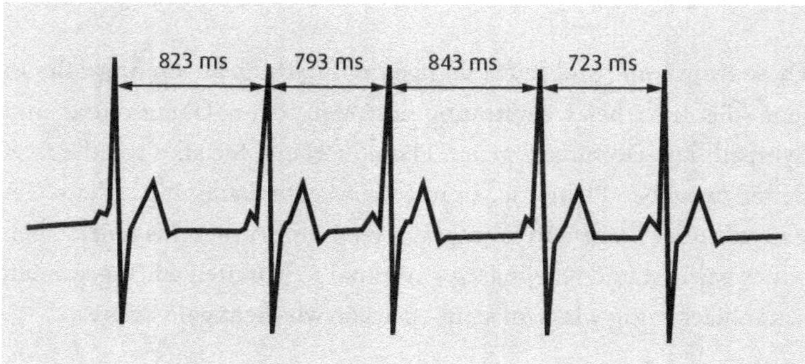

Das klassische Bild eines EKGs. Jedes Intervall zwischen zwei Schlägen weist eine andere Länge auf. Man sieht, wie groß die Unterschiede sind: Legt man das letzte Intervall mit 723 Millisekunden auf 1 Minute um, ergibt das eine Herzrate von 83 Schlägen (bpm [beats per minute]), während das erste Intervall mit 823 Millisekunden einem Minutenpuls von 72 Schlägen entspricht. Je größer die Abweichungen, desto höher die HRV.

Die gute Nachricht ist, dass man immer etwas tun kann, um die Situation zu verbessern: Wir können Stress aus dem Alltag nehmen, uns vernünftig ernähren, Stimulanzien reduzieren, regelmäßig schlafen und unseren Körper auf gesunde Weise bewegen. Auch positive Gedanken und Emotionen, wie Wertschätzung, Dankbarkeit und Vertrauen, wirken sich nachweislich positiv auf die Flexibilität des Herzens aus. Besonders Gefühle von Zufriedenheit und Sicherheit lassen die Herzratenvariabilität ansteigen.[253] Umgekehrt schlagen sich schwierige Emotionen in einer reduzierten HRV nieder. Besonders gilt das für Angst.[254]

Natürlich können wir positive Emotionen nicht einfach per Knopfdruck herstellen. Doch es ist immer möglich, bewusstes Atmen zu praktizieren. Dies ist sogar eine der stärksten Methoden überhaupt, die HRV günstig zu beeinflussen. Denn die Atmung fungiert als ein Mittler zwischen den unwillkürlich sich vollziehenden Vitalprozessen und unserer Bewusstheit. Sie ist damit ein Tor zu unserer Physiologie wie auch zu den tieferen Ebenen unseres Wesens:[255] Jacob Holzman und David Bridgett von der Northern Illinois University haben eine große Untersuchung zur Beziehung zwischen Herzratenvariabilität und der sogenannten *Top-down-Selbstregulation* durchgeführt. Sie analysierten mehr als 120 Studien, die sich mit emotionalen, kognitiven und verhaltensbezogenen Aspekten und ihrem Zusammenhang mit der HRV beschäftigten. Dabei kamen sie zum Schluss, dass die HRV ein zuverlässiger Indikator für die Fähigkeit ist, unsere Emotionen und unser Verhalten zu regulieren.[256] Einfach ausgedrückt: Ist das Herz flexibler, können wir besser mit Gefühlen umgehen und sinnstiftender handeln.

Menschen, deren HRV höher ist, scheinen sich nicht nur wohler, gesünder und entspannter zu fühlen, sondern können auch Probleme besser lösen, intelligentere Entscheidungen treffen und zielführender handeln. Das liegt daran, dass Herz und Hirn über den Vagusnerv direkt miteinander »verdrahtet« sind: Studien zeigen, dass es eine signifikante Beziehung zwischen der HRV und der Durchblutung wichtiger Hirnstrukturen gibt, namentlich von präfrontalem Cortex und Amygdala.[257] Wo die Amygdala mit unseren tief verankerten Emotionen und Ängsten assoziiert ist, verdanken wir dem präfrontalen Cortex die Fähigkeit, aus Erfahrung zu lernen, die Folgen unserer Handlungen einzuschätzen, Probleme zu lösen und sinnvoll vorauszuplanen.

Diese Atem-Herz-Hirn-Vernetzung ist sogar physikalisch messbar. Wir haben das starke elektromagnetische Feld des Herzens schon angesprochen. Die Biophysikerin Mae-Wan Ho berichtet, das Magnetfeld des Herzens sei so stark, dass man es mit empfindlichen Geräten noch in mehreren Metern Entfernung vom Körper messen kann. Das ist mehr als genug, um auch die elektrischen Ströme des Gehirns unmittelbar zu beeinflussen. »Deshalb«, so Mae-Wan Ho, »wird der emotionale Zustand einer Person über das elektromagnetische Feld des Herzens innerhalb des ganzen Körpers und in die äußere Umgebung hinein kommuniziert und spielt wohl auch eine Rolle für unsere Wahrnehmung.« Die Physikerin schließt die Frage an: »Kommt daher vielleicht Intuition?«[258] Atmung, Herz und Hirn sind aufs Engste vernetzt. Das Gehirn atmet mit.

Was heißt eigentlich »langsam«?

Die Computertechnologie ermöglicht uns, die Herzschlagvariabilität genau zu messen und auszuwerten. So können wir sehen, ob die vagale Bremse funktioniert und Sympathikus und Parasympathikus im Gleichgewicht sind. Da HRV-Messungen uns einen Live-Einblick ins autonome Nervensystem geben, können wir mit ihrer Hilfe unsere optimale Atemfrequenz ermitteln: Wie viele Sekunden soll meine Ein- und Ausatmung jeweils dauern, um den besten Trainingseffekt für eine hohe HRV zu erzielen? Bei welcher Atemfrequenz ist die Flexibilität und Dynamik meines Herzens am größten? Man nennt diesen Punkt, an dem Atmung, Herz und Nervensystem harmonisch – oder kohärent – zusammenwirken, *Resonanz-*

frequenz. Atmen wir in dieser Frequenz, praktizieren wir die *Resonanzatmung*.[259]

Mittlerweile existiert ein großes Angebot von Produkten zur Messung der HRV, oft in Verbindung mit *Biofeedback*. Damit können wir dann nicht nur unsere Resonanzfrequenz ermitteln, sondern erhalten während der Atempraxis auch visuelle oder akustische Rückmeldungen, die uns von Moment zu Moment darüber informieren, ob wir optimal atmen. Ein solches biofeedbackgeleitetes Atemtraining wird immer häufiger auch in therapeutischen Settings angewendet. Doch wir müssen nicht zwingend mit Technik arbeiten, um unser autonomes Nervensystem mithilfe der Atmung zu unterstützen:

Zum einen sind *alle* Atemübungen in diesem Buch auch ein HRV-Training. Allein die natürliche Zwerchfellatmung schon ist eine wirksame Praxis, um die Balance des ANS zu fördern, denn sie verbessert nachweislich Resilienz und kognitive Leistungsfähigkeit.[260] Entspanntes Atmen federt negative Folgen von Stress ab und lässt uns ausgeglichener sein und uns fokussierter fühlen. Übungen wie die *Vier-Punkt-Entspannung*, *Natürliches Atmen* oder *In die Ausatmung hinein entspannen* stärken den Vagus. Besonders auch die *Tiefe Zwerchfellatmung im Liegen* ist ein starkes HRV-Training.[261] Ebenso die Übungen der *Buteyko-Methode*: Eine höhere CO_2-Toleranz reduziert den Atemantrieb und führt damit auch zu einer langsameren Atmung.

Ein zweiter Grund noch macht Technik, so Sie nicht damit arbeiten wollen, verzichtbar. Dank einer Reihe von Studien, die zum langsamen Atmen gemacht wurden, weiß man heute, dass es eine Art *Sweet Spot* beim langsamen Atmen gibt, einem Atemrhythmus, auf den die Herzschlagvariabilität so gut wie aller Menschen positiv reagiert. Dieser liegt bei einer Atemfrequenz von viereinhalb bis sechs Atemzügen in der Minute.[262] Mit ihr können wir gut arbeiten.

Der Sweet Spot

Der Mediziner Luciano Bernardi führte 2001 die erste systematische Studie zu den Wirkungen des langsamen Atmens durch. Er ließ die Teilnehmer:innen der Experimentiergruppe (nennen wir sie die *Slow Breather*) mit sechs Atemzügen pro Minute atmen. Das Versuchssetting stellte sicher, dass nicht mehr als ein normales Minutenvolumen von 5 Litern geatmet wurde, Überatmung war also nicht möglich. Eine zweite Experimentiergruppe atmete mit fünfzehn Atemzügen pro Minute, eine Kontrollgruppe dagegen frei und spontan. Bernardi stellte fest, dass die Slow Breather klar im Vorteil waren:

Erstens verringerte sich bei ihnen die CO_2-Sensitivität der Chemorezeptoren, ihre CO_2-Toleranz nahm also zu, was bei den anderen beiden Gruppen nicht der Fall war. Zweitens erhöhte sich die Sensitivität der sogenannten *Barorezeptoren*, das sind Sinneskörperchen in den Gefäßwänden, die eine zentrale Rolle bei der Blutdruckregulierung spielen:[263] Langsames Atmen senkt deshalb sowohl die Herzrate als auch den Blutdruck. Die Slow Breather berichteten zudem von einer deutlich verbesserten Lebensqualität.[264]

»Das Wichtigste in meinem Leben!«

Ein Teilnehmer meiner Atemtrainings, ein Nierenfacharzt, erzählte mir, dass er mit seinen Patienten natürliches diaphragmatisches Atmen übt, um ihnen zu helfen, sich zu entspannen und wohlzufühlen. Einmal fragte er einen seiner Patienten, den er schon sehr lange betreut, wie es ihm denn ginge. »Das bewusste Atmen«, so die Antwort, »ist das Wichtigste in meinem Leben!«

Was für eine wunderbare Idee: Arzt und Patient sitzen beieinander und atmen zusammen! Was könnte heilsamer sein für einen kranken Menschen als das Gefühl, von seinem Therapeuten gesehen zu werden, sich verbunden zu fühlen und neben Medikamenten noch etwas mit nach Hause zu nehmen, das er immer und überall wohltuend für sich selbst anwenden kann? Dass langsames Atmen den Parasympathikus stärkt, das Zwerchfell trainiert, blutdrucksenkend wirkt, die Leistung und Variabilität des Herzens erhöht und ein Segen für die Blutgefäße ist: Alles das sind willkommene Dreingaben!

In seinem Buch *The New Science of Breath* siedelt der Atemforscher Stephen Elliott die optimale Atemfrequenz bei fünf Atemzügen pro Minute an. Er favorisiert außerdem das *kohärente Atmen*, bei dem Ein- und Ausatmung die exakt gleiche Länge haben, der *Fundamental Quiescent Rhythm*, wie er es nennt. Die gleichmäßige, langsame und weite Bewegung des Zwerchfells beim kohärenten Atmen, so Elliott, unterstützt das Herz optimal in seiner Pumparbeit. Über Wochen geübt, soll sich der Prozess quasi automatisieren, und wir atmen rund um die Uhr ausschließlich kohärent. »Anfangs ist dazu unsere bewusste Aufmerksamkeit notwendig«, sagt Elliott, »doch hat man es trainiert, braucht es dazu nur noch einen ›Funken Aufmerksamkeit‹.«[265]

Resonanzatmung bedeutet jedoch nicht zwingend, kohärent zu atmen, also die Ein- und Ausatmung gleich lang zu machen. Wir können das Verhältnis dieser beiden Atemphasen auch *asymmetrisch* gestalten. Bewährt hat sich ein Verhältnis von 40 zu 60 Prozent für Ein- und Ausatmung. Bei 10 Sekunden pro Atemzug bedeutet dies, dass wir 4 Sekunden ein- und 6 Sekunden ausatmen. Gegenüber dem kohärenten Atmen betont die Ausatmungsverlängerung stärker den Vagus.

Welche Atemfrequenz für uns im Moment nun die beste ist, hängt entscheidend von der Größe der Atemzüge und unserer CO_2-Toleranz ab: je mehr Volumen pro Atemzug, desto niedriger die Frequenz. Und je höher die CO_2-Toleranz ist, umso langsamer werden wir atmen wollen. Geht man darüber deutlich hinaus, kann Atemstress entstehen. Er lässt die HRV während des Übens sinken. Zwar kann *kalkulierter* Stress einen positiven Trainingseffekt auslösen (worauf wir im Kapitel *Intensiv atmen* auch zu sprechen kommen), doch der Sinn der Resonanzatmung liegt eben darin, genau an jenem Punkt zu trainieren, wo die Herzratenvariabilität am höchsten ist: unsere Resonanzfrequenz. Sie mag bei fünf, sechs oder sieben Atemzügen in der Minute liegen und kohärent oder asymmetrisch erfolgen.

*

Ich möchte Sie nun einladen, am Sweet Spot von sechs Atemzügen in der Minute zu üben, zuerst kohärent, dann asymmetrisch. Und natürlich können Sie beliebige Anpassungen nach unten oder oben vornehmen, wenn Sie sich mit sechs Atemzügen pro Minute nicht wohlfühlen. Nach den Übungen erkläre ich Ihnen dann, wie Sie Ihre *individuelle* Resonanzfrequenz mithilfe von etwas Technik präzise bestimmen können.

Resonanzatmung (kohärent)

Resonanzatmung zu praktizieren muss sich nicht immer entspannend anfühlen. Es ist ein Training. Dafür sollten Sie sich aber *danach* gut fühlen: klar, zentriert, wach und bereit für die Anforderungen des Alltags – wie man sich eben fühlt, wenn das ANS in einem guten Gleichgewicht ist.

Hilfreich ist ein Metronom (gibt es als App fürs Handy): Stellen Sie es auf sechzig Schläge pro Minute ein. Gut geeignet ist auch eine Uhr, die Sie ticken hören. Eine weitere Möglichkeit sind Atem-Apps, bei denen man die Länge von Ein- und Ausatmung sowie die Pausen dazwischen frei einstellen kann mit entsprechenden akustischen oder visuellen Signalen.[266]

Sie können auch einfach innerlich zählen und sich so unabhängig von technischer Unterstützung machen. Allerdings ist das gerade anfangs noch recht ungenau, zudem ändert sich das Zeitgefühl über den Tag hinweg stark. Und nicht jedem macht es Freude, beim Atmen noch die Sekunden mitzuzählen. Deshalb: Beginnen Sie das langsame Atmen am besten mit einem Metronom oder einer Atem-App. Nach und nach können Sie sich dann frei davon machen (oder auch dabei bleiben und das beruhigende Ticken eines Sekundenzeigers als meditativen Fokus ins Üben einbeziehen):

- Sitzen oder liegen Sie bequem, und kommen Sie einen Moment zur Ruhe.
- Stellen Sie Ihr Metronom an, und beginnen Sie, kohärent durch die Nase zu atmen: Über 5 Schläge atmen Sie ein, über 5 Schläge atmen Sie aus.
- Zwischen Ein- und Ausatmung ist keine Pause, der Atem geht verbunden oder zirkulär.
- Machen Sie Ihre Atemzüge nicht zu groß und nicht zu klein. Hier kommt Ihnen das Wissen aus dem bisher Gelesenen und Erfahrenen zugute: Sie möchten nicht überatmen, aber auch nicht in die Atemreduktion gehen.
- Sie atmen mit dem Zwerchfell: Bauch und *Midriff* – das ist der Bereich auf Höhe der unteren Rippenbögen – weiten sich angenehm. Der obere Bereich des Brustkorbs und die Schultern hingegen bleiben ruhig.
- Versuchen Sie, die Ausatmung so entspannt wie möglich geschehen zu lassen.
- Atmen Sie 5 bis 10 Minuten auf diese Weise.

Noch ein paar Hinweise zur Übung:

- Sollte beim Üben Lufthunger aufkommen, machen Sie die Atemzüge etwas größer.
- Bei Überatmungssymptomen, wie zum Beispiel kalten Extremitäten oder Schwindel, machen Sie die Atemzüge dagegen kleiner.
- Wenn Sie das Gefühl haben, stark in die Brustatmung gehen zu müssen (»sich bis nach oben auffüllen«), ist die Atemfrequenz noch zu langsam für Sie. Verkürzen Sie dann die Ein- und Ausatmung auf jeweils 4 oder sogar nur 3 Sekunden. Sollte auch das noch zu fordernd sein, ist das Thema *Langsam atmen* noch nicht dran. Sie sollten dann weiter das natürliche Atmen üben und mit der Buteyko-Methode Ihre CO_2-Toleranz aufbauen.
- Möchten Sie die Wirkung der Praxis auf Ihre CO_2-Toleranz überprüfen, machen Sie vorher und nachher eine CP-Messung.

Wie oft und wie lang sollte ich das langsame Atmen praktizieren?
Wenn Sie das langsame Atmen systematisch in Ihren Alltag integrieren möchten, machen Sie mindestens zwei Sitzungen am Tag zu jeweils 10 Minuten. Damit können Sie bereits eine nachhaltige Wirkung auf Ihre Herzschlagvariabilität erzielen. Gern können Sie öfter und auch länger üben. Die Resonanzatmung hat einen stabilisierenden Effekt auf das Nervensystem.

Langsames Atmen kann man natürlich noch viel langsamer praktizieren, als wir das bei der Resonanzatmung tun. Mit Training kann man die Atmung auf zwei oder nur noch einen einzigen Atemzug pro Minute verkürzen. Sogar noch langsameres Atmen ist möglich. Allerdings scheint eine Atemfrequenz, die stark von der Resonanzfrequenz abweicht, keine HRV-Verbesserung mehr zu bewirken. Tatsächlich sind die Spielräume hier sogar ziemlich gering. So zeigte eine Studie der Brigham University in Colorado, dass bereits eine Abweichung von der Resonanzfrequenz in der Größenordnung von nur einem Atemzug pro Minute die HRV merklich reduzierte. Bei den Personen, die mit ihrer Resonanzfrequenz atmeten, war sie mit Abstand höher als bei den Vergleichsgruppen. Auch ihr Blutdruck sank stärker, und ihre emotionale Befindlichkeit war besser als die der anderen.[267] Aus der Perspektive der HRV also ist die Resonanzfrequenz das optimale Tempo beim langsamen Atmen, ein Punkt, den auch meine eigenen Messungen bestätigen. Und was die emotionale Situation anbelangt: Nach ein paar Minuten gleichmäßigen Atmens mit meiner Resonanzfrequenz fühle ich mich wach und klar, dazu deutlich balancierter als bei extremeren Formen des Atmens.

Resonanzatmung (asymmetrisch)

Die Ausatmung bewusst zu verlängern betont die Vagusphase im Atemprozess, deshalb ist es eine besonders entspannende Form des Atmens, die uns relativ schnell »nach unten fahren« lässt. Wir finden diese Idee auch in der klassischen Atemarbeit des Yoga, dort in der Regel mit einem Verhältnis von 1:2 für Ein- und Ausatmung, die Ausatmung also doppelt so lange wie die Einatmung. In manchen klassischen Atemtraditionen gibt es Methoden, die eine Ratio von 1:4 oder sogar 1:8 anstreben, so zum Beispiel in der Tradition der Sufis.[268] In der neueren Forschung bewährt hat sich aber vor allem ein Verhältnis von 1:1,5. Angewendet auf 6 Atemzüge pro Minute heißt das: Wir atmen 4 Sekunden ein und 6 Sekunden aus. Es ist eine einfache und entspannende Art, langsam zu atmen. Versuchen Sie es:

- Sitzen Sie bequem, und kommen Sie einen Moment zur Ruhe, dann beginnen Sie das rhythmisierte Atmen.
- Atmen Sie 4 Sekunden ein, 6 Sekunden aus. Bauch und Midriff bewegen sich sanft, die Brust bleibt still.
- Sie atmen nur durch die Nase. Machen Sie die Atemzüge nicht zu klein und nicht zu groß, gerade so, dass es sich angenehm anfühlt.
- Versuchen Sie, sich in die Ausatmung hinein zu entspannen.
- Atmen Sie 5 bis 10 Minuten auf diese Weise.

Sie sollten sich nach der Übung entspannt, aber dennoch wach und klar fühlen. Zweimal 10 Minuten am Tag geübt, ist dies eine in sich vollständige Atempraxis. Wenn Sie möchten, messen Sie vorher und nachher auch Ihre Kontrollpause.

Die persönliche Resonanzfrequenz (RF) ermitteln

Um die optimale Atemfrequenz für das HRV-Training exakt zu ermitteln, muss man die Herzrate während der Atempraxis aufzeichnen und berechnen, bei welcher Atemfrequenz die HRV am höchsten ist. Mittlerweile gibt es hierzu eine Reihe von preisgünstigen Lösungen, von der einfachen App bis hin zu sehr teurem Profi-Equipment. (Im Anhang dieses Buches finden Sie ein paar Vorschläge, falls Sie Lust haben, tiefer ins langsame Atmen und HRV-Training einzusteigen.)

So gehen Sie vor:

- Sitzen Sie bequem, und kommen Sie 3 Minuten zur Ruhe.
- Starten Sie das Metronom und parallel dazu die HRV-Messung.

- Atmen Sie 2 Minuten lang mit einer Frequenz von 4–4, also 4 Sekunden ein, 4 Sekunden aus, das entspricht 7½ Atemzügen pro Minute.
- Dann verlangsamen Sie schrittweise die Atmung, während die Messung weiterläuft. Atmen Sie jeweils 2 Minuten lang:
  - 5–5 (6 Atemzüge pro Minute),
  - 6–6 (5 Atemzüge pro Minute),
  - 7–7 (etwa 4½ Atemzüge pro Minute).

Sehen Sie sich nun die HRV-Aufzeichnung an: Wo war die Variabilität des Herzens am höchsten? Die meisten Systeme zeigen das auf einfach nachvollziehbare Weise an. Wenn das bei Ihnen so nicht der Fall sein sollte, halten Sie Ausschau nach dem *rMSSD*-Wert. Er spiegelt die vagale Bremse des ANS und gilt als einer der wichtigsten unter den vielen Parametern, die man aus einer HRV-Messung errechnen kann.[269]

Nehmen wir an, Ihre HRV war bei 5–5 am höchsten. Um Ihre Resonanzfrequenz nun noch präziser zu bestimmen, nehmen Sie eine zweite Messung vor:

- Atmen Sie 2 Minuten lang 4,5–4,5,
- dann 5–5,
- schließlich 5,5–5,5.

Vergleichen Sie wieder die Ergebnisse der Auswertung. Die Messung mit dem höchsten rMSSD-Wert ist Ihre persönliche Resonanzfrequenz.

Führen Sie nun noch eine dritte Messung durch, in der Sie kohärentes und asymmetrisches Atmen miteinander vergleichen. Nehmen wir wieder an, Ihre Resonanzfrequenz lag bei 5–5:

- Atmen Sie 3 Minuten kohärent, also 5 Sekunden ein, 5 Sekunden aus.
- Dann atmen Sie asymmetrisch in einem Verhältnis von 1:1,5 (oder 40 zu 60 Prozent), hier also 4 Sekunden ein und 6 Sekunden aus.

Vergleichen Sie das Ergebnis: Der höhere rMSSD-Wert ist Ihre abschließend ermittelte Resonanzfrequenz. Sie können diesen Vorgang ab und an wiederholen, da über die Zeit durchaus Veränderungen möglich sind.

Je nachdem, wo Ihre Resonanzfrequenz liegt, können natürlich auch gebrochene Zahlenwerte entstehen. Ist Ihre Resonanzfrequenz zum Beispiel 12 Sekunden und Sie möchten asymmetrisch im Verhältnis von 1:1,5 atmen, dauert die Einatmung 4,8 Sekunden, die Ausatmung 7,2 Sekunden. In diesem Fall runden Sie einfach und atmen 5 Sekunden ein, 7 Sekunden aus. Oder aber Sie benutzen eine Atem-App, mit der Sie diese Werte genau einstellen können.

Atemtagebuch

Nun, da Sie Ihre persönliche Resonanzfrequenz ermittelt haben, atmen Sie zweimal am Tag 10 Minuten lang auf diese Weise, gern auch länger. Machen Sie das einige Wochen lang, und beobachten Sie, wie es Ihnen damit geht. Ein Atemtagebuch zu führen kann dabei hilfreich sein und Einsichten fördern. Darin können Sie Dinge notieren wie zum Beispiel:

- Datum und Uhrzeit,
- Puls vor und nach der Praxis,
- Kontrollpause (CP),
- Dauer und Art der Praxis,
- Beobachtungen (»Wie fühle ich mich?«),
- HRV (falls Sie parallel zum Üben gemessen haben).

Mit der Zeit werden Sie immer besser erkennen, wie sich die Praxis auswirkt. Diese Beobachtungen festzuhalten unterstützt auch die Motivation – das bewusste Atmen bekommt mehr Sinn und Struktur.

Im Dreieck atmen I – Vagus-Stimulation

Übungen zur Vagus-Stimulation lassen sich im Sitzen oder Liegen durchführen. Wenn Sie liegen möchten, stellen Sie dazu entweder Ihre Füße auf (wie bei der *tiefen Zwerchfellatmung im Liegen*), oder liegen Sie mit hochgelagerten Beinen: Das wirkt nicht nur besonders entspannend, sondern sorgt auch für eine gute Durchblutung des Gehirns. Sie können zusätzlich ein Yogakissen oder Ähnliches auf Ihren Bauch legen. Das gibt Ihnen ein besseres Zwerchfell-Feedback und unterstützt zusätzlich eine entspannte Ausatmung.

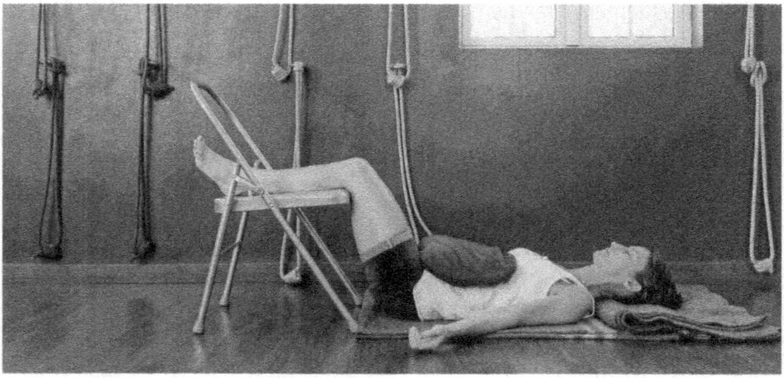

Für vagusstimulierende Übungen sollte die Atmung ganz aus dem unteren Atemraum heraus kommen, vermeiden Sie also die Brustatmung. Die Einatmung erfolgt grundsätzlich durch die Nase. Die Ausatmung kann durch die Nase oder mithilfe der Lippenbremse auch durch den Mund gehen, um sie noch besser kontrollieren zu können und gleichzeitig das Zwerchfell völlig entspannt zu lassen.
In dieser und allen weiteren Übungen des Kapitels führen wir systematisch das Element der *Atempause* ins langsame Atmen ein. Atempausen wirken sich positiv auf die HRV aus.[270] Da das Üben von Atempausen auch ein zentrales Element der klassischen Atemtraditionen Indiens und Tibets darstellt, sind die folgenden Übungen zugleich eine gute Vorbereitung für diese Techniken.

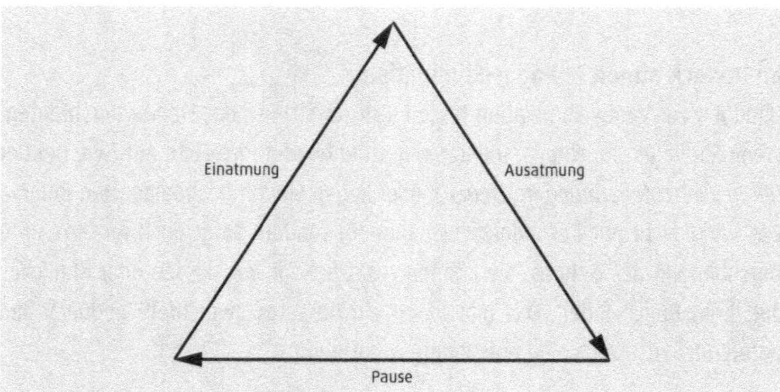

Gleiche Länge von Ein- und Ausatmung

Am besten beginnen Sie die Praxis mit einer Atemfrequenz, die in der Nähe Ihrer Resonanzfrequenz liegt. Beträgt diese zum Beispiel 6 Atemzüge pro Minute (10 Sekunden pro Atemzug), starten Sie die Dreiecksatmung mit jeweils 3 Sekunden für die Einatmung, Ausatmung und Atempause, also 3-3-3. Mit der Zeit können Sie auf 4-4-4 verlängern oder noch weiter gehen.
Sie können die Atemverlängerung auch innerhalb einer Praxis machen und zum Beispiel so üben:

- Zur Vorbereitung atmen Sie 2 Minuten lang natürlich. Dann beginnen Sie, den Atem zu rhythmisieren und schrittweise zu verlangsamen:
  - 3-3-3 (2 Minuten),
  - 4-4-4 (2 Minuten),
  - 5-5-5 (2 Minuten).
- Abschließend wieder 2 Minuten natürlich atmen.

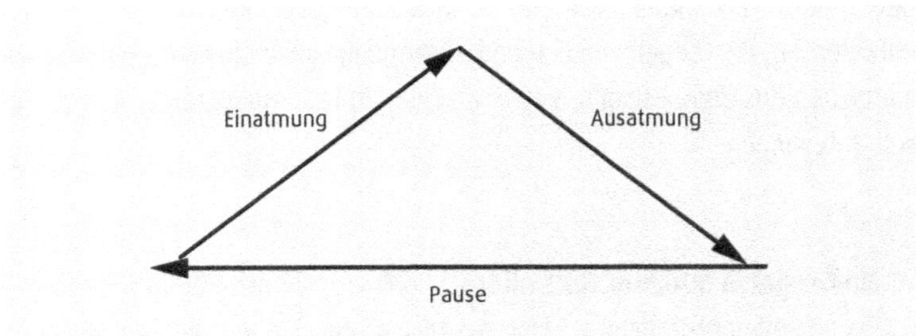

Die Pause nach der Ausatmung verlängern

Für eine noch intensivere Vagus-Stimulation können Sie die Basis des Dreiecks verlängern: Atmen Sie dann zum Beispiel 4 ein, 4 aus, und halten Sie danach 6 Sekunden lang den Atem an.
Alternativ können Sie auch nur die Ausatmung verlängern, dann atmen Sie zum Beispiel 4 ein, 6 aus, 4 Sekunden halten. Experimentieren Sie mit den zeitlichen Verhältnissen, die Möglichkeiten sind im Prinzip endlos.

Im Dreieck atmen II – CO_2-Toleranz-Training

Wenn Sie bei der Dreiecksatmung bewusst im unteren Atemraum bleiben, also ohne Beteiligung der Brust atmen, führt die Praxis zu einer Atemreduktion, deren Intensität sich einfach über die Länge der Dreiecksbasis steuern lässt. Das trainiert die CO_2-Toleranz mit allen damit verbundenen Vorteilen für Ihre Gesundheit und Leistungsfähigkeit.

Sportler können die Dreiecksatmung auch im körperlichen Training einsetzen, um ihre Performance zu optimieren.[271] Am besten geht das bei Aktivitäten, die ihrer Natur nach rhythmisch sind, wie Gehen oder Laufen. Dazu synchronisieren Sie Ihre Schritte mit der Atmung, zum Beispiel Einatmung – vier Schritte. Ausatmung – vier Schritte. Atempause – vier Schritte. Diese Idee lässt sich analog auch auf andere rhythmische Aktivitäten übertragen: Treppensteigen, Rudern, Fahrradfahren. (Aber bitte nur auf dem Hometrainer, nicht im Straßenverkehr!) Experimentieren Sie mit der Länge der Dreiecksseiten. Sie werden bald ein Gefühl dafür bekommen, wie Sie, je nach Atemgesundheit und körperlicher Anforderung, die Längen von Ein- und Ausatmung sowie die Pause dazwischen am besten dosieren. Es sollte keine Spannung oder Gefühl starker Kurzatmigkeit aufkommen.

Ein Gespräch mit dem Controller

Ein CO_2-Toleranz-Training ist eine Art Dialog, den Sie mit dem Controller führen, Ihrem Atemzentrum: Sie können ihn nach und nach dazu »überreden«, mehr CO_2 zu akzeptieren, nicht aber zwingen, denn dabei verlieren Sie garantiert immer! Nehmen Sie sich also vor allen Dingen Zeit, und spüren Sie beim Üben genau hin. Atempraxis sollte nie mechanisch vonstattengehen oder eben mal »abgearbeitet« werden. Und wenn Sie es übertreiben, sich zu stark fordern, geht die Freude an der Sache verloren. Das wäre dann auch das Ende Ihrer Freundschaft mit dem bewussten Atmen ...

Im Dreieck atmen III – Sympathikus-Stimulation

Das Dreieck lässt sich auch auf die Spitze stellen, dann ergibt das eine Atmung, die den Sympathikus stimuliert, also aktivierend wirkt, wenn Sie so wollen – eine Art Espresso, nur ohne Koffein: Sie atmen ein, machen eine Pause in der Atemfülle, dann atmen Sie aus, um ohne Pause in die nächste Einatmung zu gehen. Versuchen Sie diese Praxis, wenn Sie sich wacher oder energetisierter fühlen möchten. Beginnen Sie wieder in der Nähe Ihrer Resonanzfrequenz oder, wenn Sie diese nicht ermittelt haben, atmen Sie 3-3-3 oder 4-4-4, also:

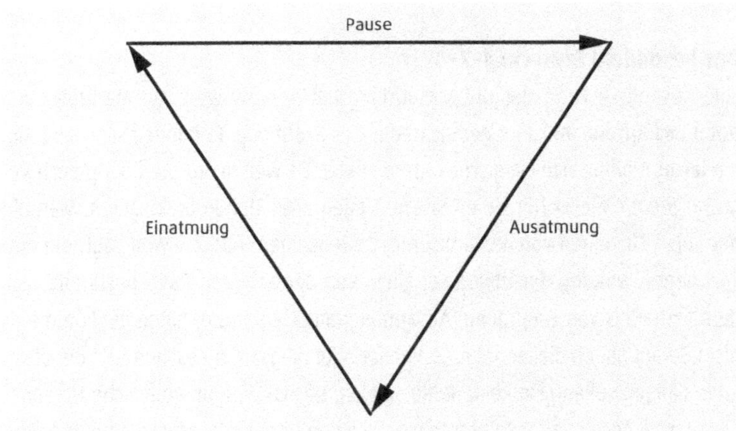

Pause nach der Einatmung

- 3 oder 4 Sekunden einatmen.
- Genauso lange den Atem anhalten.
- Und ebenso lange ausatmen.
- Nach der Ausatmung beginnen Sie direkt die nächste Einatmung.

Ich empfehle, zunächst nur eine kurze Atemsitzung auf diese Weise zu machen – am besten nicht länger als 2 Minuten –, bevor Sie nicht für sich ausgeforscht haben, wie das umgedrehte Atemdreieck auf Sie wirkt. Zwar mag es uns ab und an guttun, uns »wach zu atmen«, doch wollen wir auch nicht überdrehen oder nervös werden. Wenn sich 2 Minuten gut anfühlen, können Sie die Praxis auch etwas verlängern.

Sie sollten diese Praxis meinem Dafürhalten nach auch dann nicht durchführen, wenn Ihre Kontrollpause sehr niedrig ist, Sie sich aufgeregt fühlen, zu Panikattacken neigen, an Asthma, COPD oder Herz-Kreislauf-Problemen leiden – und auch nicht während der Schwangerschaft. Für die Zeit vor dem Schlafengehen ist das umgedrehte Dreieck ebenfalls keine Empfehlung. Aber vielleicht ist es genau die richtige Praxis, um Sie aus einem Tief am frühen Nachmittag herauszuholen. Probieren Sie es aus!

Das besondere Dreieck: 4-7-8

Eine besondere Form der Dreiecksatmung hat Andrew Weil, ein Mediziner und Autor aus Arizona, bekannt gemacht: die *4-7-8-Atmung*. Es handelt sich dabei um ein leicht modifiziertes yogisches Atemmuster. Dr. Weil nennt die Übung auch *Relaxing Breath*. Man kann sie im Sitzen, Liegen oder Stehen praktizieren. Man übt nur kurze Sitzungen von 4 bis maximal 8 Atemzügen. Andrew Weil sagt, die entspannende Wirkung der Übung sei allein von der richtigen Ratio bestimmt, also dem Verhältnis von Einatmung, Ausatmung und Atempause, hingegen komme es nicht darauf an, ob dieser Ablauf schneller oder langsamer geschehe.[272] Die absoluten Längen sollen also keine Rolle spielen. Das ist eine pragmatische Herangehensweise. Auch in alter Zeit hatte man ja keine Uhren oder Metronome und zählte beim Atmen einfach innerlich mit oder sprach Mantras, um den Atem zu timen. Gleichwohl: Misst man CO_2 und HRV beim Atmen, hat nicht nur das Verhältnis der einzelnen Atemphasen, sondern auch deren absolute Länge definitiv einen Einfluss. Längere Atempausen in der Atemfülle zum Beispiel treiben die Herzrate weiter nach oben, bei der Ausatmung fällt die Herzrate dann umso schneller in die Tiefe.[273] Die HRV nimmt also deutlich zu bei längeren Pausen in der Atemfülle, ebenso erhöht sich dadurch über die Zeit die CO_2-Toleranz. Die alten Yogis, auf die Andrew Weil sich übrigens explizit bezieht, haben auch genau das praktiziert: eine kontinuierliche Verlängerung der Atempausen.

Wie dem auch sei, die 4-7-8-Atmung ist für viele eine gute Einschlafhilfe und, geht es nach Dr. Weil, die mächtigste Übung gegen innere Unruhe oder sogar Panikattacken, die er je entdeckt habe. Dabei atmet man durch die Nase ein und mit einem Atemgeräusch durch den Mund wieder aus:

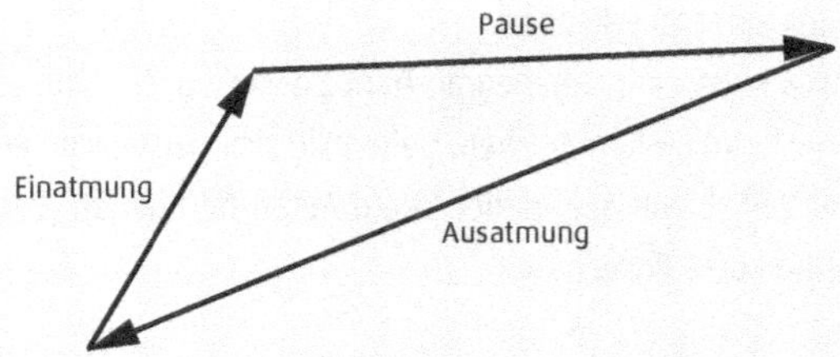

- Sitzen oder liegen Sie bequem. Dr. Weil sagt, man könne auch im Stehen üben, dazu würde ich Ihnen aber anfangs noch nicht raten; denn man kann sich unter Umständen etwas benommen fühlen.
- Atmen Sie ein, während Sie bis 4 zählen.
- Halten Sie den Atem an, und zählen Sie dabei bis 7.
- Dann atmen Sie über 8 Zählzeiten aus. Spitzen Sie bei der Ausatmung leicht Ihren Mund. Dabei darf ein deutlich wahrnehmbares (aber stimmloses) Atemgeräusch entstehen: *»Shhhhhhhhh«* oder *»Chhhhhhhh«*. Aber auch mit der einfachen Lippenbremse funktioniert die Übung gut – das hilft, bei der kontrollierten Ausatmung das Zwerchfell entspannt zu halten.
- Machen Sie auf diese Weise 4 Atemzüge.

Eine Atempraxis kann nachhaltige Wirkungen nur dann entfalten, wenn sie regelmäßig und konsequent durchgeführt wird, ein Punkt, den zu betonen auch Weil nicht müde wird. Er empfiehlt, die 4-7-8-Atmung mindestens zweimal am Tag zu üben (am besten morgens und abends), gern öfter. Während der ersten vier Wochen sollen es aber nicht mehr als vier Atemzyklen pro Sitzung sein, danach könne man acht Zyklen üben. Für den Einstieg in eine solche Atempraxis ist das sicher sinnvoll, doch ich persönlich sehe keinen Grund, warum die Praxis grundsätzlich auf diese Länge beschränkt sein *muss*. Andrew Weil begründet das auch nicht weiter. Aus der Perspektive des Yoga-Pranayama jedenfalls gibt es dafür keine nachvollziehbaren Gründe: Die alten Yogis übten weitaus intensivere Praktiken, und das mehrere Stunden am Tag.

Die 4-7-8-Atmung ist jedenfalls eine einfache Praxis, die auch dann gut funktioniert, wenn man nicht viel Zeit hat. Das ist ein großer Vorteil für viele von uns, die wir dauernd unter Zeitdruck stehen. Zweimal 5 bis 10 Minuten am Tag sollten die meisten von uns einrichten können.

Die 4-7-8-Praxis kann eine angenehme Trance auslösen. Deshalb sollten Sie sie anfangs auch nicht im Stehen machen. Geben Sie sich auch nach dem Üben noch einen Moment Zeit, bevor Sie wieder Ihrem Alltag nachgehen. Vor allem aber: Genießen Sie die kurze Praxis!

Vom täglichen Wahnsinn und über die Bedeutung der Regelmäßigkeit beim Üben

Die größten Herausforderungen in der Atempraxis für die Menschen unserer Zeit sind Konsequenz und Regelmäßigkeit. Viele möchten das bewusste Atmen gern in ihren Alltag integrieren, doch immer wieder gelingt es ihnen nicht so gut. Meist ist Zeitdruck der Grund – zumindest der *gefühlte,* wie man heute gern sagt.

In meinen Atemtrainings, während deren die Teilnehmer:innen versuchen, ihre persönliche Atempraxis aufzubauen, entwickelt sich mit jedem Tag des Übens mehr Selbstbeobachtung und -reflexion. Die Übenden merken, wie sehr der Atem auf alles reagiert, was in ihrem Leben los ist – auf jeden stressigen Gedanken und jedes lieblose Wort. Auf das, was wir essen, die Nachrichten, die wir sehen, und auf die Qualität unseres Schlafs. Einfach auf alles, was wir tun. Und sie erleben immer wieder auch die guten Momente: das Geschenk eines entspannten Augenblicks, in dem der Atem ruhig und unangestrengt gehen darf, das Zwerchfell mal weicher ist und manches im Leben plötzlich klaren Blicks gesehen wird.

Dann fallen Sätze wie diese: »Ich stelle jetzt fest, dass mein Leben eigentlich ein einziger Wahnsinn ist. Ich kriege es einfach nicht hin, zweimal am Tag 10 oder 15 Minuten Zeit für mich zu finden.« Und sie beobachten ihre Mitmenschen: »So viele atmen ganz schrecklich! Ihr Atem geht durch den Mund, ist unruhig und laut. So aufgeregt, wie es auch ihr Geist ist!« Der Wahnsinn unseres modernen Lebens, im Würgegriff einer immer unruhiger werdenden Zeit, wird im Bemühen, sich mit seinem Atem auseinanderzusetzen, manchmal schlaglichtartig offenbar.

Wenn Sie das Atmen in Ihren Alltag integrieren möchten, tun Sie das bitte auf eine Weise, die realistisch ist und sich so regelmäßig wie das Zähneputzen in Ihr Leben fügt. Und seien es nur ein- oder zweimal 10 Minuten am Tag. Die Techniken des langsamen Atmens sind dafür besonders gut geeignet: *Resonanzatmung, Dreiecksatmung* oder Andrew Weils *4-7-8-Atmung.* Auch die im Folgenden thematisierten *Box-Breathing-Methoden* können in kurzen Sessions geübt werden. Sehr gut für unter chronischem Zeitmangel leidende Zeitgenossen sind auch einige Übungen aus den anderen Kapiteln des Buches: besonders das *natürliche Atmen,* die *Vier-Punkt-Entspannung,* das *Summen,* die *tiefe Zwerchfellatmung* oder manche Übungen aus der Buteyko-Methode, zum Beispiel die *vielen kleinen Atempausen* oder die *Übung zum Freimachen der Nase.*

Aber wie wir es auch drehen und wenden wollen, ohne eine Regelmäßigkeit beim Üben lässt sich aus der Atemarbeit nicht viel gewinnen. Sind nicht einmal mehr zwei Sitzungen zu 10 Minuten eine realistische Option im Leben, ist es wohl an der Zeit, eben darüber ernsthaft nachzudenken, meine ich.

Box Breathing

So, wie wir im Dreieck atmen können, geht das auch im Viereck: mit dem sogenannten *Box Breathing.* Der Begriff wurde 2007 von einem ehemaligen Navy Seal Commander namens Mark Divine aus San Diego geprägt und ist in der »Atemszene« mittlerweile recht bekannt. Diese Technik, sagt Divine in seinem Buch vom *Unbeatable Mind,* ist seine »Geheimwaffe gegen Stress«.[274] Und Stress bedeutet für ihn und die unter seinem Befehl stehenden Soldaten vor allem: Kampfhandlungen. Box Breathing bewirkt einen ausgeglichenen und energetisierten Zustand sowie einen ruhigen und konzentrierten Geist. Genau das, was es für einen Kampf braucht.

Die Schlachten, die die meisten von uns schlagen, finden nicht mit Schusswaffen in zerbombten Häuserschluchten statt. Vielmehr sind es Dinge wie unser Terminkalender, beruflicher Druck, Sorgen um unsere Liebsten, die Gesundheit, die politische Situation oder eigene Existenz, die unseren Kampfschauplatz beschreiben. In diesem Sinne lässt sich das ganze Leben als ein Schlachtfeld begreifen, ja sogar der eigene Geist mit all seinen widerstreitenden Gedanken, Gefühlen und Ängsten. Einen solchen Blick auf das Leben als metaphorischen Kampfschauplatz finden wir auch in der *Bhagavad Gita,* Indiens wichtigster spirituell-philosophischer Schrift. Dort muss der Bogenschütze Arjuna in eine unvermeidlich gewordene Schlacht ziehen und empfängt zuvor den Rat seines Weisheitslehrers Krishna. Es geht im Kern um diese eine Frage: *Wie können wir inneren Frieden finden in einer unfriedlichen Welt?* Arjuna bekommt eine Reihe wichtiger Ratschläge zur Entwicklung einer gelassenen Lebenshaltung. Und auch ganz praktische Empfehlungen wie das bewusste Atmen. »Wenn wir unsere mentale Reaktion auf Stress, Unwohlsein oder Schmerz kontrollieren können«, sagt der Box-Breathing-Fan Mark Divine, »verstärkt dies ganz enorm unsere Fähigkeit, im Spiel zu bleiben und unser Team zum Sieg zu führen. Box Breathing ist die Antwort.«[275]

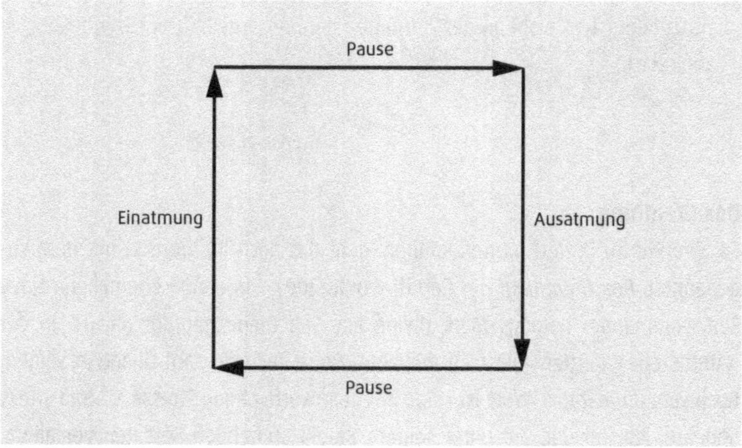

Gleiche Länge von Ein- und Ausatmung sowie der Pausen dazwischen

Was gut ist zur Stressbewältigung kampferprobter Soldaten, sollte uns neugierig genug machen, es auch selbst einmal zu versuchen: das rhythmisierte Atmen mit bewusst gesetzten Atempausen. Beim Box Breathing handelt es sich im Kern um eine modernisierte und vereinfachte Variante der klassischen Pranayama-Übungen Indiens. Mark Divine bezieht sich auch immer wieder explizit auf Yoga. Allerdings ist das Box Breathing einfacher zu üben und auch in kurzen Einheiten von nur wenigen Minuten effektiv. Divine ist sogar der Meinung, dass nur eine einzige Übungseinheit am Tag von 5 bis 10 Minuten genüge, um die volle Wirkung zu entfalten.

Und so üben Sie das Box Breathing:

- Sitzen Sie bequem.
- Atmen Sie 5 Sekunden oder Zählzeiten lang ein. Füllen Sie dabei Ihren unteren Atemraum angenehm.
- Nun halten Sie 5 Sekunden lang die Luft an.
- Atmen Sie dann über die gleiche Länge aus, und ziehen Sie dabei die Bauchdecke in Richtung Wirbelsäule (so, wie Sie es auch in der Übung *Tiefe Zwerchfellatmung* gelernt haben).
- Nach der Ausatmung halten Sie wieder 5 Sekunden die Luft an, die Bauchdecke bleibt eingezogen.
- Atmen Sie auf diese Weise 1, 2, 5 oder auch 10 Minuten lang.

Fühlen Sie sich frei, das Format anzupassen, die Seitenlänge Ihrer »Atem-Box« zum Beispiel nur 3 oder 4 Sekunden zu machen oder aber auch länger, zum Beispiel 6 bis 8 Sekunden. Meiner Erfahrung nach sind etwas längere Atemphasen beim Box Breathing (7 oder 8 Sekunden je »Seite«) eher tranceinduzierend, wohingegen die kürzeren Atemphasen (4 bis 5 Sekunden) uns wacher im Hier und Jetzt halten.

Wenn Sie experimentierfreudig sind, können Sie die Box auch weniger quadratisch aussehen lassen und die Seiten unterschiedlich lang machen:

- Verlängern Sie die Ausatmung oder die Pause danach, betonen Sie den Vagus.
- Verlängern Sie dagegen die Einatmungsphase beziehungsweise die Pause danach, stimuliert dies den Sympathikus.

Harte Kerle

Der niederländische Arzt Dr. Henk Kraaijenhof gibt Soldaten Atemunterricht. Wüssten sie, so sagt er, dass die Methoden aus dem Yoga oder Zen stammen, würden sie sofort das Weite suchen, ist doch insbesondere Yoga für die meisten Soldaten reine Frauensache.[276] Das ist nachvollziehbar angesichts der Tatsache, dass der Yoga in der westlichen Welt zu fast 90 Prozent von Frauen dominiert wird. Von vielen wird er zudem mit Gymnastik assoziiert, und das ist nicht gerade die klassische Domäne von Soldaten, die den Kampfeinsatz gewohnt sind. Deshalb nennt Dr. Kraaijenhof die Atempraxis, die er an seine Trainees weitergibt, *Tactical Breathing*. Das ist ein Begriff, der auch das Soldatenherz erwärmen kann.

Dabei handelt es sich um nichts anderes als die einfache, entspannte Zwerchfellatmung mit einer sanft verlängerten Ausatmungsphase, also zum Beispiel 4 Sekunden einatmen, 5 Sekunden ausatmen – eine wahrlich simple Praxis für die »harten Kerle«. Doch das Sanfte ist hier eben auch das Wirksame, denn so zu atmen aktiviert den Vagus und wirkt damit Stress entgegen.

Wir könnten in diesem Sinne auch das Box Breathing ein *Tactical Breathing* nennen, bereitet es die Soldaten (und gern auch uns) doch auf Belastungssituationen vor, indem es die beiden Hauptakteure des autonomen Nervensystems – Sympathikus und Parasympathikus – in eine gute Balance bringt: entspannt, aber dennoch einsatzbereit.

Die »Special Box«

Ein besonderes Format übt Mark Divine jeden Morgen nach seinem Work-out. Nennen wir es der Einfachheit halber *Special Box* – eine Praxis, die ich persönlich sehr schätze. Sie balanciert das ANS und hat eine markante Wirkung auf die Entwicklung der Kontrollpause, trainiert also unsere CO_2-Toleranz. Zur Erinnerung: Langsame Atemtechniken desensibilisieren die Chemorezeptoren im Hirnstamm (die CO_2-Toleranz nimmt zu) und sensibilisieren zugleich die Barorezeptoren in den Arterien (Herzrate und Blutdruck sinken also).

Es ist eine durchaus intensive Praxis, zu der etwas längere Atempausen gehören. Meine eigenen Messungen bestätigen immer wieder, dass sowohl die Herzratenvariabilität wie auch die CO_2-Toleranz davon profitieren. Wenn Sie die Praxis komplett üben wollen, müssen Sie etwa 20 Minuten Zeit mitbringen.

- Atmen Sie 3-6-6-3, also 3 Sekunden einatmen, 6 Sekunden den Atem anhalten, dann 6 Sekunden ausatmen und wieder 3 Sekunden den Atem anhalten. Machen Sie das 5 Minuten lang.
- Füllen Sie bei der Einatmung den unteren Atemraum gut, und ziehen Sie mit der Ausatmung die Bauchdecke zur Wirbelsäule, atmen Sie also so vollständig wie möglich aus.
- Dann atmen Sie 10 Minuten lang 4-8-8-4, also 4 Sekunden einatmen, 8 Sekunden Atempause, dann 8 Sekunden ausatmen und wieder 4 Sekunden Pause.
- In der nächsten Atemphase verlängern Sie noch weiter: 5 ein, 10 halten, 10 aus, 5 halten. 5 Minuten lang.
- Atmen Sie zum Schluss nochmals 2 Minuten im anfänglichen Rhythmus von 3-6-6-3.

Dieses spezielle Box-Breathing-Format verlangsamt die Atmung stark, in der dritten Stufe atmen Sie gerade noch zweimal in der Minute ein und aus. Zudem atmen Sie die Hälfte der Zeit gar nicht, und nur ein Sechstel der Gesamtzeit erstreckt sich auf die Einatmungsphase. Damit ist das Box Breathing à la Mark Divine neben der Atemverlangsamung in einem sehr yogischen Sinne vor allem auch eine Praxis des »Nicht-Atmens«: Bei einer 22-minütigen Praxis halten Sie immerhin 11 Minuten lang die Luft an! Und das ist ziemlich gesund. Das Üben längerer Atempausen, so haben Untersuchungen gezeigt, kann nämlich die Durchblutung des Gehirns für bis zu 30 Minuten nach der Atempause um das Dreifache erhöhen.[277] Die Liste der guten Wirkungen, die Divine uns vorstellt, ist lang und reicht von physischer Gesundheit über emotionale Ausgeglichenheit bis hin zu spirituellen Erfahrungen:
Gesundheit und Wohlsein. Besserer Schlaf. Weniger Lust auf viele Kalorien, dafür umso mehr Energie. Ein längeres Leben und die Heilung von schweren Krankheiten, einschließlich Krebs. Verbesserte kognitive Kompetenzen und emotionale Kontrolle. Mehr Durchhaltevermögen und Widerstandskraft. Auch die »Soft

Skills«, wie wir es nennen könnten, wachsen: die Fähigkeit, mit Konflikten umzugehen. Selbstrespekt und Mitgefühl. Liebe und Selbsterkenntnis. Schließlich: Präsenz, intuitive Fähigkeiten und spirituelle Einsicht – hier ist Mark Divine spürbar durchdrungen von der Idee des Atmens im Yoga, das ja ebenfalls die Brücke schlägt zwischen körperlicher Gesundheit und tiefen inneren Entwicklungsprozessen.

Dafür, so meine ich, lohnt es sich unbedingt, jeden Tag ein paar Minuten in die Atempraxis zu investieren!

Intensiv atmen

Ich nehme an einem Retreat für *holotropes Atmen* in den österreichischen Bergen teil. Eine Woche intensives Atmen. Die erste Sitzung beginnt, und ich bin in der Rolle des *Sitters*. Meine Aufgabe ist es, die mehrstündige Atempraxis des *Breathers* – eine etwa fünfzig Jahre alte Frau, die neben mir auf einer weichen Matte liegt – zu begleiten und darauf zu achten, dass sie sich nicht verletzt oder allein fühlt und eine stützende Hand bekommt, sollte sie eine brauchen. Oder vielleicht auch Taschentücher, denn bei intensiven Atemprozessen können ungewöhnliche Verhaltensweisen zutage treten. Wir sind zusammen in einem großen abgedunkelten Raum mit etwa dreißig anderen Sittern und Breathern.

Die Musik beginnt. Laut und archaisch. Überwiegend *Tribal Sounds* und emotional aufgeladene Klänge. In der holotropen Atemarbeit, die der Psychiater Stanislav Grof entwickelt hat, nennt man das *evokative* Musik: Sie will in unser Inneres dringen und, verstärkt durch das Atmen, verschüttetes psychisches Material an die Oberfläche bringen. Immer wieder kommt es vor, dass Menschen sich dabei an das eigene Geborenwerden erinnern, das, so Dr. Grof, die traumatischste Erfahrung im Leben eines Menschen sei.[278] Aus dem behüteten Sein im Mutterschoß, einer neunmonatigen »ozeanischen Geborgenheit«, warm, dunkel, ruhig und sicher, werden wir gewaltsam durch die Enge des Geburtskanals gepresst, hinein ins gleißende Licht und die Kälte des Kreißsaals. Man durchtrennt die Nabelschnur, unsere vitale Verbindung zur Mutter. Von jetzt an müssen wir ohne ihre Hilfe atmen. Wird das alles nochmals bewusst durchlebt, können seelische Heilungserfahrungen geschehen. Auch in unserer Gruppe passiert das: Ein junger Mann erlebt seine eigene Geburt aufs Neue. Man spürt, wie gelöst und frei er sich fühlt, als er sein Erlebnis mit der Gruppe teilt.

Die Dame, deren Sitter ich bin (nennen wir sie *Lisa*), beginnt intensiv zu atmen. Atem*technik* spielt dabei keine Rolle. Die einzige Vorgabe: Atme intensiver. Mehr. Oder schneller. Ob durch Mund oder Nase, mit oder ohne Atempausen, laut oder leise, ganz egal. Atme einfach intensiv. »Wir ermutigen die Teilnehmer«, sagt Grof, »ihre Atmung von ihrer inneren Heilungsintelligenz führen zu lassen und ihren eigenen, individuellen Stil zu entwickeln, mit dem Atem zu arbeiten.«[279]

Lisa atmet heftig im Rhythmus der vorzeitlichen Trommelklänge und indigenen Gesänge. Es dauert nicht lange, dann wird eine andere Person aus ihr: Sie kriecht über den Boden, der Mund weit geöffnet, der Blick irr, und sie faucht, als wäre sie eine Raubkatze. Jetzt kommen die Taschentücher dran. Ich bin unablässig damit beschäftigt, sie irgendwie im Bereich ihrer Matte zu halten und den aus ihrem Mund fließenden Speichel wegzuwischen.

Ein paar Matten weiter liegt ein kräftiger Mann mittleren Alters. Er ist der Breather, sein Vater der Sitter. Der Sohn springt plötzlich auf und brüllt aus vollem Halse. Alle Wut und Aggression, angestaut in vielen Jahren des Lebens, scheint sich in diesem Brüllen Bahn zu brechen. So geht es über Stunden. Auf jeder Matte ein anderes Geschehen. Manches auch ganz sanft. Ein Stöhnen hier, ein paar Tränen dort. Irgendwo reißt sich jemand das Hemd vom Leib, trommelt auf seine Brust wie ein Gorilla und stößt dabei Urschreie aus, während daneben eine Breatherin in offensichtlicher stiller Glückseligkeit liegt. Ein Kontrastprogramm.

Nach ein paar Stunden wird die Musik endlich leiser, sanfter, umarmender. Und der Atem folgt ihr, wird ruhiger, weniger. Die Breather sind müde (die Sitter auch), entspannen sich auf ihren Matten, manche umarmen einander. Manche weinen, andere lachen. Oder schlafen einfach. Es gibt keinerlei Zeitdruck. Dann beginnen sie zu malen und ihre Erlebnisse visuell zum Ausdruck zu bringen. Das ist Teil des Heilungsprozesses. Die Sitzung ist zu Ende.

Bei der nächsten Session bin ich der Breather. Aus den Lautsprechern dröhnt Musik wie Schlachtgesang. Ich atme. Bilder von Panzern, Schützengräben und metzelnden Soldaten steigen auf. Überall

Blut. Scheinbar aus allen Ecken des Raumes dringt Schreien zu mir. Ich atme intensiv. Doch irgendwann muss ich aufhören damit. Ich will nicht mehr atmen und mache lange Atempausen, nein: Mein Körper macht sie einfach ganz von selbst. Der Atemantrieb versiegt. Wie wohl das tut. Ich bin ganz in Licht getaucht. Geborgen, warm, sicher. Inmitten dieses Wahnsinns rund um mich, im Schlachtgetümmel, Schreien und Morden, da bin ich vollkommen still und glücklich. Es ist fast wie eine Botschaft aus einer anderen Dimension: Wie irrsinnig die Welt um mich herum auch sein mag und wie viele um mich herum auch die Kontrolle verlieren und brüllen – im Innern gibt es einen Ort des Lichts und Geborgenseins. Meine Atempausen werden so lang, dass meine Sitterin sich Sorgen macht, wie sie mir später erzählt. Zum Glück ist der Leiter des Teams, ein Schüler von Grof, weise genug, entspannt zu bleiben und mir meine beglückenden, scheinbar endlosen Atempausen zu gönnen. Physiologisch gesehen ist das auch gar kein Problem, nur der verdiente Ausgleich nach dem massiven Zuviel des Atmens. Und ich merke zutiefst: Es ist doch das Stille im Atmen, das mich anzieht, nicht die physisch-emotionale Sensation …

Das Malen danach holt mich dann leider ganz aus dem Körper und wieder in den Kopf zurück – aus dem Licht einer lebendigen Intensität in die Leblosigkeit des Intellekts. Wie soll ich malen, was ich erlebt habe? Und warum überhaupt? So ging es eine Woche …

»Was uns nicht umbringt, macht uns hart«

In diesem Kapitel geht es nicht um das entspannte, sanfte und langsame Atmen. Vielmehr steuern wir (natürlich nur, wenn wir wollen) das autonome Nervensystem mit der Kraft unserer Atmung bewusst und auch nur für kurze Zeit dosiert aus der Bahn. Wir rütteln und schütteln es sozusagen ordentlich durch.

Rein physiologisch betrachtet sind Methoden, die in die Intensität gehen – wie das *holotrope Atmen*, das *Rebirthing* nach Leonard Orr, das *tiefe Atmen* in der Körpertherapie nach Wilhelm Reich, *schamanisches Atmen*, die *Wim-Hof-Methode* und viele andere Techniken –, nichts anderes als das bewusste Induzieren von Stress. Sie haben es in der Übung *Die Macht des Atems* im ersten Teil des Buches schon vorsichtig ausprobiert:

Mit großen Atemzügen wird in kürzester Zeit eine große Menge CO_2 abgeatmet. Die Blutgefäße verengen sich, und die Hirndurchblutung sinkt rasch bis auf die Hälfte. Das Denken wird eingetrübt oder sogar stillgelegt, zugleich feuern die Neuronen unseres »Säugetiergehirns« umso heftiger. In dieser kalkulierten Krisis kann sich für manche Menschen Existenzielles offenbaren: Aus den Tiefen des Unbewussten mögen vergessene Dinge an die Oberfläche steigen und starke Emotionen erfahren werden.

Intensives Atmen ist für jeden anders, weil der Atem zutiefst mit unserer Psyche in Verbindung steht. Es kann ein anstrengender, sogar schockierender Ritt sein. Oder nur ein sanftes Dahingleiten in wohltuenden Empfindungen. Zuweilen mag es bislang verschlossene Räume öffnen. Hinter der Tür zeigt sich dann, was immer sich zeigen will, schön oder hässlich. Das muss nicht immer dramatisch oder gleich lebensverändernd sein. Ich finde, das bewusste Atmen, egal in welcher Form, sollte auch nicht das Spektakel suchen. In dieser Hinsicht fühle ich mich geistig den Atemideen der Tibeter nah, die, wie sie es nennen, *Rigpa* suchen, das entspannte, absolut klare Sein im gegenwärtigen Moment.

Manche Methoden, selbst wenn sie intensiv sind, suchen bewusst das Gegenteil von Sensation. So kennen die Techniken des klassischen Yoga Indiens zwar intensive Hyperventilationspraktiken. Doch der Atemprozess ist, anders als in den Methoden der modernen Breathwork-Bewegung des Westens, sehr kontrolliert. Angestrebt werden nicht die durchbruchsartige Katharsis, aufwühlende Emotionen, Spontanheilungen oder spirituelle Explosionen, sondern eine schrittweise Gesundung und Reinigung des Menschen auf allen Ebenen: körperlich, emotional und mental. Das ultimative Ziel aber ist die innere Stille, In-Frieden-Sein, Gewahrsein.

Ich möchte Ihnen im Folgenden zwei Praktiken vorstellen, die mit massiver Hyperventilation arbeiten, das soll aber nicht als eine unbedingte Empfehlung verstanden werden. Wenn Sie neugierig sind (und zudem auch gesund, darauf kommen wir gleich), versuchen Sie es gern. Doch bleiben Sie dabei achtsam, der Atem hat große Macht. Wir sollten respektvoll mit ihm umgehen.

Der Mann, der aus der Kälte kam

Unter den Atempraktiken, welche die Hyperventilation ins Zentrum stellen, erfreut sich in jüngster Zeit besonders die Methode des Niederländers Wim Hof großer Popularität. Zwar atmet man dabei ähnlich intensiv wie beim Rebirthing oder holotropen Atmen, doch die Praxis ist etwas kontrollierter und auch kürzer. Zudem werden die Überatmungsphasen beim Atmen gezielt ausgeglichen durch lange Atempausen.

Hof, auch unter dem Spitznamen *Iceman* bekannt – die zweite Säule seiner Methode ist neben dem Atmen die Kälteexposition –, ist nicht gerade bescheiden, wenn er über die Wirkungen seiner Methode spricht: »Willst du mehr Energie, weniger Stress und ein stärkeres Immunsystem?«, fragt er. »Willst du besser schlafen, deine mentale und sportliche Performance verbessern, deine Stimmung anheben, Gewicht verlieren und innere Unruhe überwinden?« Und er verspricht: »Was, wenn ich dir sage, dass du all das und noch so viel mehr erreichen kannst, indem du die Macht deines Geistes befreist? Und dass du alles das in nur ein paar Tagen tun kannst?«[280]

Ich will nicht verhehlen, dass ich auf große Versprechungen gern mit Zurückhaltung reagiere. Auch beim Atmen wird uns nichts einfach geschenkt. Und mit ein paar Atemsessions allein werden wir unser Leben noch nicht gänzlich transformiert haben (was immer wir unter diesem Begriff auch verstehen mögen). Im *Tao Te King*, einer alten Weisheitsschrift aus China, heißt es sinngemäß, dass man argwöhnisch sein sollte, wenn jemand leichte Wege verspricht, da leichte Wege große Schwierigkeiten bergen würden. Ob uns ein paar Atemsessions und Eisbäder schon zu neuen Menschen machen, dürfen wir doch vorsichtig hinterfragen. Wim Hof jedenfalls ist überzeugt: »So einfach ist das.«[281] Der Mann aus der Kälte hat viele begeisterte Anhänger, und einige seiner Schüler haben selbst Bücher über das Atmen verfasst.[282]

Auch ich selbst atme ab und zu gern intensiv. Allerdings nicht jeden Tag. Hyperventilation ist meinem Dafürhalten nach keine Praxis, die man, wie die anderen in diesem Buch vorgestellten Methoden, jeden Tag morgens und abends üben sollte. Ich weiß, dass andere Atemlehrer das anders sehen. So empfiehlt zum Beispiel der US-amerikanische Atemlehrer Dan Brulé, die Wim-Hof-Methode sogar zwei- bis dreimal am Tag zu üben und darüber hinaus so viel und häufig zu seufzen wie nur irgend möglich.[283] Quasi ein »hyperventilierender Lebensentwurf«. (Jetzt, da ich dies hier schreibe, muss ich daran denken, was Konstantin Buteyko wohl dazu sagen würde ...)

Ich habe Hofs Methode über längere Zeit mehrfach am Tag praktiziert und für mich persönlich erkannt, dass es nicht mein Weg einer täglichen Atemroutine sein kann. Doch manchmal spüre ich, dass es mir guttut. Dabei habe ich meine eigene Form gefunden, angelehnt an Hofs Methode, doch kürzer und etwas sanfter mit einem besonderen Fokus auf die Pausen nach dem Atmen. Auch diese Praxis, die ich *sanfte Hyperventilation* nenne (zugegeben, ein Widerspruch in sich selbst), stelle ich Ihnen hier vor.

Wim Hof sagt, er hätte seine Methode nicht aus Büchern oder von Lehrern gelernt, vielmehr sei sie ganz natürlich zu ihm gekommen. Dasselbe berichtet er über die Idee der Kälteexposition. Als Junge, so erzählt er, habe er frühmorgens immer Zeitungen in Sittard ausgetragen, seiner Heimatstadt im Süden der Niederlande, bei jedem Wind und Wetter, und sich dabei an die Kälte gewöhnt: Das war die »Geburt des Iceman«.[284] Später hat er sich Laborexperimenten unterzogen, so zum Beispiel an der medizinischen Fakultät der University of Minnesota. Im Hypothermie-Labor stieg er immer wieder für 15 bis

20 Minuten ins Eiswasser. Zum Erstaunen der anwesenden Wissenschaftler konnte er dabei seine Kernkörpertemperatur stabil halten. Bis zu den Schultern eingetaucht in eiskaltes Wasser, blieben der Kopf und das Innere seines Brust- und Bauchraums dennoch warm.

Zweifellos verfügt der Iceman über erstaunliche Fähigkeiten. Und er berichtet ebenso Erstaunliches über die Wirkungen seiner Methode: Sie habe Menschen von Multipler Sklerose oder Brustkrebs geheilt, erhöhe das Durchhaltevermögen im Sport und führe zu einer besseren »Performance« beim Sex: bessere Ausdauer und intensivere Orgasmen.[285] Mit ihrer Hilfe ließen sich körperliche Schmerzen regulieren, Depressionen und bipolare Störungen überwinden und vieles andere mehr. Die Liste der Heilungserfolge scheint endlos.

Etliche meiner Klienten, Gesunde wie Kranke, machten, bevor sie zu mir kamen, Bekanntschaft mit der Wim-Hof-Methode (WHM). Darunter auch chronisch überatmende Asthmatiker, die sich der WHM zuwandten in der Hoffnung, sich dadurch von ihren Symptomen befreien zu können. Nicht alle Hoffnungen erfüllten sich. Ich selbst bin, wie gesagt, mit Versprechungen zurückhaltender. Zwar wohnt dem Atem ein enormes Potenzial inne, doch nicht jede Methode ist für jeden auch die beste. Es gibt zudem eine Reihe von Kontraindikationen, auf die man unbedingt achten sollte. Bei manchen Autoren, die Fans der Hyperventilationspraxis sind, vermisse ich ein wenig die klaren Hinweise dazu.

Kontraindikationen für intensives Atmen

Das intensive Atmen richtet sich in erster Linie an Gesunde, wie Wim Hof auch selbst sagt, nicht also an Heilungssuchende. (Insofern stehen die Berichte über die zahlreichen Heilungserfolge doch auch in einem seltsamen Widerspruch dazu, denn eigentlich sollten die Kranken die Methode ja eher nicht anwenden.) Für ungeeignet hält Wim Hof seine Methode jedenfalls bei Epilepsie, Bluthochdruck, koronaren Herzerkrankungen (auch wenn diese in der Vergangenheit liegen), Hirnschlag und Migräne.

Was diese Erkrankungen gemeinsam haben, ist ihr Bezug zur Durchblutung und Sauerstoffversorgung.[286] Wie wir wissen, führt Hyperventilation zur Verengung der Blutgefäße und über den Bohr-Effekt auch zu einer temporären Minderversorgung der Zellen mit Sauerstoff. Das ist natürlich das Gegenteil dessen, was man bei den genannten Problemen anstreben möchte. Unbedingt ergänzen würde ich Asthma, COPD und Panikattacken, die Wim Hof nicht erwähnt. Starke Atemprozesse können unmittelbar Anfälle auslösen. Auch das erst seit jüngster Zeit auftretende Long-COVID-Syndrom ist aus meiner Sicht eine Kontraindikation für Hyperventilationsmethoden.

Die Kontraindikationsliste des amerikanischen Atemlehrers Paul Crimi, der ebenfalls mit Hyperventilation arbeitet, ist noch deutlich länger. Für ungeeignet hält er intensives Atmen neben den von Wim Hof genannten Punkten auch bei Glaukomen, Retinaablösung, bipolarer Störung, Osteoporose, Schwangerschaft, Aneurysmen in der Familiengeschichte, psychiatrischen Erkrankungen oder emotionalen Krisen, bei neurologischen Problemen, posttraumatischer Belastungsstörung (PTBS) sowie jedem anderen Problem, das die Fähigkeit, sich auf intensive physische oder emotionale Lösungsprozesse einzulassen, beeinflussen oder beeinträchtigen könnte.[287]

Bringen wir es auf den Punkt: Intensives Atmen ist nichts für Menschen, die nicht gesund sind. Einem Humpelnden würde man auch keinen Stabhochsprung empfehlen. Gesunde aber können, so sie Lust dazu haben, durchaus mit Freude in diese Prozesse gehen und davon profitieren, was man *hormetischen Stress* nennt.

Hormetischer Stress

Der Begriff *Hormesis* geht auf einen Schweizer Arzt und Naturphilosophen des 16. Jahrhunderts mit dem illustren Namen Philippus

Theophrastus Aureolus Bombast von Hohenheim zurück. Bekannter ist er bei uns unter seinem Kurznamen *Paracelsus*. Paracelsus formulierte die These, dass geringe Dosen giftiger Substanzen heilsame Wirkungen anstoßen können. Daher auch der Begriff: Das griechische Wort *hórmēsis* heißt »Anstoß« oder »Anregung«.

In der Heilkunde ist das Prinzip heute gut bekannt: Viele Substanzen würden in zu hoher Dosierung schweren Schaden anrichten, doch in großer Verdünnung wirken sie heilsam. »Dosis *facit venenum*«, sagte Paracelsus sehr richtig, die Dosis erst macht das Gift. Sogar Schlangengift wird in extrem niedriger Dosierung erfolgreich in der Naturheilkunde eingesetzt, zum Beispiel bei Autoimmunerkrankungen, Rheuma oder Migräne. Auch die Schulmedizin arbeitet mit den heilsamen Wirkungen von Gift, so zum Beispiel mit Digitalis, dem starken Gift des Fingerhuts, das bei bestimmten Herzerkrankungen verordnet wird. Oder auch mit Nitroglyzerin, wie wir ausführlich thematisiert haben.

Die Hormesis-Idee lässt sich nicht nur auf Substanzen anwenden, sondern auch auf Aktivitäten. So zum Beispiel »stresst« Kraft- oder Ausdauertraining den Körper. Richtig dosiert aber führt dieser Stress zu Anpassungsreaktionen, die uns letztlich stärken. Wir sprechen dann vom Trainingseffekt: Die Muskelmasse nimmt zu, die Durchblutung wird gesteigert, das Herz schlägt langsam und kräftiger und so weiter. Dieser *hormetisch* genannte Stress ist gesund, er ist sozusagen das niedrig dosierte Gift, das Heilungsprozesse anstößt. Wenn nun gesunde Menschen ab und zu bewusst intensiv atmen, lösen sie damit physiologischen – genauer gesagt: biochemischen – Stress aus.

Weil ich nun schon häufiger das in aller Munde befindliche Wort *Stress* benutzt habe, das der in Österreich geborene und in Kanada wirkende Mediziner Hans Selye geprägt hat (er verstarb 1982): Stress meint die Störung der Homöostase. Alles, was uns beziehungsweise die Abläufe in unserem Körper aus der Balance bringt, ist Stress. Das kann sich positiv anfühlen, dann sprechen wir von *Eustress*, oder negativ, dann ist es *Disstress*.[288] Der Hormesis-Gedanke von Paracelsus entspricht also dem Eustress-Konzept von Selye.

Der Stress, den Hyperventilation auslöst, ist biochemischer Natur: Der plötzliche Abfall von CO_2 verringert die Durchblutung und Sauerstoffversorgung, besonders im Gehirn. Stresshormone werden ausgeschüttet, die Neuronen feuern, Herzschlag und Blutdruck gehen nach oben, mit anderen Worten: Das biochemische Gleichgewicht und damit die Balance im autonomen Nervensystem wird bewusst gestört, der Sympathikus nach oben geregelt. Danach aber, das ist wichtig, sorgen wir aktiv für die Wiederherstellung der Balance. Dies geschieht mithilfe von Atempausen. Sie sind notwendig, damit die Hyperventilation keinen Schaden anrichtet.

Und um es nochmals zu sagen: Es sind Praktiken für Gesunde. Sollten Sie also unter einem der oben genannten Probleme leiden oder eine niedrige Kontrollpause (CP) haben, würde ich Ihnen dazu nicht raten. Üben Sie dann besser sanftes oder langsames Atmen, bis Ihre Atemgesundheit sich entsprechend gut entwickelt hat. Es ist für ein gesundes und erfüllendes (Atem-)Leben nicht notwendig, in Hyper- oder sogar »Superventilation« zu gehen, wie es ein amerikanischer Wim-Hof-Schüler ausdrückt.[289] Es kann für manche aber eine schöne Erfahrung sein.

Bevor Sie zu üben beginnen

Es ist wichtig, dass Sie nach den Hyperventilationsphasen auch wirklich die Atempausen machen. Anderenfalls trainieren Sie Ihre CO_2-Toleranz nach unten, was so ziemlich das Letzte ist, was wir anstreben. Eine zu hohe Sensitivität gegenüber CO_2 macht uns auf Dauer krank.

Die Wim-Hof-Methode

Das *WHM-Protokoll,* wie Wim Hof die Standardpraxis seiner Methode nennt, können Sie im Sitzen oder, besser noch, im Liegen durchführen. Wenn Sie sitzen: Lehnen Sie sich am besten an eine Wand an. Bitte üben Sie diese Methode nicht im Stehen und schon gar nicht bei sicherheitssensiblen Aktivitäten, wie zum Beispiel im Straßenverkehr.

In technischer Hinsicht ist sie, wie alle Hyperventilationstechniken, sehr einfach. Sie benötigen etwa 20 bis 30 Minuten Zeit dafür.

- Sitzen oder liegen Sie bequem.
- Machen Sie zu Anfang ein paar bewusste, entspannte Atemzüge.
- Dann atmen Sie dreißig- bis vierzigmal tief und vollständig ein und aus. Füllen Sie die Atemräume mit der Einatmung von unten nach oben: Bauch, mittlerer und oberer Brustraum. Und lassen Sie nach jeder Einatmung entspannt in die Ausatmung los.
- Atmen Sie durch die Nase oder den Mund, Wim Hof macht hier keinen Unterschied. Ich persönlich atme immer durch die Nase ein, gern aber durch den Mund aus, das macht den Prozess intensiver, da in kürzerer Zeit mehr Volumen geatmet wird.
- Nach der letzten Einatmung dann entspannen Sie sich in die Ausatmung und bleiben so lange in der Atempause, bis Sie den klaren Impuls fühlen, wieder einatmen zu wollen. Ein deutliches Signal ist spätestens das Zucken des Zwerchfells, das einsetzt, sobald Ihre CO_2-Toleranz-Schwelle erreicht ist.
- Atmen Sie nun vollständig ein, und bleiben Sie 10 bis 15 Sekunden in der Atemfülle. Dann lassen Sie entspannt in die Ausatmung los.
- Üben Sie auf diese Weise drei bis vier Runden.

Sie werden beim ersten Mal überrascht sein, wie lange die Atempause nach der Hyperventilationsphase dauern kann. Die Dauer der Atempause bis zum Einsetzen des ersten Atemimpulses hängt primär von zwei Dingen ab: von Ihrer aktuellen CO_2-Toleranz und der in der Hyperventilationsphase ein- und ausgeatmeten Luftmenge. Je größer beides ist, desto länger wird natürlicherweise Ihre Atempause sein.

Das intensive Atmen löst Symptome aus. Schwindel oder Kribbeln sind typische Empfindungen, in extremeren Fällen auch Muskelspasmen (»Pfötchenstellung« der Hände). Das ist jedoch kein Grund zur Besorgnis für gesunde Menschen. Das Kribbeln am ganzen Körper während der langen Atempause, in der aufgrund der geringeren Hindurchblutung auch nur wenig Gedanken aufkommen, kann eine schöne Erfahrung sein.

Wim Hof empfiehlt zum Abschluss der Praxis eine yogische Technik, nämlich die Kontraktion des Beckenbodens: Wenn Sie nach der letzten Atempause noch einmal vollständig einatmen, um für 10 oder 15 Sekunden in der Atemfülle zu bleiben, spannen Sie die Muskulatur im Beckenboden an und lenken die gefühlte Spannung zur Körpermitte hin und dann hinauf in den Kopf. »Sie sollten etwas Druck im Kopf wahrnehmen«, sagt Hof.[290]

Wenn Sie sich dazu noch regelmäßig kalt duschen – ebenfalls eine Form von hormetischem Stress – und meditieren (Atembeobachtungen sind hierfür besonders gut geeignet), sind Sie schon ganz eingetaucht in die WHM-Welt.

Sanfte Hyperventilation

Die WHM kann durchaus anstrengend sein, womit ich vor allem die Hyperventilationsphase meine, die ja mit einer besonders starken Aktivität der Atemmuskulatur einhergeht. Besonders bei verengten Atemwegen – Schiefstände der Nasenscheidewand zum Beispiel sind weit verbreitet – ist es mühsam, viele vollständige Atemzüge am Stück zu machen, es sei denn, man atmet dabei durch den Mund. Ich persönlich mag es allerdings gar nicht, intensiv durch den Mund einzuatmen, und mir haben schon viele Klienten gesagt, dass es ihnen ähnlich damit geht: Der Mund kann sich in kurzer Zeit sehr trocken anfühlen, und Hustenreiz tritt auf (der ohnehin schon allein durch die Hyperventilation getriggert werden kann).

Deshalb übe ich die WHM in meiner eigenen Kurzversion. Dabei atme ich ausschließlich durch die Nase ein und entspannt durch den Mund aus. So kann ich die Atmung moderat beschleunigen und das Volumen je Atemzug ohne große Anstrengung stark erhöhen. Auch dehne ich die Atempause nach der Ausatmung bis zu einem Maximalpunkt aus:

- Liegen Sie bequem, und kommen Sie einen Moment zur Ruhe.
- Machen Sie nun 10 vollständige Atemzüge. Atmen Sie dabei immer durch die Nase ein und wahlweise durch Nase oder Mund aus. Wenn Sie durch den Mund ausatmen: Erlauben Sie sich, mit einer sanften Lippenbremse die Ausatmung so entspannt wie möglich geschehen zu lassen. Ein- und Ausatmung sollten weich fließen wie eine Meereswelle.
- Nach der letzten Einatmung lassen Sie die Ausatmung passiv und weich herausfließen und verweilen dann in der Atempause. Warten Sie, bis das Zwerchfell mit Kontraktionen beginnt. Dabei müssen Sie nicht schon bei der ersten

Kontraktion wieder einatmen (es sei denn, Sie verspüren einen starken Drang dazu), sondern können das Zwerchfell mehrmals »kommen lassen«. Je länger Sie warten, umso stärker die Kontraktionen. Aber übertreiben Sie es nicht!

- Dann atmen Sie vollständig ein und schließen eine Pause in der Atemfülle von 10 bis 20 Sekunden an.
- Atmen Sie wieder passiv aus, und warten Sie nochmals, bis das Zwerchfell zu zucken beginnt. Bei der ersten Kontraktion atmen Sie normal ein und spüren ein paar Atemzüge lang nach.
- Das ist eine Runde. Machen Sie auf diese Weise bis zu drei Runden.

Wirkungen auf CO_2, Sauerstoffsättigung und Herz

Ich habe die Praktiken in diesem Kapitel (wie ja auch alle anderen Übungen dieses Buches) hinsichtlich ihrer Wirkungen auf CO_2, Sauerstoffsättigung, Herzrate und HRV untersucht: Immer steigt die Herzrate während der Hyperventilationsphase deutlich an, während der CO_2-Gehalt erwartungsgemäß schnell abfällt. Die HRV sinkt ebenfalls, was typisch für eine Stresssituation ist. Normalisiert sich die Atmung am Ende eines Zyklus wieder, sinkt die Herzrate auf einen Wert unterhalb der Ausgangssituation.

In einem Punkt gibt es zwischen Wim Hofs Methode und meiner Form der sanften Hyperventilation einen markanten Unterschied: Die lange Hyperventilationsphase bei der WHM – dreißig bis vierzig volle Atemzüge – führt logischerweise zu einer besonders langen Atempause danach. Bevor der Atemantrieb wieder einsetzt, kommt es daher zu einem signifikanten Absinken der Sauerstoffsättigung (SpO_2). Sie normalisiert sich schnell wieder mit Beendigung der Atempause. Diesen starken Abfall der SpO_2 kann ich bei der kürzeren Methode nicht feststellen. Die Verbindung starker Hyperventilation mit ihren sauerstoffreduzierenden Wirkungen (Blutgefäßverengung und Bohr-Effekt) und anschließender extralanger Atempause – wir reden hier von 3 bis 5 Minuten, in denen wir nicht mehr atmen – mit einem entsprechenden Absinken der Sauerstoffsättigung führt zu einem kurzzeitigen Sauerstoffmangel (Hypoxie), insbesondere des Gehirns. Genau das kann eine kurze Bewusstlosigkeit auslösen.

Das bedeutet: Die WHM löst hormetischen Stress aus, indem sie hypoxische Wirkungen verstärkt. Sie ist deshalb ein *Hypoxie-Training.*

Wie dem auch sei: Atempraxis sollte kein Leistungssport sein, sondern uns körperlich, emotional und geistig gesund erhalten und stärken. Nach einer guten Praxis – egal, welche Atemtechnik wir geübt haben – fühlen wir uns immer wohl. Unwohlsein oder Erschöpfung sind Zeichen dafür, dass etwas schiefgelaufen ist. Versuchen Sie also, Ihr Ego aus dem Prozess herauszuhalten. Die Qualität Ihrer Praxis wird durch Übung von Tag zu Tag besser ... ganz von selbst ... auch ohne Ego ...

*

Im vierten Teil des Buches geht es um klassische Atemmethoden des Ostens. Dort fließen alle Ideen zusammen, über die wir bis hierher gesprochen haben. Die klassischen Praktiken sind gewissermaßen ein Amalgam aus sanftem, langsamem und intensivem Atmen, reichlich gewürzt mit Atempausen und weiteren spannenden Elementen. Und obschon Sie nun vieles über das Atmen gelernt haben, betreten Sie hier doch eine ganz andere Welt ...

TEIL IV

Klassische Atemmethoden des Ostens

»Beherrschen wir den Atem nicht,
beherrschen wir gar nichts.«[291]
G. I. Gurdjieff, Autor, spiritueller Lehrer und Komponist

Atempraktiken aus dem Yoga Tibets

Unter der Anleitung tibetischer Mönche zu üben kann eine erheiternde Erfahrung sein. Ich erinnere mich gut an ein Tsa-Lung-Retreat auf Mallorca. Tsa Lung ist eine traditionelle tibetische Form der Atem- und Körperpraxis. *Tsa* heißt so viel wie *Energiestrom* oder *-kanal*, und *Lung* bedeutet *Atem* oder *Lebensenergie*. Bei uns bekannter als *Prana*, liegt dem Begriff die östliche Vorstellung zugrunde, dass die Lebensenergie, die wir vor allem mit dem Atem aufnehmen, im Körper zirkuliert, ähnlich dem Blut, das durch ein weitverzweigtes Netz röhrenförmiger Strukturen fließt, die wir *Gefäße* nennen. Im indischen Yoga heißen diese Kanäle *Nadis*, wörtlich: *Ströme*.

Nadis sind unsere Atemwege, Blut- oder Lymphgefäße ebenso wie unsere Nervenbahnen, durch die elektrische und biochemische Energie fließt. Die alten Yogis begriffen sie als ein extrem subtiles Transportsystem für unsere Lebensenergie, so fein, dass wir sie mit den uns zur Verfügung stehenden Methoden nicht abbilden können. Treten in diesem System aus Strömen Blockaden auf, kommt es, wie bei Blutgefäßen, Nervenverbindungen oder Atemwegen auch, zu Störungen, die sich als belastende Symptome, längerfristig dann als Krankheit manifestieren.

Sollten Sie der Vorstellung, dass sich Lebensenergie durch feinste Körperstrukturen bewegt, nicht viel abgewinnen können, so sei hier daran erinnert, dass die nachweislich wirksame Methode der Akupunktur aus der traditionellen chinesischen Medizin auf ebendieser Vorstellung beruht: Das Setzen feiner Nadeln an bestimmten Stellen des Körpers soll Blockaden lösen und die Lebensenergie – in China heißt sie Chi – wieder in ihr natürliches Fließen zurückführen.

Letztlich kommt es aber nicht darauf an, ob wir uns nun ein »Lebensenergie-Transportsystem« in unserem Körper vorstellen können oder nicht. Nach allem Gesagten wissen wir, dass die Atmung das Fundament aller Lebensprozesse ist – für Herz, Hirn und Nerven, für Durchblutung und Sauerstoffversorgung sowie die Bereitstellung von Energie in jeder einzelnen Zelle. Die Luft, die wir atmen, und die Nahrung, die wir zu uns nehmen, werden auf zellulärer Ebene zu ATP gewandelt, der universellen Energiewährung allen Lebens. Unbezweifelbar existiert ein System, das Energie transportiert. Der Rest sind Details.

Zurück zum heiteren Mönch aus Tibet: Auf dem Mallorca-Retreat führte er uns in eine Reihe von Atempraktiken ein. Wie es bei Atemanleitungen häufig geschieht, gab er uns Anweisungen wie »Atme ein!« oder auch »Atme tief ein!« und Ähnliches. Es waren Leute aus Deutschland dabei, und erwartungsgemäß stellte bald jemand eine »typisch deutsche« Frage: »Wenn du sagst, ich solle einatmen, wie soll ich das denn genau machen?« Der Tibeter antwortete mit einer Gegenfrage, eigentlich war es ein spitzer Kommentar: »Könnt ihr nicht einfach ganz normal einatmen?« Ich nehme an, er konnte sich nicht vorstellen, wie dysfunktional die Atmung der meisten Menschen im Westen geworden ist. Aber mir gefiel die Antwort dennoch. Ich durfte einfach einatmen, keine Regeln! Darin spiegelt sich viel vom tibetischen Geist, wenn es um das bewusste Atmen geht. Ihm wohnt eine gewisse Entspanntheit inne, frei von der Besessenheit, die Dinge in ihrer Mechanik zu sehr ins Detail zwingen zu wollen.[292]

Die gelassene Heiterkeit der tibetischen Praxis (zugleich weit davon entfernt, beliebig zu sein) erlebte ich auch auf einem anderen Tsa-Lung-Retreat. Zum ersten Mal überhaupt unterrichtete ein Tibeter in Deutschland die vollständige Serie einer Praxis, die man Trul Khor nennt.[293] Das bedeutet »magische Bewegung« und ist gewissermaßen das tibetische Pendant zum indischen Yoga, doch es gleicht ihm in keiner Weise. Die Körperhaltungen oder Asanas Indiens sind, klassisch geübt, statisch: Man bleibt eine Zeit in einer bestimmten Haltung, während der Atem fließt. Im tibetischen Yoga dreht man das um, der Atem wird angehalten, während der Körper sich bewegt. Trul Khor ist aus der Atemperspektive eine fordernde und die CO_2-Toleranz nach oben treibende Praxis. Auf einer tieferen Ebene aber geht es bei Tsa Lung und Trul Khor (die man manchmal auch zusammen einfach *Tsa Lung Trul Khor* nennt) um etwas ganz anderes: um das Lösen schmerzhafter Emotionen und das Freilegen der natürlichen Freude, die darunter liegt.

Schmerz lösen

Ab dem Moment unseres Geborenwerdens begegnen wir immer wieder schwierigen Erfahrungen. Geht es nach Stanislav Grof, der das schon erwähnte holotrope Atmen nutzte, um Menschen von tief sitzenden Traumata zu heilen und ihnen befreiende Erfahrungen zu ermöglichen, ist schon unsere allererste Begegnung mit dem Leben, das Geborenwerden, traumatischer Natur, dies sogar von besonderer Intensität: Nichts im Leben, so Grof, könnte je wieder dem Schmerz dieses Momentes gleichkommen.[294] Von diesem Punkt aus gehen wir in ein Leben, in dem schöne und schwierige Erfahrungen auf uns warten.

Über die freudvollen Momente müssen wir hier nicht diskutieren, sie machen uns keine Probleme. Die schmerzhaften Erlebnisse aber, die nicht unmittelbar verarbeitet werden können, sinken in die Tiefe unseres Geistes, oft ungesehen, wie vergessen. Doch sie bleiben dort nicht einfach passiv liegen, sondern entfalten Wirkungen und beeinflussen unser Leben. So mögen starke Erfahrungen von Schmerz, Unterdrückung, Missbrauch, Scham, Entwürdigung, Ungerechtigkeit oder Angst zwar nicht bewusst erinnert werden, doch sie verändern uns und unsere Wahrnehmung der Welt, machen uns traurig, frustriert oder depressiv, verursachen Schuld- oder Minderwertigkeitsgefühle, sogar physische Symptome oder Krankheiten.

Haben Sie, so wie ich und viele andere Menschen, schon Situationen erlebt, in denen Sie sich traurig, frustriert oder unzufrieden fühlten, obgleich die äußere Situation dazu keinerlei Anlass hätte geben können? Sie wachen morgens auf. Am Abend zuvor war alles noch in

Ordnung. Doch heute Morgen sind Sie traurig. Warum nur? Woher kommt dieses Gefühl, diese »Traurigkeit ohne Gesicht«, wie ich es gern nenne? Wurde sie aus der Traumwelt mitgebracht? Eine tief sitzende Erinnerung vielleicht, deren energetische Qualität sich in diesem Moment als das Gefühl oder die Energie von Traurigkeit manifestiert?

Wir müssen das intellektuell gar nicht verstehen, dennoch lässt sich mit diesem grund- oder gesichtslosen Gefühl »arbeiten«, um es zu lösen, sodass die darunter liegende Freude und Leichtigkeit erfahrbar werden kann, die die tibetisch-buddhistische Philosophie als unsere Grundnatur versteht. Sie ist nur überlagert von schwierigen Gefühlen und Geistesqualitäten, doch niemals verloren oder ausgelöscht. In diesem Sinne ist tibetische Atemarbeit zutiefst psychotherapeutischer Natur, wobei wir gleichzeitig Klient und Therapeut sind. Der Begriff *Selbstheilung* trifft es gut.[295] Und der Atem ist die uns in jedem Moment des Lebens zur Verfügung stehende Medizin, die uns diese Heilung ermöglicht.

Ich habe viele Male im Leben belastende Emotionen mithilfe der nachfolgend beschriebenen Übungen erleichtern können. Viele Schülerinnen und Klienten berichten mir, dass sie sich leichter und freier fühlen, wenn sie diese einfachen Übungen durchführen. Das muss nicht immer sofort und durchschlagend sein, keine Therapie der Welt vermag so etwas zu leisten. Den Weg, mit ein paar Atemzügen, die man nur ein- oder zweimal macht, alle Lebensprobleme lösen zu können, gibt es sicher nicht. Verspräche mir das einer, könnte ich mich ihm nicht anvertrauen. Doch man kann immer wieder, Schicht um Schicht, Spannung, Härte oder Dichte auflösen: *somatisch gebundene psychische Energie.* Wir arbeiten unmittelbar mit der Energie des Schmerzes, ohne dass wir sie verbalisieren oder erklären müssten. Wir müssen nur fühlen. Und atmen.

Der Atem als Medizin

Die nachfolgend beschriebenen Übungen sind vereinfachte Formen traditioneller tibetischer Praktiken. Ich habe mir erlaubt, die Übungen auf ihre Essenz herunterzubrechen. Typisch für die Atemarbeit im tibetischen Yoga ist die Einbindung komplexer Visualisierungen. Man stellt sich zum Beispiel Licht- oder Energiekanäle im Inneren des Körpers vor, dazu Farben, tibetische Schriftzeichen und Symbole, man spricht Mantras, Widmungen, Gebete und so weiter, alles das eingebettet in eine tibetisch-buddhistische Lebensführung und Praxis.[296]

Doch wir müssen keine Buddhisten werden oder uns einer tibetischen Tradition verpflichten, um von den Grundideen dieser an sich sehr einfachen Praktiken profitieren zu können. Wir alle atmen. Wir alle kennen schwierige Gefühle. So können wir auch alle mithilfe des Atems unseren Gefühlen begegnen mit dem Ziel, Schmerz zu lösen und die Freude darunter zu erleben. Es ist gänzlich unerheblich, ob oder woran wir glauben oder wo wir uns philosophisch, kulturell und spirituell beheimatet fühlen.

Der rote Faden, der sich durch die Yogapraxis Tibets zieht, ist das Thema *Heilung* – körperlich, emotional und mental. Um sie zu erfahren, so die Idee, müssen wir uns »reinigen«. Das will nicht sagen, dass wir amoralische Wesen seien. Vielmehr geht es darum, Körper und Geist von belastendem Material zu befreien: von schmerzhaften Erinnerungen, seien sie uns bewusst oder nicht, oder von schwierigen Emotionen wie Zweifel, Ärger, Ängsten, Unzufriedenheit, Traurigkeit und so weiter.[297]

Wollen wir uns von einem schwierigen Gefühl befreien, müssen wir es zuerst anschauen. Tibetische Atempraxis will uns nicht ablenken von dem, was wehtut, es vergessen machen oder verdrängen, sondern fordert uns auf, direkt hinzuschauen, und das meint: Den Schmerz *jetzt konkret zu fühlen* … um ihn dann atmend loszulassen. Nur ums Spüren geht es – wie ja letztlich in allen Atempraktiken, egal, was wir üben. Nehmen und schmecken wir die Medizin nicht selbst, kann sie uns nicht helfen.

Neun reinigende Atemzüge I (Neunfache Reinigungsatmung)

Für die *Neunfache Reinigungsatmung* benötigen Sie nur 5 bis 10 Minuten Zeit. Sie können die Praxis nutzen, um gezielt Schmerz oder Belastungen zu lösen und danach die Freude, Offenheit und Klarheit des Geistes zu erleben, die sich auftun kann. Natürlich können Sie aber genauso einfach »nur« atmen und die Praxis genießen, ohne ein emotionales Thema einzubinden.

Vorbereitung

Sitzen Sie bequem, und kommen Sie einen Moment zur Ruhe. Wenn Sie ein Thema mit in die Praxis nehmen wollen, einen Schmerz, irgendetwas, das auf Ihrer Seele lastet, müssen Sie dieses erst *auswählen,* bevor Sie mit der eigentlichen Atempraxis beginnen.

Das Thema für die Praxis auswählen

Rufen Sie sich das Problem ins Gedächtnis – eine Verletzung, die Sie erfahren haben, eine uralte Wunde, die nicht heilen konnte, eine Sorge, die Sie quält, sei sie größer oder kleiner, vielleicht nur ein Gefühl leichter Unzufriedenheit über eine Belanglosigkeit des heutigen Tages. Was auch immer, es spielt keine Rolle. Ein »störendes Gefühl« ist einfach das, was es ist, wir müssen es nicht qualifizieren. Seine Existenz überschattet unser Glück.

Jetzt, da Sie es in Ihre Erinnerung gerufen haben, versuchen Sie, konkret im Körper zu *fühlen,* wo die Belastung lokalisiert ist. Jede Emotion hat eine somatische Entsprechung: ein Druck im Hals vielleicht, eine Enge in der Brust, der sprichwörtliche »Sack voller Steine« auf den Schultern, ein Unwohlsein im Bauch, ein Stein im Rücken, eine Spannung im Nacken ... was auch immer ... Wo zeigt sich das Gefühl körperlich?

Die *Geschichte,* die Sie sich zuvor in Erinnerung gerufen haben, interessiert jetzt nicht mehr, lassen Sie sie los. Konzentrieren Sie sich allein auf das Körpergefühl. Damit können Sie arbeiten, ganz im Gegensatz zu der Geschichte, die dieses Gefühl ausgelöst hat, sie ist nämlich geschehen, Vergangenheit. Eine zugefügte Verletzung kann nicht rückgängig gemacht, ein gesagtes Wort nicht ungesagt, ein abgeschossener Pfeil nicht zurückgeholt werden. Wir können darüber reden, ja, das ist gut und wichtig, doch die Wunde heilt nicht allein dadurch, dass wir immer wieder über sie sprechen, sie will irgendwann verbunden werden.

Atempraxis

- Verschließen Sie das rechte Nasenloch mit dem Ringfinger der rechten Hand (der Daumen ruht dabei auf der Handfläche an der Basis des Ringfingers).
- Nehmen Sie einen befriedigenden Atemzug durch das linke Nasenloch. Gehen Sie in eine angenehme Fülle.
- Stellen Sie sich vor, Sie würden heilsames Licht einatmen, das die linke Seite Ihres Körpers flutet oder energetisiert. Geben Sie dem Licht die Farbe, die Sie mit der Idee von Heilung in Verbindung bringen. Tibetische Yogis verwenden gern die Farbe Grün. Wichtiger aber ist, wie ich meine, dass Sie eine Farbe wählen, die Sie mögen, die sich für Sie heilsam anfühlt. Halten Sie nach der Einatmung einen Moment den Atem an.
- Öffnen Sie nun das rechte Nasenloch. Wechseln Sie mit der Hand hinüber zum linken Nasenloch, und verschließen Sie es. Atmen Sie über das rechte Nasenloch aus. In Ihrer Vorstellung können Sie schmerzhafte oder belastende Energie ausatmen. Vielleicht möchten Sie sie auch dieser einen Farbe geben und sie sich zum Beispiel als schmutzigen Rauch vorstellen.
- Machen Sie diesen Ablauf dreimal: rechts verschließen, über links heilsames Licht in den Körper einatmen, dann links verschließen und über rechts belastende Energie ausatmen.

Nach diesen 3 Atemzügen atmen Sie ganz normal. Spüren Sie in Ihren Körper hinein, vor allem in die rechte Seite: Fühlen Sie dort Leichtigkeit? Ein gutes Gefühl, wie subtil auch immer? Wenn ja, nehmen Sie jetzt ganz dieses Gefühl wahr. Spüren Sie, was sich schön, offen, leicht und gut anfühlt in diesem Moment. Nur das. Wenn da gar nichts ist, das sich positiv anfühlt, bleiben Sie mit dem, was Sie wahrnehmen, ohne jeden Kampf. Verbleiben Sie in diesem Nachspüren, solange es sich frisch anfühlt, ½ Minute vielleicht oder auch etwas länger. Dann machen Sie dreimal dasselbe auf der anderen Seite:

- Mit dem Ringfinger der linken Hand verschließen Sie das linke Nasenloch und atmen über rechts Licht in die rechte Seite des Körpers ein.
- Öffnen Sie dann das linke und verschließen Sie das rechte Nasenloch. Atmen Sie belastende Energie durch das linke Nasenloch aus. Dreimal.

Danach wieder spüren, jetzt vor allem in der linken Seite des Körpers: Wo ist das Leichte, Offene, Weite, Angenehme? Nehmen Sie vor allem wahr, was sich gut anfühlt. Ist da nichts Schönes, seien Sie einfach mit dem, was ist. Wenn der Moment seine Frische verliert, machen Sie den dritten Teil der Praxis:

- Schließen Sie die Übung mit 3 Atemzügen durch beide Nasenlöcher ab: Sie atmen wohltuendes Licht ein und halten kurz den Atem an. Dann atmen Sie belastende Energie aus.
- Stellen Sie sich bei der Ausatmung vor, Sie würden nach oben über die Krone des Kopfes ausatmen. Dreimal.
- Spüren Sie nach.

Nach der Atempraxis können Sie noch etwas in Meditation verweilen. Öffnen Sie gern die Augen, keine Erfahrung dieses Moments soll ausgeblendet werden. Kein Weglaufen, sondern ganz und gar hier und jetzt sein. Ruhen Sie ein paar Minuten im gegenwärtigen Moment.

Arbeiten Sie auf diese Weise ein paar Tage oder Wochen mit dem belastenden Gefühl oder der Schmerzenergie, die Sie ausgewählt haben. Beobachten Sie, ob es über die Zeit etwas leichter wird und die Phasen des Wohlseins länger werden. Nach der Praxis sollten Sie sich erfrischt fühlen, erleichtert, »erlöst«.

Geheime Lehren

Tibeter waren nicht jederzeit offen dafür, ihre Praktiken frei mit anderen Kulturen zu teilen. Berührend finde ich die Geschichte des tibetischen Lehrers Chögyam Trungpa Rinpoche (1939–1987), die sein langjähriger Schüler Reginald »Reggie« Ray erzählt. Er lebt in Boulder, Colorado, und leitet ein Zentrum, in dem tibetisch inspirierte Atem- und Meditationstechniken vermittelt werden.[298]

Chögyam Trungpa wurde von Kindesbeinen an in den traditionellen tibetisch-buddhistischen Lehren ausgebildet. In den Sechzigerjahren erhielt er ein Stipendium, ging nach Oxford und studierte Religionswissenschaften, Philosophie und Kunst. Er begann dort auch, die Praktiken seiner Tradition an die Menschen im Westen weiterzugeben. Dafür allerdings musste er einen hohen Preis bezahlen: Sein Orden schloss ihn aus und verweigerte ihm von einem Moment auf den anderen jede Unterstützung, auch finanziell. Diese Lehren, so berichtet Reggie Ray, durften nicht an »spirituell Unreife«, wie es die Menschen des Westens seien, weitergegeben werden. Chögyam Trungpa sah das ganz anders, er war der Auffassung, der moderne Mensch des Westens sei sogar reifer, diese Lehren zu empfangen, als sein eigenes Volk zur damaligen Zeit.[299] Seine Verzweiflung über den Ordensausschluss war so groß, dass er sich das Leben nehmen wollte. Zum Glück sollte es aber nicht so weit kommen. Chögyam Trungpa gab stattdessen sein Mönchsgelübde auf, heiratete und ging in die USA, um dort im Jahr 1974 das Shambhala Center in Colorado zu errichten. Trotz seines spirituellen Hintergrundes war der Freigeist Chögyam Trungpa das, was man einen »Lebemann« nennen könnte, auch dem Alkohol nicht abhold. Das sollte ihm schließlich zum Verhängnis werden. Im Alter von nur fünfzig Jahren verstarb er an einem Herzinfarkt.

Chögyam Trungpas Lebensgeschichte offenbart, wie schwierig es sein kann, traditionelle Lehren aus Tibet im Westen zu verbreiten. Nicht zuletzt diesem Umstand ist es wohl geschuldet, dass die tibetischen Yogalehren im Westen noch ziemlich unbekannt sind, wenngleich die Situation heute sicher eine andere ist als noch vor ein paar Jahrzehnten. Dennoch: Auch Reggie Ray scheint etwas von diesem Druck zu verspüren, wenn er sagt, dass er sich – wie einst sein Lehrer – bewusst dafür entschieden habe, auf seine eigene Art zu unterrichten und sein Wissen frei zugänglich für jeden zu machen, auch unter Nutzung moderner Medien. Wenn spirituelle Traditionen zu viel Geheimniskrämerei betreiben aus Angst davor, ihre Lehren könnten »verunreinigt« werden, riskieren sie, dass diese ganz in Vergessenheit geraten. Sie können dann natürlich auch viel weniger Menschen helfen.

In diesem Zusammenhang erinnere ich mich wieder an das Tsa-Lung-Trul-Khor-Retreat in Deutschland, von dem weiter oben die

Rede war. Der tibetische Mönch sagte zu uns: »Es ist ein seltsames Gefühl, diese eigentlich so geheimen Lehren Tibets in den Westen zu bringen.« Doch offensichtlich war er der Meinung, dass die Zeit dafür reif sei.

Die Kriegersilben

Ein anderer moderner Vertreter der tibetischen Lehren im Westen ist der heute in San Francisco lebende Tenzin Wangyal Rinpoche. In seinen Büchern, Seminaren und weltweit aktiven Zentren bringt er tibetische Übungsmethoden in den Westen.[300] Die *Kriegersilben* sind eine einfache Atempraxis, bei der wir mit fünf Klängen arbeiten, deren Schwingung uns reinigen und heilen will.[301] Sie sind verbunden mit einer reichen Symbolik und tiefen Philosophie – Dinge, die ich hier nur andeuten kann: So intonieren wir den Klang A für die Stirn und Krone des Kopfes, OM für den Kehlkopf, HUNG für den Herzbereich, RAM für den Bauch und DZA für den Unterleib. Diese fünf Bereiche unseres Körpers repräsentieren Energiezentren oder *Chakras*, die, so sie geöffnet und nicht blockiert sind, für körperliche und seelische Gesundheit sowie erstrebenswerte menschliche Qualitäten stehen:

A repräsentiert Offenheit und Weite, Selbstvertrauen und das Freisein von Angst. Seine Symbole sind der wolkenlose Himmel und die Farbe Weiß. Wir intonieren das A mit einem Fokus auf die Stirn und Krone des Kopfes.

OM steht für die »Überwindung von Hoffnungen«.[302] Das meint eine positive Qualität, die nicht mit Hoffnungslosigkeit zu verwechseln ist, sondern damit, das Gute nicht in einer Abwendung von der Gegenwart in der Zukunft zu erhoffen, vielmehr Vertrauen ins Hier und Jetzt zu haben. Bei der Intonation von OM konzentrieren wir uns auf den Kehlkopf und visualisieren die Farbe Rot.

Der Klang *HUNG* korreliert mit dem Herzbereich. Es ist der Ort, an dem wir kultivieren können, was man die *Vier Unermesslichen* nennt: Liebe, Freude, Mitgefühl und Gelassenheit. Sie sind in der klassischen Philosophie des Yoga ebenso von Bedeutung wie in der Philosophie des Buddhismus.[303] Wenn wir uns auf HUNG und das Herz konzentrieren, visualisieren wir die Farbe Blau.

RAM ist die vierte Kriegersilbe. Dabei fokussieren wir den Nabelbereich und die Farbe Rot. Sie steht für die Überwindung widerstreitender Emotionen und das Reifen der vier positiven Geistesqualitäten, die im Herzen wachsen.

Die Silbe *DZA* schließlich steht in Verbindung mit dem »geheimen Chakra«: dem Bereich unseres Unterleibs. Der Klang repräsentiert die Überwindung äußerer Widerstände und ein Handeln, in dem sich die Vier Unermesslichen konkret Ausdruck verschaffen – ein Handeln, das zu Freude und Freiheit führt. Seine Farbe ist Grün.

Wir müssen das nicht alles präsent haben, wenn wir üben. Beim Atmen und Intonieren geht es ausschließlich darum, die heilsame Wirkung zu erfahren, nicht um philosophische Hintergründe oder Symbole.

In technischer Hinsicht sind die Kriegersilben eine sehr einfache Praxis: Wir fokussieren einen bestimmten Bereich unseres Körpers, atmen ein, visualisieren dabei farbiges Licht und atmen dann aus, wobei wir eine Silbe intonieren. Sollte Ihnen die Vorstellung farbigen Lichts Schwierigkeiten bereiten, lassen Sie sie einfach weg. Später, wenn Ihnen die Praxis geläufiger ist, können Sie die Visualisierung dann immer noch hinzunehmen. So üben Sie die Kriegersilben:

Vorbereitung

- Sitzen Sie bequem aufrecht, und schließen Sie die Augen. Kommen Sie einen Moment zur Ruhe.
- Wenn Sie ein Thema in die Praxis einbinden wollen, wählen Sie es nun aus. Es ist der gleiche Prozess wie in der *Neunfachen Reinigungsatmung:* Vergegenwärtigen Sie sich ein Problem, eine Herausforderung oder Belastung. Fühlen Sie sie im Körper. Dann beginnen Sie mit der Atem- und Intonationspraxis.

A – Die Reinigung von Stirn und Krone

- Bringen Sie Ihre Wahrnehmung zum Kopfbereich, und stellen Sie sich ein weißes Licht vor, das von der Stirn und der Krone des Kopfes ausstrahlt.
- Atmen Sie ein, die Aufmerksamkeit weiter auf den Kopfbereich gerichtet. Es darf eine vollständige, befriedigende Einatmung sein.
- Halten Sie einen kurzen Moment den Atem an. Dann atmen Sie langsam aus. Intonieren Sie über die gesamte Ausatmung hinweg ein langes *A.* Machen Sie auf diese Weise 5 Atemzüge.
- Dann spüren Sie nach. Bleiben Sie im Nachspüren mit Ihrer Aufmerksamkeit im Kopfbereich. Achten Sie auf ein Gefühl von Offenheit und Leichtigkeit. Nehmen Sie wahr, was sich gut anfühlt.

Traditionellerweise macht man etwa 5 Atemzüge je Energiezentrum. Sie können die Übung natürlich auch kürzer durchführen mit zum Beispiel nur 3 Atemzügen oder sogar nur einem je Chakra. Es ist besser, Sie üben kurz, freudvoll und bewusst, als eine längere Praxis »abzuarbeiten«, obgleich Ihnen vielleicht gar nicht danach ist. Ich halte es für wichtig, dass wir darauf achten, uns nicht selbst eine Disziplin aufzubürden, die zu einer Belastung wird. Das Atmen soll Ihnen guttun, Sie nähren und Freude machen. Wird es zu zwang- und regelhaft, verliert es seine Kraft. Bleiben Sie deshalb leicht, spielerisch, neugierig.
Die Reinigung der weiteren Energiezentren erfolgt analog zur Reinigung von Stirn und Kopf:

OM – Das Reinigen des Kehlkopfes

- Verlagern Sie Ihre Wahrnehmung zum Hals, und visualisieren Sie die Farbe Rot.
- Atmen Sie ein, halten Sie einen Moment, dann atmen Sie mit dem Klang *OM* aus.
- Halten Sie Ihren Fokus die ganze Zeit über im Halsbereich.
- Nach 5 (oder auch weniger) Atemzügen spüren Sie nach. Ist da Leichtigkeit und Weite? Etwas, was sich gut anfühlt? Damit verbinden Sie sich! Geben Sie diesem Nachspüren auch Raum, wenn Sie die weiteren Energiezentren reinigen.

HUNG – Das Reinigen des Herzraumes

- Bringen Sie die Aufmerksamkeit zur Mitte der Brust. Stellen Sie sich blaues Licht vor, das in alle Richtungen ausstrahlt.
- Atmen Sie ein, halten Sie kurz die Luft an, dann atmen Sie langsam mit dem Klang *HUNG* aus. Bis zu fünfmal, dann nachspüren.

RAM – Das Reinigen des Bauchraumes

- Fokussieren Sie den Bauchnabel, und stellen Sie sich rotes Licht vor.
- Atmen Sie ein, und halten Sie kurz die Luft an, um mit einem langen *RAM* auszuatmen.

DZA – Das Reinigen des »geheimen Energiezentrums«

- Kommen Sie mit Ihrer Wahrnehmung zum Unterleib. Nehmen Sie Ihre Sexualorgane und den Beckenboden wahr – das *Secret Chakra,* wie die Tibeter es auf Englisch nennen –, und visualisieren Sie grünes Licht.
- Atmen Sie ein, halten Sie einen Moment die Luft an, und atmen Sie dann mit dem Klang *DZA* aus.

Bleiben Sie am Ende der Übung noch einen Moment still sitzen. Dann öffnen Sie die Augen und blicken bewusst um sich. Hat sich etwas verändert?
»Das Herz des spirituellen Weges«, sagt Tenzin Wangyal, »ist das Sehnen danach, unser wirkliches und authentisches Selbst zu kennen und zu leben.«[304]
Die östliche Weisheit geht nicht davon aus, dass die Wahrheit, die wir sind, an irgendeinem anderen Ort gefunden werden könnte als in unserem eigenen Inneren. Sie muss auch nicht erst geboren werden oder wachsen, sondern ist seit Anbeginn der Zeit vollumfänglich da. Wir müssen sie nur freilegen, liegt sie doch begraben unter den Belastungen und negativen Gefühlen von Äonen. Der Himmel wohnt sozusagen in uns selbst. Und das bewusste Atmen ist eine Möglichkeit, dieses unser ursprüngliches, reines Licht des Bewusstseins freizulegen.

Der tibetische Lehrer Tarthang Tulku brachte Kum Nye in den 1970er-Jahren in den Westen. Das System aus Körper-, Massage-, Atem- und Meditationsübungen wurzelt in der traditionellen tibetischen Medizin und den Texten buddhistischer Lebensführung. Tarthang Tulku, der eine Reihe philosophisch anspruchsvoller Bücher verfasste, beschreibt Kum Nye als sanften Weg zur Heilung, der Stress und »negative Muster« auflösen will, damit wir Ausgeglichenheit, Gesundheit und Lebensfreude erfahren können.[305]

Kum bedeutet *Körper.* Das meint aber nicht allein den physischen Körper, sondern auch seine energetischen, emotionalen und mentalen Aspekte. Die Philosophie des Ostens splittert das Wesen des Menschen nicht in Körper, Gefühle und Geist auf, sondern begreift alles das als *einen* Körper, in dem verschiedene Facetten zugleich zum

Ausdruck kommen. Die Silbe *Nye* meint »innere Massage«, die das Fließen der subtilen Lebensenergie aktivieren soll.[306]

Wie Tsa Lung und andere tibetische Übungswege auch, liegt Kum Nye die Vorstellung zugrunde, dass unsere schwierigen Lebenserfahrungen zu emotionalen und physischen Spannungen führen, die unsere freudvolle Grundnatur überlagern. Gelingt es, diese zu lösen, kann sich die tiefere Dimension unseres Wesens offenbaren. Stress, Traumata und schwierige Emotionen, die vielen kleineren oder größeren Wunden, die das Leben schlägt, verhüllen unser wahres Sein und begrenzen unsere Fähigkeit, dieses zu leben.

Ich möchte Ihnen im Weiteren zwei Kum-Nye-Atemübungen vorstellen, die, was die technische Ausführung anbelangt, einfach durchzuführen sind. Dennoch (oder gerade deshalb) können sie tief gehen, lösend wirken und ein meditatives Gewahrsein unterstützen, einen Geschmack dessen, was man in Tibet *Rigpa* nennt – reines Gewahrsein, frei von Urteil, Anhaftung oder Ablehnung, ein Sein mit unserem Körper, Atem und Geist, wie sie sich uns hier und jetzt zeigen. Wir haben uns diesem Zustand auch in der Übung *Zulassen, loslassen und wahrnehmen* anzunähern versucht.

Wenn Sie möchten, können Sie sich, wie bei der *Neunfachen Reinigungsatmung* des Tsa Lung und den *Kriegersilben*, mit dem somatischen Ausdruck schmerzhafter Erfahrungen verbinden, um sie aufzulösen. Nehmen Sie dazu den Ort im Körper wahr, den Sie fühlen, wenn Sie an eine Belastung denken. Spüren Sie die reine Schmerzenergie, doch lassen Sie die Geschichte los, die zu ihr führte. Das Problem ist der Schmerz. Mit ihm können wir arbeiten, nicht mit der Geschichte.

Neun reinigende Atemzüge II

Tarthang Tulku nennt diese Übung *Cleansing Breath.* Es ist eine Nasenwechselatmung, bestehend aus 9 Atemzügen, ähnlich der *Neunfachen Reinigungsatmung* aus dem Tsa Lung. Es gibt es viele Variationen der Praxis in Tibet.[307] Bei dieser Übung gehen wir in eine totale Atemfülle und von dort in die völlige Leere.

Sie kann zu jeder Tageszeit gemacht werden, ist aber besonders geeignet, um den Tag zu beginnen oder zu beschließen.

- Sitzen Sie bequem, und kommen Sie einen Moment zur Ruhe, bevor Sie mit der Atempraxis beginnen.
- Machen Sie nun einen großen Atemzug: Ganz langsam und bewusst füllen Sie alle Atemräume von unten nach oben auf. Mit der Einatmung weiten sich der Bauch, die Brust, der ganze Thorax bis hinauf zu den Schlüsselbeinen. Wenn Sie möchten, stellen Sie sich bei der Einatmung vor, dass Ihr Atem jede Zelle des Körpers flutet und sie reinigt. Vielleicht möchten Sie ihm auch eine Farbe geben.
- Dann verschließen Sie mit dem Zeigefinger der rechten Hand das rechte Nasenloch, das Mittelgelenk des Zeigefingers ruht jetzt auf dem Nasenflügel, während der Daumen auf der Handfläche ruht und von den anderen Fingern umschlossen wird.
- Atmen Sie nun langsam und vollständig über das linke Nasenloch aus. Lassen Sie die »Ausatmungswelle« von oben nach unten aus Ihrem Körper herausfließen. Um die Ausatmung so vollständig wie möglich zu machen, zieht die Bauchdecke am Ende der Ausatmung in Richtung Wirbelsäule.
- Auch mit der Ausatmung können Sie eine Vorstellung verbinden: Die belastenden Energien verlassen das linke Nasenloch, zum Beispiel als trüber, milchig weißer Strom oder schmutziger Rauch. Machen Sie 3 Atemzüge auf diese Weise, dann spüren Sie nach.
- Wechseln Sie nun die Seite: in die Fülle einatmen, mit dem Zeigefinger der linken Hand das linke Nasenloch verschließen und über rechts ausatmen. Dreimal, dann nachspüren.
- Die letzten 3 Atemzüge erfolgen ohne Verschließen der Nase: durch beide Nasenlöcher in die Fülle einatmen, dann langsam aus bis zur völligen Leere.
- Nach der letzten Ausatmung: Spüren Sie in Ihren Körper. Fühlt sich etwas leichter an? *Damit* verbinden Sie sich, *das* vor allem nehmen Sie wahr! Ruhen Sie noch etwas in diesem guten Gefühl.

Wenn Sie noch langsamer und meditativer üben wollen, nehmen Sie sich nach jeder einzelnen Ausatmung Zeit zum Nachspüren. So empfiehlt Tarthang Tulku diese Praxis.

Neun reinigende Atemzüge III

Tarthang Tulkus Variation der neun reinigenden Atemzüge ist nicht für jeden leicht zu üben, weil man dabei in eine maximale Atemfülle geht. Sie können sich die Praxis aber leichter machen, indem Sie in der diaphragmatischen Atmung bleiben, so, wie Sie es bei der *Tiefen Zwerchfellatmung* geübt haben. Diese Variation stammt von Chögyam Trungpa Rinpoches Schüler Reggie Ray.[308]

- Sitzen Sie bequem aufrecht.
- Atmen Sie langsam durch beide Nasenlöcher ein. Weiten Sie dabei gut den unteren Atemraum, doch »füllen Sie sich nicht auf« bis unter die Schlüsselbeine.
- Nach der Einatmung verschließen Sie mit dem Zeige- oder Ringfinger der rechten Hand das rechte Nasenloch und atmen über links vollständig aus. Die Bauchdecke zieht dabei in Richtung Wirbelsäule. Machen Sie 3 Atemzüge auf diese Weise.
- Danach wechseln Sie auf die andere Seite: durch beide Nasenlöcher einatmen, links verschließen, rechts ausatmen. Dreimal.
- Zum Schluss 3 Atemzüge ohne Nasenverschluss.
- Bleiben Sie nach der Übung in meditativer Ruhe sitzen, oder legen Sie sich zum Nachspüren hin.

Den Atem fühlen

Die folgende Übung umfasst nur 3 Atemzüge und führt in eine längere Pause nach der Einatmung. Eine kurze, aber intensive Übungseinheit:

- Sitzen Sie bequem, und kommen Sie einen Moment zur Ruhe.
- Atmen Sie ein. Gehen Sie dabei in eine angenehme Fülle, doch nicht maximal, das würde einen zu großen Druck in der verlängerten Atempause erzeugen. Gehen Sie in eine Fülle von etwa 75 Prozent.
- Halten Sie nach der Einatmung den Atem so lange an, wie Ihnen das ohne Unwohlsein möglich ist. Mit der Zeit kann das bis zu 1 Minute sein.
- Fühlen Sie während dieser Pause Ihren Körper, die »energetischen Sensationen«. Tarthang Tulku beschreibt es als eine »wellende oder pulsierende Qualität, wie die Energie an den Rändern einer Flamme«.[309]

Lassen Sie sich ein auf diese Wahrnehmungen, vertiefen und weiten Sie sie. Das ist eine Fähigkeit unseres Bewusstseins: Wenn wir Entspannung und Offenheit an einem Ort im Körper fühlen, können wir uns vorstellen, dass diese Qualitäten auch andere Bereiche des Körpers erfassen – wie eine Welle, die sich ausbreitet. Eine Vorstellung ist es nur am Anfang, mit der Zeit wird eine somatische Erfahrung daraus. Vertrauen Sie sich diesem Spüren an. Ohne Benennen, Erklären, Deuten, Verbalisieren, Rationalisieren. Erleben Sie die nackte Energie.

- Dann atmen Sie langsam aus. Lassen Sie den Atem herausströmen, ohne die Ausatmung am Ende zu verstärken. Nur ein sanft kontrolliertes Loslassen.
- Machen Sie auf diese Weise 3 Atemzüge. Dann ruhen Sie nach in meditativer Stille. Entspannen Sie sich.

»Wenn wir uns wirklich entspannen, so Tarthang Tulku, »ist es nicht mehr länger das ›Selbst‹, das die Erfahrung macht, vielmehr *werden* wir selbst zu dieser Erfahrung.«[310] Ich bin also nicht länger das Subjekt, das ein Objekt wahrnimmt, von dem es getrennt ist, sondern beides fällt in eins. Nur Erfahrung, Atem, Lebendigkeit existiert.

*

Zum Schluss dieses Kapitels noch ein kurzes Wort zum Thema *Entspannung*: Vollkommene Entspannung bedeutet aus tibetischer Sicht, dass wir uns jedem Moment des Lebens in totaler Offenheit stellen können, ohne uns schützen oder verschließen zu müssen – selbst dann, wenn die Erfahrung schmerzhaft ist. Das beschreibt einen besonderen Geisteszustand totaler Durchlässigkeit, in dem alles in demselben Moment verarbeitet wird, in dem es geschieht. Totale Präsenz. Alles fließt durch uns hindurch und wird unmittelbar in seiner Totalität erfahren.

Es mag sein, dass es nur den wenigsten von uns gelingen mag, solch einen Zustand maximaler Präsenz je zu erreichen. Wir müssen uns eben immer wieder schützen, manchmal auch einen Panzer anlegen und schwierige Dinge – zumindest vorübergehend – verdrängen.

Später mag Zeit sein, das Erlebte zu verarbeiten. Die tibetische Praxis des Yoga, insbesondere die Atemarbeit, eröffnet uns genau diese Möglichkeit: immer wieder anzuschauen und loszulassen, was uns wehtut. In meinen Augen ist das eine Art »energetischer Vergebungsarbeit«: Was wir auf diese Weise wirklich losgelassen haben, ist gelöscht und kann uns nie wieder quälen. So wird der Atem zu einem Werkzeug für unsere innere Befreiung.

Atemübungen aus der indischen Yoga-Tradition

Die indische Tradition des Yoga hat die Atempraxis kultiviert wie keine andere auf der Welt. Dr. Andrew Weil, dessen vom Yoga inspirierte 4–7–8-Atmung Sie im Kapitel *Langsam atmen* kennengelernt haben, ist sogar der Meinung, dass *alle* Atempraktiken auf der Welt sich auf Indien zurückführen ließen. Wir wissen nicht wirklich, ob es sich so verhält. Die Macht des Atems kannten die alten Griechen ebenso wie die Kulturen des Nahen Ostens, Inder, Tibeter und Chinesen, die Schamanen und Indianer Nord- und Südamerikas, christliche Mönche in Europa oder die Ureinwohner Hawaiis.[311] In allen Epochen und Erdkreisen entdeckten die Menschen den Atem als ein Werkzeug für ihr körperliches, emotionales und geistiges Wohlsein. Das bewusste Atmen hat, denke ich, seinen Weg zu den Menschen auf der ganzen Welt einfach deshalb gefunden, weil wir alle atmende Wesen sind. Doch zweifellos gelangte es in Indien zu außergewöhnlicher Bedeutung. »Das große Wissen«, so heißt es im *Kronjuwel des Yoga*, einer alten Weisheitsschrift, »ist das Wissen über den Atem. Wer es hat, erkennt die Wirklichkeit.«[312]

Zwar wurde Yoga im Westen vor allem als Körperarbeit bekannt, doch immer mehr erkennen heute, dass Pranayama und Meditation dessen eigentliches Herz bilden. Das Interesse an Atemarbeit im modernen Yoga wächst spürbar, zugleich tun viele sich aber schwer damit, die klassischen Methoden zu praktizieren. Pranayama ist komplexer und je nachdem, wie man übt, auch fordernder als andere Atempraktiken. Hinzu kommt, dass, wie wir ausführlich thematisiert haben, viele Menschen dysfunktionale Atemmuster aufweisen. Sie sollten korrigiert werden, bevor man mit Pranayama beginnt. Das gilt besonders für die CO_2-Toleranz. Ist sie niedrig, sind die Atempausen im Pranayama mehr Qual als Freude. Lässt man sie aber weg, füttert man nur weiter das dysfunktionale Atemmuster – ein Zusammenhang, den ich bei vielen meiner Schüler in Atemtrainings und Yogalehrer-Ausbildungen immer wieder erlebe.

Es ist von Vorteil, etwas Atembewusstheit kultiviert zu haben, bevor man mit dem Üben von Pranayama beginnt. Das ist auch der Grund, warum ich dieses Kapitel ans Ende des Buches gestellt habe, in der Hoffnung, dass Sie nun schon Erfahrung in der Atemarbeit gesammelt haben. Die *Buteyko-Methode*, die *Tiefe Zwerchfellatmung* sowie die Techniken aus dem Kapitel *Langsam atmen* sind eine gute Vorbereitung für die klassische Atemarbeit des Yoga. Sie trainieren damit Ihre CO_2-Toleranz und lernen, die Mechanik und Rhythmik der Atmung zu kontrollieren. Die Idee der Kontrolle nämlich ist im Pranayama so wichtig, dass sie sogar im Wort selbst zum Ausdruck kommt: *Prāna* bezeichnet im Sanskrit den *Atem* oder die Lebensenergie, und *yama* bedeutet *Selbstbeherrschung*.[313] Unter all den Praktiken in diesem Buch ist Pranayama diejenige, die am umfassendsten in den Atemprozess eingreift.

Die Wurzeln des Pranayama

Eine der ersten Schriften des alten Indiens, die in eine europäische Sprache übersetzt wurden, ist das *Gesetzbuch des Manu*, entstanden um Christi Geburt.[314] Es ist kein Gesetzbuch im juristischen Sinne, sondern eher eine Zusammenstellung von Verhaltensregeln für ein gelingendes Zusammenleben der Menschen. Dort heißt es, Pranayama sei die herausragendste Praxis überhaupt,[315] und zwar vor allem wegen ihrer Bedeutung für die Gesundheit: »Wie man mit der Hitze des Feuers die Schlacke vom Erz trennen kann«, so lesen wir, »werden die inneren Organe durch das Üben von Pranayama gereinigt.«[316] Moderner ausgedrückt: Atmen entgiftet. (Sie erinnern sich: Im Kontext der Buteyko-Praxis haben wir über den Detox-Effekt gesprochen.)

Manus Gesetzbuch ist jedoch nicht die früheste Quelle, in der die Pranayama-Praxis Erwähnung findet. Schon im mehr als 3000 Jahre alten Veda, der ältesten Textsammlung der indischen Kultur, lesen wir über den Zusammenhang von Atem und Gesundheit: »Wenn es gelingt, die Ein- und Ausatmung auf die richtige Weise zu kontrollieren, kann man über hundert Jahre lang gesund leben.«[317]

In der *Bhagavad Gita*, einer von allen spirituellen Strömungen Indiens in Ehren gehaltenen Schrift, verfasst vor 2600 Jahren, werden die Ein- und Ausatmung zur Metapher für eine Haltung, die das Leben als Prozess begreift, in dem eines sich dem anderen hingibt: »Die Einatmung wird der Ausatmung dargebracht und die Ausatmung der Einatmung. Yogis, die Pranayama üben, verstehen, was es bedeutet zu geben. Alles Negative in ihnen wird durch ihr Geben gereinigt.«[318]

Natürlich leitete auch Gautama Siddhartha, der Prinz, den man später den *Buddha* nennen sollte, seine Schüler im bewussten Atmen an, damit sie ihren Geist beruhigen und Heilung erfahren konnten: »Wenn du einatmest, atme mit dem ganzen Körper ein. Wenn du ausatmest, atme mit dem ganzen Körper aus. Spüre, wie der Atem deinen Körper beruhigt und ihn heilt.«[319] Was vielen heute nicht bewusst ist, wenn sie an Buddha denken: Er war ein Hindu und studierte die Praxis und Philosophie des Yoga.

Zum wohl bedeutendsten praktischen Fundament für die Atemarbeit im Yoga aber sollte das *Yogasutra* werden, eine Schrift, die auf einen Autor mit Namen Patanjali zurückgeht, dessen wahre Identität bis heute im Dunkeln liegt. Sein kurzer und dicht formulierter Text, etwa 2000 Jahre alt, ist eine vollständige Beschreibung des Yoga. Philosophie, Ethik, Meditation und Pranayama dienen hier dem Ziel, inneren Frieden und Selbsterkenntnis zu erlangen. Bis heute studieren Gelehrte und Yoga-Übende auf der ganzen Welt diese Schrift.

Ein unruhiger Geist, so Patanjali, wird begleitet von Schmerz, Niedergeschlagenheit und einer unregelmäßigen Atmung. Seelenfrieden könne finden, wer sich regelmäßig und über längere Zeit auf eine einzige Sache zu konzentrieren versucht, mit anderen Worten: eine Meditationspraxis aufbaut.[320] Dabei kommt dem Atem eine

Schlüsselrolle zu: »Man bringt den Geist zur Ruhe«, sagt Patanjali, »indem man die Atmung kontrolliert, vor allem, indem man den Fokus auf die Ausatmung legt und die Stille danach.«[321] Das erinnert uns an Übungen wie *In die Ausatmung entspannen* oder an das *natürliche Atmen*. Einen besonderen Fokus auf die Ausatmung beziehungsweise die Pause danach haben auch alle den Vagus stimulierenden Praktiken wie zum Beispiel die *Resonanzatmung (asymmetrisch)* oder die *Dreiecksatmung*. Eine Kernidee von Patanjalis Zugang zur Atemarbeit, das entspannte Ausatmen, haben Sie also bereits kennengelernt!

Doch das *Yogasutra* kommt noch konkreter auf Pranayama zu sprechen und beschreibt es als eine Praxis, die das Fließen des Atems immer wieder bewusst *unterbricht*.[322] Es ist naheliegend, diese Unterbrechung als Atempause zu deuten, so, wie es im später aufkommenden Hatha Yoga der Fall war: Nicht nur wurden die Atempausen ins Zentrum der Atempraxis gerückt, man maß den *Kumbhakas*, wie man die Phasen der Atemstille im Hatha Yoga nennt, auch eine derart hohe Bedeutung bei, dass sie sogar zum Synonym für die Pranayama-Praxis selbst wurden.[323] »Pranayama«, schreibt Swami Kuvalayananda (1883–1966), Gründer des traditionsreichen Kaivalyadhama-Instituts in Indien, »bedeutet die Pause in der Atembewegung.«[324]

Der 2007 verstorbene Dr. Karambelkar, eine wichtige Figur der wissenschaftlichen Fakultät desselben Instituts, deutet Patanjalis Vers dagegen offener. Der im *Yogasutra* verwendete Begriff *gati viccheda*, die »Unterbrechung des Flusses«, sei nicht ausschließlich als Atempause zu verstehen, sondern könne sich auf jedes bewusste Eingreifen in den natürlichen Fluss der Atmung beziehen. Und weil auch die Verlangsamung der Atmung eine Veränderung des natürlichen Flusses darstelle, sei sie ebenfalls ein Pranayama im Sinne des *Yogasutra*.[325] Insofern müsse die Kernidee des Pranayama nicht auf das Üben von Atempausen verengt werden, wie es im Hatha Yoga der Fall sei. Dafür sprechen übrigens auch Patanjalis weitere Ausführungen zur Atempraxis, wenn er nämlich sagt, dass Einatmung, Ausatmung sowie der Moment dazwischen reguliert werden sollen »mit dem Ziel, sie zu verlängern und zu verfeinern«.[326]

Wir werden nie erfahren, was Patanjali genau meinte, und müssen einfach zur Kenntnis nehmen, dass der später aufkommende Hatha Yoga in seinen wichtigsten Texten, die zwischen dem 10. und 18. Jahrhundert entstanden, die Atempause in den Mittelpunkt der Praxis stellte.[327] Dahinter liegt die Vorstellung, dass das Fließen unserer Lebensenergie während der Atempausen vorübergehend zur Ruhe kommt und in der Folge auch der Geist still werden kann, weil beides, die Atem- wie die mentale Aktivität, letztlich Prana ist. Wird eines still, so auch das andere.

In der *Hatha Yoga Pradipika*, der einflussreichsten überlieferten Hatha-Schrift aus dem 14. Jahrhundert, schreibt der Autor Svatmarama: »Indem man die Bewegung der Lebensenergie (Prana) durch das Anhalten des Atems stoppt, wird der Geist frei von allen Aktivitäten. Indem man so übt, erlangt man den Zustand des *Raja Yoga*.«[328] Raja Yoga ist eines von vielen Synonymen, die für das höchste Ziel des Yoga stehen, Begriffe, für die wir in unserer Sprache keine treffenden Äquivalente haben. Worte wie *Selbsterkenntnis*, *Befreiung* oder *Erleuchtung* sind bestenfalls Andeutungen.

Doch welche Worte wir auch benutzen, im Kern dreht sich im Yoga alles um den stillen Geist. Und der Atem will dorthin eine Brücke bauen. So empfiehlt uns Tirumular, ein Yogi aus alter Zeit: »Mögen unser Atem und Geist nicht ruhelos sein. Sind sie still, existieren Geburt und Tod nicht mehr.«[329] In der Stille von Atem und Geist strebten die Yogis nicht weniger als die Transzendenz des Körpers an, also die Erfahrung, dass die fundamentale Wirklichkeit des Menschen nicht physischer Natur ist, sondern weit darüber hinausgeht. Deshalb verstand sich Yoga nie als ein Weg »nur« zu Gesundheit und Freude, sondern letztlich zur Erkenntnis der Unsterblichkeit der Seele.

*

Die Übungen, die ich Ihnen in diesem Kapitel vorstellen möchte, orientieren sich an den wichtigsten Schriften des Hatha Yoga. Diese messen der Pranayama-Praxis eine so zentrale Bedeutung bei, dass sie uns empfehlen, mehrere Stunden am Tag Atempraxis zu machen. Das ist für die meisten von uns weder möglich noch erstrebenswert. Ich möchte Ihnen die klassischen Übungen daher in Variationen vorstellen, die zwar relativ einfach zu üben sind, auch in kürzeren Einheiten, dabei aber die Essenz der Praktiken dennoch bewahren.

Der Yoga von Sonne und Mond

In den *Hundert Versen des Goraksha*, einem frühen Werk des Hatha Yoga aus dem 11. Jahrhundert, auf das sich viele spätere Texte immer wieder beziehen, wird ein energetisches Zentrum im Bereich des Bauchnabels erwähnt. Es heißt *Kanda* und hat die Form eines Eies. Dort, so Goraksha, entspringen zahllose Ströme von Lebensenergie und durchziehen den gesamten Körper.[330] Sind sie blockiert oder verunreinigt, entstehen gesundheitliche und mentale Probleme. Zum Glück spielen nur drei davon eine Rolle für das theoretische Verständnis der Pranayama-Praxis. Sie heißen *Pingala*, *Ida* und *Sushumna*.

Der Pingala-Strom steht in Verbindung mit dem rechten Nasenloch, und seine Energie regiert die rechte Seite des Körpers. Ida korreliert mit dem linken Nasenloch und wirkt entsprechend auf die linke Körperseite ein. Es gibt hier eine Parallele zu einem wissenschaftlichen Zusammenhang, über den wir im zweiten Teil des Buches schon gesprochen haben: dem *Nasen-Lungen-Reflex*. Mit einer einfachen Form der Wechselatmung konnten Sie nachvollziehen, dass sich immer derjenige Lungenflügel stärker weitet, auf dessen Körperseite auch das Nasenloch offener ist. Es ist diese Erfahrung, stelle ich mir vor, aus der die Hatha-Yogis die Idee entwickelten, dass rechtes Nasenloch und rechte Körperseite beziehungsweise linkes Nasenloch und linke Körperseite einen energetischen Zusammenhang bilden.

Mit Pingala, dem rechten Strom, verbindet man eine aktive, »helle«, »heiße« und nach außen gerichtete Qualität. Deshalb nennt man ihn auch *Surya*, die *Sonne*. Ida, der linke Strom, repräsentiert dagegen die stille, »dunkle« und »kühle« Seite in uns, das introvertierte, kontemplative Moment also, oder, um im Bild zu bleiben, *Chandra*, den *Mond*. Und so sagt man, dass das Atmen durch das rechte Nasenloch belebend wirkt, während das Atmen durch das linke uns beruhigt.[331] Das Bild von Sonne und Mond spiegelt sich auch im Wort *Hatha* selbst: Die Silbe *Ha* steht für die Sonne, *Tha* für den Mond. Hatha Yoga heißt also wörtlich »Yoga von Sonne und Mond«, oder, noch allgemeiner, »Yoga der Energie«.[332]

Das energetische Ziel des Hatha Yoga nun richtet sich auf den dritten Strom, Sushumna. Er verläuft entlang der Mittelachse des Körpers zwischen Beckenboden und der Krone des Kopfes. Hier hinein möchten Yogis die Energien der anderen Ströme lenken, indem sie systematisch Atempausen üben: »Das ganze Bemühen, das der Praxis des Hatha Yoga unterliegt«, schreibt der indische Pranayama-Experte Gyan Shankar Sahay, »zielt darauf ab, den Prana-Fluss durch diesen mittleren Energiekanal zu fördern.«[333] Das Fließen von Prana durch den Zentralkanal steht für den meditativen Zustand, den Übende anstreben. Soll das geschehen, müssen sich die Energieströme ungehindert dorthin bewegen können. Das ist nur möglich, wenn die Nadis – allen voran Ida und Pingala, mit denen das gesamte Energienetzwerk des Menschen verbunden ist – frei sind. »Erst wenn die verunreinigten Energiekanäle gereinigt sind«, erklärt uns die *Hatha Yoga Pradipika*, »erlangt der Yoga-Übende die Fähigkeit, den Atem anzuhalten.«[334] Kurzum: Pranayama will die Nadis reinigen und immer Atempausen ermöglichen, während derer sich Prana in den Zentralkanal bewegen kann.

Für die Praxis ist es aber gar nicht so entscheidend, ob wir die Energiephilosophie des Hatha Yoga im Detail nachvollziehen können oder nicht. Holen wir das Thema wieder zurück zu maximaler Einfachheit: Atem ist Lebensenergie. Sie bewegt sich durch unseren Körper, so, wie sich auch das Blut durch unseren Körper bewegt. Bestimmte Methoden, mit der Energie des Atems zu arbeiten, haben deshalb Wirkungen auf ihr Fließen. In alter Zeit nutzte man bioenergetische Modelle zur Erklärung, heute spricht man über Biochemie.

Beide Zugänge können eine faszinierende Grundlage für die praktische Atemarbeit darstellen.

Nadi Shodhana, die Reinigungsatmung

Nadi Shodhana, die Reinigung der Energiekanäle, ist sicher die bekannteste aller Pranayama-Übungen. In technischer Hinsicht ist es eine Nasenwechselatmung, man atmet also abwechselnd durch das linke und rechte Nasenloch. Ergänzend kann die Praxis rhythmisiert und Atempausen können integriert werden. Durch Übung kann die Atempause mit der Zeit systematisch verlängert werden.[335]
Ich stelle Ihnen mehrere Variationen von Nadi Shodhana vor, die schrittweise zusätzliche Elemente einbinden. Betrachten Sie diese Übung als Ihre Ausgangsbasis fürs Pranayama, von der aus Sie dann auch die anderen Übungen verstehen und nachvollziehen können.

Nadi Shodhana I: Einfache Praxis

- Sitzen Sie bequem.
- Nehmen Sie sich einen Moment Zeit, um zur Ruhe zu kommen. Geben Sie Ihrem Atem Gelegenheit, ruhig und natürlich zu fließen, bevor Sie mit der eigentlichen Praxis beginnen.
- Nach einer natürlichen Ausatmung verschließen Sie mit dem Daumen der rechten Hand das rechte Nasenloch und atmen langsam über links ein. Gehen Sie bei der Einatmung in eine angenehme und anstrengungslose Atemfülle – nicht zu wenig, nicht zu viel. Die Brust ist hier noch kaum involviert.
- Nach der Einatmung verschließen Sie mit dem Ringfinger das linke Nasenloch und öffnen zugleich das rechte Nasenloch. Atmen Sie nun langsam und entspannt über rechts aus.
- Nach der Ausatmung atmen Sie durch das rechte Nasenloch ein, verschließen es und öffnen links, um auszuatmen.
- Immer im Wechsel: links ein und rechts aus, rechts ein und links aus.
- Atmen Sie auf diese Weise 5 bis 10 Minuten.
- Beenden Sie Nadi Shodhana mit einer Ausatmung über links, und ruhen Sie danach im Sitzen oder Liegen.

Die Handhaltung während der Praxis

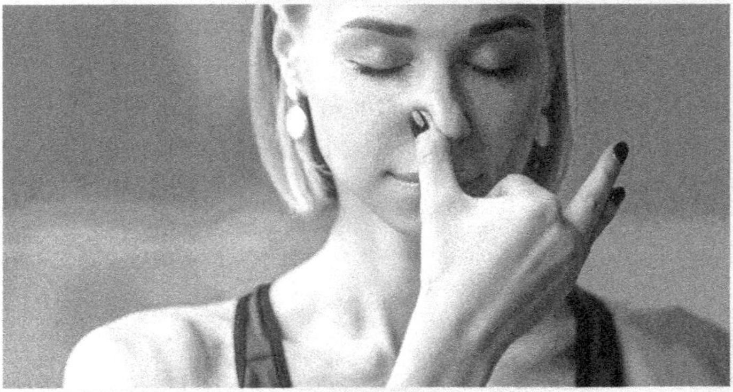

Die klassische Haltung, um die Nasenlöcher zu schließen und zu öffnen

Es gibt verschiedene Möglichkeiten, wie man das Öffnen und Schließen der Nasenlöcher bewerkstelligt. Die klassische Haltung ist diese: Der Daumen der rechten Hand verschließt das rechte Nasenloch. Zeige- und Mittelfinger liegen auf der Handfläche. Ring- und kleiner Finger sind ausgestreckt und dienen dem Verschließen des linken Nasenlochs. Sie können diese Haltung auch wie folgt variieren.

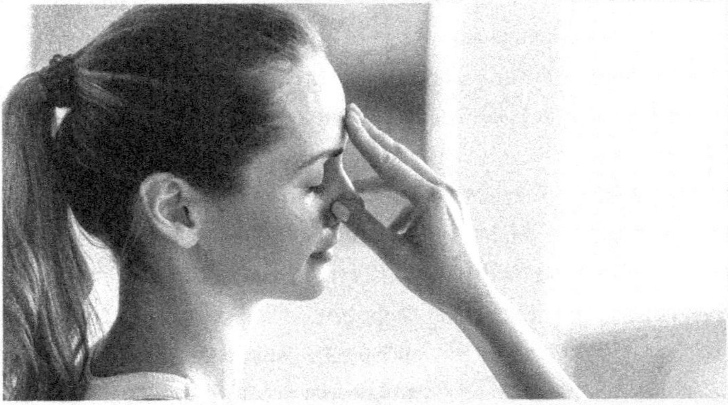

Alternative: Verankerung der Hand an der Stirn

Hier werden Zeige- und Mittelfinger nicht auf die Handfläche, sondern auf der Stirn abgelegt. Der Daumen verschließt das rechte Nasenloch, Ring- und kleiner Finger das linke. Bei dieser Haltung »verankert« man die Hand an der Stirn.
Vielleicht finden Sie auch eine andere Haltung, die besser für Sie funktioniert. Fühlen Sie sich frei, hier Anpassungen vorzunehmen. Auch tibetische Yogis wenden verschiedenste Formen an, das ist kein Kriterium, das darüber zu entscheiden hätte, ob Ihre Praxis wohltuend ist oder nicht.

Nadi Shodhana II: Rhythmisierung

Wenn Sie sich mit dem Kapitel *Langsam atmen* beschäftigt haben, ist der nächste Schritt einfach nachzuvollziehen:

- Praktizieren Sie die Wechselatmung wie in Schritt I beschrieben.
- Fügen Sie nach einigen Atemzügen eine Rhythmisierung hinzu. Geeignet ist ein Atemrhythmus, bei dem die Ausatmung gegenüber der Einatmung etwas verlängert ist, also zum Beispiel: 4 Sekunden oder Zählzeiten für die Einatmung, 6 für die Ausatmung. Oder, für eine noch stärkere Vagus-Betonung, eine Ratio von 1:2, zum Beispiel 4 Sekunden ein- und 8 Sekunden ausatmen.
- Sie können natürlich auch längere Atemzüge machen. Beginnen Sie die Rhythmisierung in einem Bereich, der Sie nicht anstrengt. Pranayama sollte eine »mühelose Bemühung« sein.
- Üben Sie auf diese Weise 5 bis 10 Minuten.
- Ruhen Sie nach der Praxis ein paar Minuten lang im Sitzen oder Liegen.

Yogis kannten keine Sekundenzeiger oder Metronome zur präzisen Rhythmisierung ihrer Praxis. Sie zählten stattdessen innerlich oder sprachen Mantras, um ihrem Atem den gewünschten Rhythmus zu geben. Ich bevorzuge es zu zählen. Doch was für mich gilt, kann bei Ihnen ganz anders sein. Seien Sie kreativ! Es muss kein Mantra aus Indien sein. Auch positive Affirmationen in unserer eigenen Sprache wie zum Beispiel »Alles ist gut« (vier Silben) oder »Ich bin gut genug« (fünf Silben) funktionieren perfekt, um die Atemzüge zu timen. Formulieren Sie Ihr eigenes Mantra!

Im nächsten Schritt können Sie eine Atempause integrieren. Beginnen Sie damit aber erst, wenn Sie sich nach einiger Zeit des täglichen Übens wohlfühlen mit der rhythmisierten Nadi-Shodhana-Variante.

Nadi Shodhana III: Integration der Atempause

Eine Atempraxis ohne Kumbhaka gilt im klassischen Hatha Yoga nicht als Pranayama. In der *Hatha Yoga Pradipika* lesen wir: »Solange der Atem angehalten wird, bleibt der Geist still ... Warum sollte man jetzt noch Angst vor dem Tod haben?«[336] Die spirituelle Qualität des Übens erschließt sich in dieser Sicht nur in der Stille des Nicht-Atmens. Das Bestreben, den Tod zu überwinden, ist der Treibstoff nicht nur der indischen Spiritualität. Dabei meint »überwinden« nicht, dass wir die Unsterblichkeit *erlangen* müssten, vielmehr sollen wir erkennen, dass wir unsterblich *sind.* Die unvergängliche Essenz unseres Wesens nennen die indischen Schriften *Purusha.* Man nennt sie auch *Atman,* meist übersetzt als »Selbst«. Unser Wort *atmen* kommt daher. Welch schöner Gedanke: der Atem als Ausdruck unserer Seele.

So integrieren Sie die Atempause ins Pranayama:

- Praktizieren Sie die rhythmisierte Form von Nadi Shodhana.
- Haben Sie nach einigen Atemzügen Ihren Rhythmus gefunden, machen Sie eine kurze Atempause in der Atemfülle. Sie sollte die gleiche Dauer haben wie die Einatmung: Atmen Sie also zum Beispiel 4 Sekunden ein, verschließen Sie die Nase, und halten Sie 4 Sekunden lang den Atem an. Atmen Sie danach über 8 Sekunden aus.
- Immer im Wechsel: einatmen, Nase verschließen, Atempause, ausatmen.
- Praktizieren Sie auf diese Weise 5 bis 10 Minuten.

Achten Sie darauf, sich bei der Praxis nicht anzustrengen. Alles soll entspannt ablaufen. Wenn Sie sich bei dieser einfachen Form der Rhythmisierung mit Atempause kurzatmig fühlen, ist dies noch nicht der Moment für Sie, Pranayama zu üben. Arbeiten Sie dann an Ihrer CO_2-Toleranz mit der *Buteyko-Methode.* Auch die Praxis des *langsamen Atmens* ist gut dafür geeignet, besonders *Box Breathing* oder die *Dreiecksatmung* zur Vagus-Stimulation.

Langer Atem

Wenn Sie sich mit Rhythmisierung und Integration einer kurzen Atempause vertraut gemacht haben, können Sie diese allmählich verlängern. Es muss ja nicht gleich so ambitioniert sein, wie die *Gheranda Samhita* empfiehlt, ein wichtiger Text des Hatha Yoga aus dem 17. Jahrhundert, dem zufolge man schon im niedrigsten Schwierigkeitsgrad 12 Sekunden lang einatmet und 48 Sekunden den Atem anhält, um dann 24 Sekunden lang auszuatmen.[337] Ich präsentiere Ihnen diese Zahlen nicht, um Sie zu demotivieren oder gar aufzufordern, Ihre Praxis dorthin zu entwickeln, sondern damit Sie ein Gefühl dafür bekommen, wie viel Zeit und Hingabe es Menschen wert war, Atempraxis zu machen. Daran lässt sich ihre Bedeutung im Kontext des Yoga ermessen. Die Tabelle zeigt die drei Schwierigkeitsgrade, wie sie im klassischen Pranayama unterschieden werden.

Schwierigkeitsgrad	Einatmung (Sek.)	Atempause (Sek.)	Ausatmung (Sek.)	Gesamtzeit / Atemzyklus
»einfach«	12	48	24	84
»mittel«	16	64	32	112
»am besten«	20	80	40	140

Im höchsten Schwierigkeitsgrad dauert ein einziger Atemzyklus – Einatmung, Atempause, Ausatmung – fast 2½ Minuten! Auf diese Weise trainierten die Yogis mehrere Stunden am Tag (jedenfalls dann, wenn sie ihre Praxis nach den Schriften ausrichteten). Dazu brauchte es natürlich eine extreme CO_2-Toleranz. Der *Yogasutra*-Experte Karambelkar sieht in der Entwicklung einer solchen auch das eigentliche physiologische Ziel des bewussten Atmens[338] (wenn auch die alten Texte natürlich nicht von CO_2 oder Sauerstoff reden, sondern vom »Bezähmen« des Prana).

Möchten Sie Ihre Atempausen im Pranayama verlängern, gehen Sie systematisch vor und lassen sich ausreichend Zeit dafür. Wir reden hier von Wochen, Monaten und mehr ... Wählen Sie als Ausgangspunkt zum Beispiel die einfache 4-4-8-Praxis: 4 Sekunden einatmen, 4 den Atem anhalten, 8 ausatmen. Wenn Sie sich damit wohlfühlen, verlängern Sie die Atempausen in kleinen Schritten, zum Beispiel auf 6 Sekunden, dann 8 und so weiter, bis Sie nach einigen Wochen oder Monaten bei einem Verhältnis von maximal 1:4:2 für Einatmung, Atempause und Ausatmung angelangt sind, für unser Beispiel also: 4 Sekunden einatmen, 16 Sekunden Atem anhalten, 8 Sekunden ausatmen (siehe Tabelle).

Einatmung (Sek.)	Atempause (Sek.)	Ausatmung (Sek.)	Ratio
4	4	8	1:1:2
4	8	8	1:2:2
4	12	8	1:3:2
4	16	8	1:4:2

Diese allmähliche Verlängerung der Atempausen kann auch in kleineren Schritten erfolgen, etwa 1 Sekunde zusätzlich pro Woche. Achten Sie darauf, nicht in die Anstrengung zu gehen. Ihre Praxis sollte entspannt ablaufen. Für längere Atempausen, zumal in der Atemfülle, müssen Sie gesund sein. Die sanfteren Formen von Nadi Shodhana hingegen, also Wechselatmung und Rhythmisierung, sind für alle Menschen gut machbar.

Die Bandhas

Bandha heißt Verschluss. Der Begriff bezeichnet gezielte Muskelaktionen während der Pranayama-Praxis. Um die Idee dahinter zu verstehen, können wir uns den Körper als ein Gefäß vorstellen, das wir beim Einatmen füllen, beim Ausatmen leeren. *Kumbha,* von dem sich *Kumbhaka,* die Atempause, herleitet, heißt wörtlich *Topf* oder *Gefäß.* Die Bandhas sollen dieses Atemgefäß verschließen und den Druck im Inneren erhöhen, um die energetische Wirkung der Atempause zu verstärken. (Zur Erinnerung: Yogis möchten Prana in den Zentralkanal lenken und, das sei hier nur am Rande erwähnt, eine am unteren Ende der Wirbelsäule vermutete »schlummernde« Energie namens *Kundalini* »aufwecken« oder »anfachen«, damit diese durch den Zentralkanal aufsteigen kann.)
Zwar lassen sich weder die Nadis noch Kundalini wissenschaftlich diskutieren, doch yogische Prozesse können starke Wirkungen auf das Nerven-

system entfalten und uns mit Erlebnissen konfrontieren, die sich nicht in den Rahmen unseres »Western Mindset« einpassen lassen, obgleich sie subjektiv-empirisch unbezweifelbar real sind. Dazu gehören auch Wahrnehmungen einer starken »inneren Elektrizität«.

Was ich aufgrund physiologischer Messungen beobachten konnte, ist zudem Folgendes: Zum Ende einer längeren Atempause hin steigt die Herzrate an, ein Effekt, der sich noch deutlich verstärkt, wenn die *Bandhas* angewendet werden.[339] Umso tiefer und schneller fällt die Herzrate mit der Lösung der Bandhas bei der Ausatmung. Mit anderen Worten: Atempausen und Muskelverschlüsse bewirken eine intensive Erhöhung der Herzratenvariabilität.

Die Einbindung der Bandhas in die Atempause ist sinnvoll erst ab einer gewissen Langsamkeit der Atmung (mindestens 4 Sekunden für die Ein- und 8 Sekunden für die Ausatmung) mit einer Ratio von 1:2:2, also dann, wenn Sie die Atempause nach der Einatmung ohne Anstrengung doppelt so lange halten können, wie die Einatmung gedauert hat. Bei kürzeren Atemzyklen lassen sich die Muskelverschlüsse nicht einsetzen, ohne in hektische Umtriebigkeit zu geraten. Zudem sind Bandhas bei sehr kurzen Atempausen energetisch kaum relevant.

Nadi Shodhana IV: Integration der Bandhas

Praktizieren Sie Nadi Shodhana mit rhythmisierter Atmung und Atempausen. Wenn Sie Ihren Rhythmus gefunden haben, integrieren Sie die Bandhas wie folgt:

- Nach der Einatmung verschließen Sie Ihre Nase mit den Fingern und spannen die Muskulatur Ihres Beckenbodens an, indem Sie den Anus sanft nach oben ziehen. Dabei kontrahiert automatisch der gesamte Beckenboden. Das ist *Mulabandha,* der Wurzelverschluss. Er verschließt das »Atemgefäß« von unten und lenkt dadurch Prana nach oben.
- Senken Sie gleichzeitig den Kopf, sodass das Kinn sich in Richtung Brustbein bewegt – nicht zu weit, es soll sich nicht unangenehm anfühlen. Das ist *Jalandhara-Bandha,* der Halsverschluss. Die Aktion bringt Druck auf die Halsschlagadern, was einen Tranceeffekt auslösen kann und in der ersten Phase der Atempause auch die Herzrate senkt.[340]

- Halten Sie diese beiden Verschlüsse über die Zeit der Atempause hinweg.
- Mit der Ausatmung dann lösen Sie sie wieder: Entspannen Sie den Beckenboden, und heben Sie den Kopf an.
- Verstärken Sie die Ausatmung, indem Sie in der Endphase die Bauchdecke in Richtung Wirbelsäule (und, wenn Sie wollen, auch etwas nach oben) ziehen: eine Muskelaktion in etwa so, als würden Sie sich in eine viel zu enge Hose hineinbemühen müssen. Das ist *Uddiyana-Bandha,* eine Übung, die die abdominalen Organe massiert.[341] Auch sie soll Prana nach oben leiten.
- Praktizieren Sie 10 Minuten oder länger.

Machen Sie beim Üben gern Pausen, wenn Ihnen danach ist. Geben Sie zwischendurch die Atmung immer wieder mal frei, um nachzuspüren. Üben Sie ernsthaft, aber doch spielerisch-neugierig.

Kevala, die vollkommene Atempause

Im Yoga gibt es eine besondere Atempause, man nennt sie *Kevala* (Skrt. *kevala* [pur, einzig, vollständig]). Es ist die einfachste und zugleich schönste Art und Weise, wie eine Atempause aussehen kann. Sie entsteht vollkommen natürlich, ein spontanes Aussetzen des Atems nach einer normalen Ausatmung. Manchmal kann das 30 bis 40 Sekunden oder länger sein. Keine Bandhas, kein Zählen, nur ein Sein in Ruhe. Je höher die CO_2-Toleranz, desto leichter kann das im Pranayama geschehen, und es ist ein wunderbares Gefühl: nicht mehr atmen müssen. Stille ...

Man kann ein Kevala auch »herbeizwingen«, indem man zuvor stark hyperventiliert, wie Sie das bei der *Wim-Hof-Methode* versucht haben. Danach entsteht fast unweigerlich eine längere Atempause, um die überatmungsbedingte biochemische Gleichgewichtsstörung zu korrigieren – eine natürliche Reaktion des Körpers auf die Wirkungen einer unnatürlichen Atmung unmittelbar zuvor.

Kevala genießt höchste Wertschätzung unter Yogis: Svatmarama, der Autor der *Hatha Yoga Pradipika,* sagt, dass diese Atempause zu *Raja Yoga,* dem höchsten Zustand des Yoga führe.[342]

Mit der Sonne atmen: Surya Bhedana

Surya heißt Sonne, und *Bhedana* bedeutet »Durchstechen«, also: »das Durchstechen der Sonne«. Ich spreche hier vereinfacht von der Sonnenatmung. In der *Hatha Yoga Pradipika* wird *Surya Bhedana* als das »beste Kumbhaka überhaupt« bezeichnet.[343] Technisch ist es, jetzt, da Sie sich mit Nadi Shodhana auseinandergesetzt haben, schnell beschrieben, und Sie können es sofort in die Praxis umsetzen. Man atmet durch das rechte Nasenloch ein, hält den Atem an, solange man kann – in den Worten Svatmaramas: »bis man es in den Nagelspitzen spürt« –, um dann langsam über links auszuatmen.

Die Sonne ist heiß, und genau das will diese Praxis auch erreichen: die Generierung von Hitze durch eine lange Atempause. Man sagt Surya Bhedana eine aktivierende und antidepressive Wirkung nach.[344] Zur Rhythmisierung sagt die *Hatha Yoga Pradipika* übrigens nichts. Nehmen wir sie beim Wort, kann unsere Praxis also so aussehen:

Surya Bhedana I: Einfache Praxis

- Sitzen Sie bequem, und lassen Sie Ihren Atem zur Ruhe kommen.
- Verschließen Sie das linke Nasenloch, und atmen Sie langsam über rechts ein. Gehen Sie dabei in eine angenehme Fülle.
- Halten Sie den Atem so lange an, wie Sie sich damit wohlfühlen.
- Dann atmen Sie deutlich langsamer aus, als Sie eingeatmet haben.

Was die Länge der Atempause anbelangt, gilt natürlich Vernunft: immer nur, solange Sie sich damit gut fühlen. Mit dem Atem sollten wir umgehen wie mit Wildtieren, sagt man im Yoga. Nur ganz langsam können wir ihn zähmen.

Surya Bhedana II: Rhythmisierung, Atempause und Bandhas

Zwar sagt die *Hatha Yoga Pradipika* nichts über das Verhältnis von Einatmung, Pause und Ausatmung. Doch in der *Gheranda Samhita* wird eine Ratio von 1:4:2 empfohlen, wie wir sie oben unter *Langer Atem* beschrieben haben. Zusätzlich kann man auch die Bandhas einsetzen:

- Atmen Sie in einer passenden Ratio, zum Beispiel: Einatmung 4 Sekunden, Atempause 8 Sekunden, Ausatmung 8 Sekunden. Wenn Sie sich mit längeren Atempausen wohlfühlen, verlängern Sie maximal bis zum Vierfachen der Einatmungsdauer.

- Um die Wirkung der Hitzeentfaltung zu verstärken, setzen Sie die Bandhas: Nach der Einatmung spannen Sie den Beckenboden an und senken das Kinn zur Brust.
- Mit Beginn der Ausatmung entspannen Sie den Beckenboden wieder und heben den Kopf. Verstärken Sie die Ausatmung, indem Sie gegen Ende die Bauchdecke nach innen und oben ziehen.
- Immer wieder: rechts einatmen, Atempause mit Bandhas, links ausatmen.
- Beobachten Sie, wie Sie sich während und nach der Praxis fühlen.

Die *Gheranda Samhita* motiviert uns, das Durchstechen der Sonne regelmäßig zu praktizieren, weil es die Nebenhöhlen reinigt und bei Wurmerkrankungen helfen soll. Raghuvira, Verfasser des *Kumbhaka Paddhati* (*Anleitung zum Kumbhaka,* 18. oder 19. Jahrhundert), empfiehlt es zudem bei Verdauungsstörungen, Erkrankungen im Halsbereich und Herzproblemen«.[345] Schließlich, so Gheranda: »Das Durchstechen der Sonne verhindert Alter und Tod. Es weckt die Kundalini-Kraft und wärmt den Körper.«[346] Gesundheit, ein langes Leben und spirituelle Entwicklung gehen im klassischen Yogaverständnis Hand in Hand.

Chandra Bhedana, die Mondatmung

Wenn man mit der Sonne atmen kann, ist dasselbe auch mit dem Mond möglich, das ist *Chandra Bhedana.* Allerdings wird diese Praxis in keiner der alten Schriften erwähnt. Lediglich das eben zitierte *Kumbhaka Paddhati,* das modernste unter den klassischen Hatha-Werken, spricht darüber und sagt, dass das »Durchstechen des Mondes zweifellos nährend wirkt«.[347] Ich selbst übe Chandra Bhedana am liebsten sehr frei und ohne Bandhas, um die kühlende und beruhigende Wirkung zu unterstützen:

- Sitzen Sie bequem, und kommen Sie zur Ruhe.
- Verschließen Sie das rechte Nasenloch, und atmen Sie langsam über links ein. Gehen Sie in eine angenehme Atemfülle.
- Nach der Einatmung spüren Sie in sich hinein: Wie lange will die Atempause sein?
- Dann atmen Sie langsamer aus, als Sie eingeatmet haben. Wenn Sie möchten,

ziehen Sie gegen Ende der Ausatmung die Bauchdecke in Richtung Wirbelsäule, um die Ausatmung noch vollständiger zu machen.

- Atmen Sie 5 bis 10 Minuten auf diese Weise.
- Spüren Sie nach.

Natürlich können Sie die Mondatmung auch mit Rhythmisierung und Bandhas versuchen. Überprüfen Sie für sich selbst, ob Sie dadurch eine schönere Erfahrung haben. Die Mondatmung kann eine gute Einschlafhilfe sein, wenn Sie darauf achten, nicht zu stark in die Brust zu atmen und die Atempausen nicht zu fordernd zu gestalten.

Bhramari, das Bienensummen

Svatmarama scheint große Freude an *Bhramari* gehabt zu haben, dem Bienensummen. »Diese Übung macht den Yogi zum König der Yogis«, sagt er, »und sein Geist taucht ein in Glückseligkeit.«[348] Im Kapitel *Der Humming-Effekt* haben wir ausführlich über die positiven Wirkungen des Summens gesprochen. Sie resultieren vor allem aus der Vervielfachung der NO-Produktion, ausgelöst durch die Vibration in den Schleimhäuten der Nebenhöhlen, aber auch sonst überall im Körper: Unser gesamter Organismus schwingt beim Summen. Beim Üben von Bhramari kann man das besonders gut fühlen. NO erweitert die Blutgefäße, erhöht die Durchblutung, entlastet das Herz, bekämpft Bakterien, Viren und Entzündungen und stärkt unser Nervensystem – um nur einige der Wirkungen zu nennen.

Diese physiologischen Aspekte waren den Yogis des alten Indiens natürlich unbekannt, doch sie experimentierten und erlebten Bhramari als mächtige Praxis, die sie tief in ihre innere Welt führte. Beim Üben von Bhramari verschließen wir mit den Händen unsere »Sinnestore«, atmen ein und halten dann den Atem an. Dabei hören wir aufmerksam ins Innere. Dann atmen wir summend aus.

Es ist hilfreich, wenn wir Bhramari in einer leisen Umgebung üben, was, zugegeben, heute nicht immer einfach ist, da uns leider so viel Lärm umgibt. Üben Sie am besten, wenn der Rest der Welt schon schlafen gegangen ist, so, wie Gheranda es beschreibt: »Um Mitternacht, an einem stillen Ort, da verschließe deine Ohren mit den Händen, atme ein, und halte den Atem an.«[349]

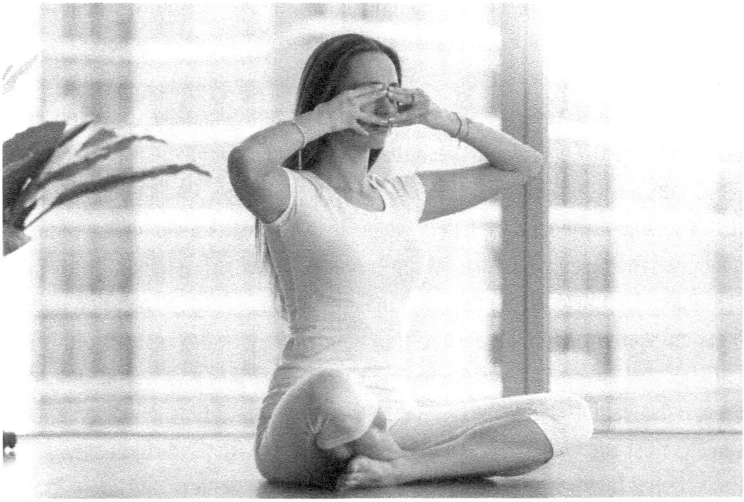

Das Verschließen der Sinnestore

- Sitzen Sie bequem, und kommen Sie einen Moment zur Ruhe.
- Verschließen Sie Ihre »Sinnestore«. Dies macht man mit einer Haltung, die *Shanmukhi Mudra* genannt wird: Die Daumen drücken auf den *Tragus* (das ist der Knorpelvorsprung am Gehöreingang) und verschließen so die Ohren; Zeige- und Mittelfinger ruhen (sanft!) auf den geschlossenen Augen, während Ring- und kleiner Finger den Mund umschließen. Die Nase bleibt natürlich offen.
- Atmen Sie nun ein. Gehen Sie dabei in eine angenehme Fülle und halten Sie dann den Atem an.
- In der Atempause hören Sie aufmerksam ins Innere. Konzentrieren Sie sich vor allem auf das rechte Ohr. Welche Geräusche hören Sie? Je mehr man dies Hören übt, desto mehr nimmt man wahr.
- Dann atmen Sie mit einem Summton aus. Summen Sie nicht zu kräftig, Sie werden nämlich erstaunt sein, wie laut es Ihnen vorkommt, wenn Sie Ihren Resonanzkorpus (beim Summen ist das der Schädel) verschließen.
- Machen Sie ein paar Atemzüge auf diese Weise, 3 bis 5 genügen schon. Danach legen Sie die Hände ab, spüren und hören nach innen.
- Machen Sie noch eine zweite und dritte Runde, wenn Sie Freude daran haben.

Es ist nicht wichtig, dass Sie die Handhaltung »perfekt« ausführen. Abgesehen von den Ohren, die gut verschlossen sein sollten, hat sie eher symbolische Bedeutung: Die Praktiken des Yoga wollen uns zu einer Erfahrung von Dingen führen, die jenseits unserer Alltagswahrnehmung liegen (wenn Sie so wollen: zum *Über*-Sinnlichen). Sollte Ihnen diese Handhaltung zu unbequem sein, können Sie die Ohren auch einfach mit den Zeigefingern schließen. Und nehmen Sie die Hände jederzeit wieder nach unten, wenn Sie es zu anstrengend finden. Ohnehin genügen schon wenige Atemzüge, um Freude an Bhramari zu haben.
Falls Ihnen jetzt, wie ich mir denken kann, gerade diese Fragen unter den Nägeln brennen: Warum sollen wir ausgerechnet in den Bereich des rechten Ohres hören? Gilt das für Männer und Frauen gleichermaßen? Und was ist mit Linkshändern, da sie ja doch im Gehirn »anders verdrahtet« sind? Ganz ehrlich: Sie müssen es selbst ausprobieren, denn ich kann Ihnen diese Fragen nicht beantworten. Ich weiß nur für mich selbst zu sagen: Im Bereich des rechten Ohres höre ich ein Kaleidoskop subtiler innerer Klänge, das sich in überlagernden Schichten offenbart. Und es sind tatsächlich einige der Klänge dabei, die Gheranda erwähnt: »Der Yogi soll mit dem rechten Ohr hören und die aus dem Inneren aufsteigenden Klänge willkommen heißen: Grillen, Flöten, Donner, Gongs, große Bienen, Trompeten und Trommeln.«[350] Bhramari, so verspricht Gheranda, kann uns zu *Samadhi* führen, ein Begriff, der für ein Panorama menschlicher Erfahrungen steht, die sich wissenschaftlichen Kategorien und Worten entziehen. Sie wissen ja: Zwischen Himmel und Erde gibt es mehr, als wir denken …

Atmen wie ein Sieger: Ujjayi, die Kriegeratmung

Ujjayi, die »Siegeratmung«, ist unter Yoga-Übenden besonders populär. Die meisten üben sie in einer einfachen Form, die nahezu immer und überall durchführbar ist: Man atmet mit einem hauchenden Geräusch, ausgelöst durch die Verengung der Stimmritze, langsam ein und aus, entweder im Sitzen, zum Beispiel im Rahmen einer meditativen Praxis, häufig aber auch während der Körperpraxis.
In meinen Atemcoachings erlebe ich immer wieder, dass manche Yoga-Übenden sich diese Art des Atmens so sehr angewöhnen, dass sie, sobald sie ihre Aufmerksamkeit zur Atmung bringen, unbewusst und automatisch in den »Ujjayi-Modus« umschalten. Das sehe ich nicht ganz unkritisch, sollten doch Eingriffe in

den natürlichen Ablauf der Atmung nicht zu einer unbewussten Angewohnheit werden. Doch grundsätzlich ist Ujjayi in dieser Form eine einfache Technik, mit deren Hilfe man den Atem fein dosiert verlangsamen kann. Sie lässt sich direkt in die meisten Pranayama-Übungen einbinden. So können Sie zum Beispiel Ihre Nadi-Shodhana-Praxis mit Ujjayi praktizieren und damit die Dauer von Ein- und Ausatmung präzise steuern.

Das *klassische* Ujjayi aber ist ein echtes Kumbhaka, also eine Pranayama-Übung, die neben der Verengung der Stimmritze eine Atempause in der Atemfülle vorsieht und, je nach Überlieferung, auch das Öffnen und Schließen des rechten Nasenlochs.[351]

Ujjayi I: Einfache Praxis

Die einfache Form von Ujjayi können Sie im Sitzen, Stehen oder Gehen, natürlich auch bei bewusst durchgeführten Körperaktivitäten wie zum Beispiel Yoga-Asanas durchführen:

Dabei verengen Sie Ihre Stimmritze im Kehlkopf und atmen langsam ein und aus. Es entsteht ein hauchendes Geräusch, das ein wenig an Meeresrauschen erinnert. Technisch erzeugen Sie dieses Reibungsgeräusch im Kehlkopf, indem Sie mit geschlossenem Mund hauchen:

- Intonieren Sie während der Ein- und Ausatmung ein kontinuierliches, stimmloses »Haaah«.
- Sie können sich auch vorstellen, direkt durch Ihren Kehlkopf ein- und auszuatmen.
- Auch wenn Sie flüstern, verengen Sie die Stimmritze. Ujjayi ist, wenn man so will, ein Flüstern ohne Worte.

Gehen Sie sanft vor, wir möchten den Kehlkopf nicht überstrapazieren. Niemand muss das feine Hauchen hören und spüren außer Ihnen selbst. Atmen Sie auf diese Weise, solange Sie Freude daran haben.

Ujjayi II: Klassische Form

Wenn Sie Ujjayi in der einfachen Form beherrschen, ist es nur noch *ein* weiterer Schritt zur klassischen Variante:

- Sitzen Sie bequem, und kommen Sie zur Ruhe.
- Atmen Sie ein. Gehen Sie dabei in eine angenehme Fülle.

- Nach der Einatmung halten Sie den Atem an, solange Sie sich damit wohlfühlen. Gestalten Sie die Atempause entweder »offen« (Nase offen, keine Bandhas) oder »geschlossen« (Nase zu, Beckenboden anspannen und Kinn zur Brust).
- Die Ausatmung erfolgt allein über das linke Nasenloch.
- Für eine vollständigere Ausatmung ziehen Sie die Bauchdecke zur Wirbelsäule.

Es gibt unterschiedlichste Deutungen, warum man diese Praxis »Siegeratmung« nennt – Deutungen, die die Atemmechanik ebenso in den Blick nehmen wie gesundheitliche Wirkungen oder spirituelle Ziele.[352] Was den Gesundheitsaspekt anbelangt, so stimuliert Ujjayi den Parasympathikus, löst also eine Entspannungsreaktion aus. Die US-Ärzte und Atemtherapeuten Richard Brown und Patricia Gerbarg vermuten, dass Ujjayi in dieser Hinsicht auf den Menschen wirkt wie das Katzenschnurren auf die Katze.[353] Die Verlangsamung der Atmung wirkt auf den Vagus, verlangsamt den Puls und senkt den Blutdruck, entlastet also das Herz. Die klassischen Yoga-Schriften sehen Ujjayi als hilfreich an bei Verschleimung, Husten, Verdauungsproblemen, Rheuma, Leber und Milzproblemen. Schließlich, so laut *Gheranda Samhita:* »Man soll Ujjayi-Kumbhaka meistern, um Alter und Tod zu überwinden.«[354] Das sind gute Gründe, diese Praxis zu versuchen!

Kapalbhati, der leuchtende Schädel

Kapalbhati heißt wörtlich *leuchtender Schädel.* Streng genommen ist es kein Pranayama, denn bei dieser Atempraxis macht man normalerweise keine Atempause. Sie erinnern sich: Ein Pranayama wird zum Pranayama erst dadurch, dass man Kumbhakas macht (jedenfalls dann, wenn man die wichtigsten Texte der Hatha-Tradition beim Wort nimmt). Dennoch wird Kapalbhati oft als *Pranayama* bezeichnet. Formal gesehen ist es ein *Kriya,* das heißt »Handlung«. Unter diesem Begriff werden im Hatha Yoga verschiedenste physische Techniken zur inneren Reinigung subsumiert (Verdauungsorgane, Nase, Tränenkanäle und anderes mehr). Das Hauptziel von Kapalbhati besteht darin, die Atemwege frei zu machen, insbesondere die Nase und Nebenhöhlen.[355] Deshalb ist es auch eine gute

Idee, Taschentücher parat zu haben, wenn man es übt. Danach hat man ein angenehm offenes und freies Gefühl im Bereich von Augen, Nase und Kopf, insofern trifft es die Bezeichnung *Schädelreinigung* ziemlich gut.
Kontraindikationen für Kapalbhati sind Fieber, Hernien, Magenbeschwerden, Asthma, Herzprobleme, Bluthochdruck, Apoplex, Epilepsie und Schwangerschaft.
Technisch gesehen atmet man bei Kapalbhati in zügiger Folge immer wieder stoßartig durch die Nase aus, indem man aktiv die Bauchdecke nach innen drückt. Die Einatmung geschieht rein passiv, also ohne unser Zutun, indem die Bauchmuskeln nach jeder Ausatmung loslassen und die Bauchdecke entspannt. Kapalbhati kehrt damit die Logik der normalen Atmung um: Wenn wir natürlich atmen, kontrahieren die Atemmuskeln bei der Einatmung und lassen bei der Ausatmung los.

- Sitzen Sie bequem und stabil, und kommen Sie zur Ruhe.
- Beginnen Sie Ihre Praxis mit einer normalen Einatmung in den Bauch. Atmen Sie nun in rascher Folge stoßweise durch die Nase aus (ungefähr so, als würden Sie eine Kerze mit der Nase ausblasen wollen).
- Bei jeder Ausatmung drückt die Bauchdecke nach innen. Richten Sie Ihren Fokus dabei entweder auf die Nase oder den Unterbauch.
- Nach jeder Ausatmung entspannen Sie die Bauchdecke sofort wieder, indem Sie die Bauchmuskeln loslassen. Die Bauchdecke kommt dann reflexiv zurück, was die Einatmung bewirkt. Also: Ausatmung aktiv, Einatmung passiv. Wenn Sie mit 1 bis 2 Ausatmungsstößen pro Sekunde üben, gelingt das relativ leicht.
- Machen Sie auf diese Weise 30 bis 60 Ausatmungsstöße. Das ist eine Runde.
- Ich verlangsame gegen Ende einer Runde gern die Ausatmungsstöße, um nach dem letzten noch einen kurzen Moment bewusst zu verweilen. Warten Sie auf den natürlichen Impuls zur Einatmung. Dem geben Sie nach und machen eine befriedigende Einatmung ohne längere Atempause.
- Atmen Sie abschließend entspannt aus, und spüren Sie nach.
- Üben Sie auf diese Weise drei Runden.

Üben Sie Kapalbhati mit leerem Magen. Der frühe Morgen ist optimal dafür. Versuchen Sie, die Ausatmungsstöße so entspannt wie möglich zu üben, also nicht mit unnötig viel Kraft zu arbeiten.

Bei der aktiven Ausatmung werden die Bauchorgane nach innen gedrückt, und dabei wird das Zwerchfell nach oben geschoben. Dadurch erfahren die beiden Muskelstränge, mit denen das Zwerchfell rückseitig mit der Lendenwirbelsäule verbunden ist, eine Dehnung. Eine zu intensive Praxis kann deshalb zu leichten Schmerzen im unteren Rücken führen. Machen Sie die Atemstöße also anfangs nicht zu kräftig. Mit regelmäßiger Übung werden Sie aber schnell ein Maß finden, mit dem Sie sich wohlfühlen.
Neben dem schon genannten Freimachen der Nase und der Nebenhöhlen hat Kapalbhati weitere positive Wirkungen:

- Es ersetzt die Restatemluft – das sogenannte *Residualvolumen,* das auch nach einer vollständigen Ausatmung immer in den Lungen verbleibt, circa 1,2 Liter – durch frische Luft.
- Kapalbhati stimuliert die Aktivität der Flimmerhärchen, dies auch in den tiefer gelegenen Regionen der Atemwege, und unterstützt damit deren Reinigung.[356]
- Kapalbhati ist eine sanfte Form der Hyperventilation, erhöht also etwas den pH-Wert des Blutes. Das löst bei gesunden Menschen eine leichte Trance aus, verbunden mit einem angenehmen Gefühl innerer Ruhe. Danach fühlt man sich wach, entspannt und klar.
- Kapalbhati erzeugt eine milde Form von hormetischem Stress, der, regelmäßig geübt, den Vagus stärkt.

Der indische Arzt und Pranayama-Spezialist Dr. Sharadchandra Bhalekar sagt über Kapalbhati, der Fokus auf den Atem führe dazu, dass die gedanklichen Prozesse schwächer werden und der Verstand aufhört, auf alles und jedes zu reagieren. »Der Geist wird still.«[357] Und der stille Geist, das wissen wir, ist das Ziel des Yoga.

Die stärkste Übung der Welt: Bhastrika, die Blasebalg-Atmung

Von Kapalbhati ist es nur noch ein kleiner Schritt zu *Bhastrika,* der Blasebalg-Atmung, von der manche sagen, sie sei die kraftvollste Atemtechnik, die jemals entdeckt wurde.[358] Einige unterrichten Bhastrika genau wie Kapalbhati – aktive Ausatmung, passive Einatmung in rascher Folge –, jedoch mit dem Unterschied, dass am Ende eines Zyklus eine Atempause mit Bandhas in der Atemfülle praktiziert wird.[359] Meist jedoch begegnet uns Bhastrika wie in der *Gheranda Samhita* beschrieben, nämlich mit aktiver Ein- *und* Ausatmung. Am Ende eines Zyklus folgt eine Pause in der Atemfülle mit Bandhas, gefolgt von einer Ausatmung durch das linke Nasenloch.[360] Darüber hinaus gibt es viele weitere Möglichkeiten, die Praxis zu variieren.

Ich möchte Ihnen Bhastrika hier in einer Variante vorstellen, wie Gheranda sie beschreibt und ich selbst sie auch gern übe:

- Sitzen Sie bequem und stabil, und kommen Sie einen Moment zur Ruhe.
- Nach einer natürlichen Ausatmung beginnen Sie, zügig und kräftig in den Bauch ein- und auszuatmen. Mit jeder Einatmung weitet sich der untere Atemraum, die Bauchdecke wölbt sich nach außen. Und mit jeder Ausatmung drückt die Bauchdecke kräftig in Richtung Wirbelsäule.
- Machen Sie etwa 1 bis 2 Atemzüge (Einatmung plus Ausatmung) pro Sekunde.
- Bei diesem aktiven Ein- und Ausatmen entsteht ein deutlich wahrnehmbares Geräusch in der Nase, das an einen Blasebalg erinnert.
- Machen Sie auf diese Weise bis zu 20 Atemzüge.
- Nach der letzten Ausatmung gehen Sie in eine befriedigende Atemfülle und halten den Atem nach der Einatmung an, solange Sie sich damit wohlfühlen. (Nach einiger Zeit kann das durchaus bis zu 1 Minute sein, abhängig von der Intensität der Praxis und Ihrer individuellen CO_2-Toleranz.)
- Während der Atempause können Sie die Bandhas setzen: Spannen Sie die Muskulatur des Beckenbodens an, und senken Sie das Kinn in Richtung Brust.
- Beenden Sie die Atempause, indem Sie den Kopf anheben, den Beckenboden entspannen und langsam durch das linke Nasenloch ausatmen. Gegen Ende der Ausatmung ziehen Sie die Bauchdecke in Richtung Wirbelsäule.
- Das ist eine Runde.
- Üben Sie bis zu drei Runden.

Für Bhastrika gelten die gleichen Kontraindikationen wie für Kapalbhati.

Bhastrika ist im Kern eine intensivere Form von Kapalbhati und in seiner grundsätzlichen Wirkung ähnlich. Die Überatmungsphase ermöglicht – besser: *erfordert* – eine längere Atempause danach, ganz ähnlich wie bei der Wim-Hof-Methode. Üben Sie Bhastrika nur, wenn Sie gesund sind, und bauen Sie Ihre Praxis achtsam auf.

Das Ego hat in der Atempraxis nichts verloren, umso weniger, wenn man Pranayama aus spirituellen Gründen übt. Die Praxis des Atmens, wie sie in alter Zeit verstanden wurde, ja der ganze Weg des Yoga überhaupt diente einem höheren Zweck als bloß dem Ausleben unseres Egos und der Verwirklichung unserer persönlichen Wünsche. Vielmehr sah man darin wie gesagt eine Brücke ins Licht und einen Weg zur Erkenntnis unseres eigentlichen Wesens. Der Atem ist so viel mehr als bloß der technische Akt von Ein- und Ausatmung.

Er bezeugt, dass wir leben.

Epilog

Es ist schon einige Jahre her, da saß ich mit dem Leiter eines bekannten deutschen Verlages zusammen, um mögliche Buchprojekte zu besprechen. Ich hatte damals die Idee, ein Buch über die Atemarbeit des Yoga zu schreiben. Immer schon war Pranayama der Schwerpunkt meiner eigenen Yogapraxis, und in den vielen Kursen und Ausbildungen, die ich, meist zusammen mit meiner Frau, leite, spürte ich auch das stetig wachsende Interesse der Menschen, mehr darüber zu erfahren.

Ich erinnere mich noch sehr gut an die Reaktion des Verlagsleiters: »Ein Buch übers Atmen? Das interessiert doch keinen!« Eine grandiose Fehleinschätzung, wie wir heute wissen. Kein Bereich der Körperarbeit wächst in diesen Tagen schneller als das bewusste Atmen – und zwar überall auf der Welt. Populäre Medien wie die Zeitschrift *Vogue* nennen *Breathwork*, die Atemarbeit, das »neue Yoga«. Im Fernsehen und Radio, in Podcasts und vielen anderen medialen Formaten wird heute das Atmen thematisiert, sogar regionale Blätter kommen immer öfter darauf zu sprechen. Das mag zusätzlich befeuert worden sein durch die Corona-Krise, doch die rasant zunehmende Aufmerksamkeit im Hinblick auf das Atmen, den fundamentalsten Lebensprozess überhaupt, setzte schon eine ganze Weile vorher ein. Der amerikanische Publizist James Nestor schrieb mit *Breath – The New Science of a Lost Art* sogar einen Weltbestseller[361] – und dies, obgleich sich darin keine Atemanleitungen finden, dafür umso mehr spannende Geschichten und Fakten rund ums Atmen.

Dass es sich beim bewussten Atmen um eine vergessene oder verloren gegangene Kunst handelt, wie Nestor im Untertitel seines Buches sagt – ein Statement, dem ich voll zustimmen kann –, zeigt die Ironie dieser Entwicklung: Vor Jahrtausenden schon wussten die

Menschen um die Heilkraft der Atmung und nutzten sie. Und heute stellt die Wissenschaft jeden Tag aufs Neue fest, wie wahr das ist. Es ist also eine Zeit der Wiederentdeckung des Atems – ein glücklicher Vorgang, zugleich zutiefst notwendig, wenn wir uns die schwierige Atemsituation des Menschen vor Augen halten. Hoffentlich bewahren künftige Generationen das jetzt neu aufblühende Ateminteresse im Gedächtnis, ist dies Wissen doch zu bedeutend, um immer wieder zu einer vergessenen Kunst zu werden.

Der Atem begleitet uns auf unserer Lebensreise. Wir sind gut beraten, ihn uns zum Freund zu machen. Mit einer letzten Ausatmung werden wir diese Reise eines Tages beenden. Bis dahin, so meine ich, ist es lohnend, jeden Atemzug so bewusst zu tun, wie uns das möglich ist.

Danksagung

Kein Buch ist das Ergebnis nur der Arbeit eines Einzigen. Neben dem Autor sind viele andere auf die eine oder andere Art daran beteiligt. Nicht alle lernt man als Autor kennen, doch ihnen allen gilt mein Dank.

Vor allem bedanke ich mich bei Andreas Klaus vom Verlag O. W. Barth. Ich erinnere mich gern an unsere Gespräche über Atempraxis und Yoga-Philosophie und freue mich, dass dieses Buch nun in einem so traditionsreichen Verlagshaus erscheinen kann. Auch bei den Kolleginnen und Kollegen des Verlages möchte ich mich bedanken für ihre Mühe und die schöne Aufmachung des Buches. Stellvertretend für alle sei hier Markus Röleke genannt, der mit der Umsetzung der Grafiken betraut war. Besonders möchte ich mich auch bei Ralf Lay für sein achtsames Lektorat bedanken.

Als Autor verbringt man viele Stunden einsam am Schreibtisch, eingetaucht in die Welt, mit der man sich gerade beschäftigt. Das gelingt umso besser, wenn man sich über seelische Unterstützung freuen darf, so, wie meine liebe Frau Nella sie mir jederzeit gab. Dafür danke ich ihr von Herzen.

Schließlich danke ich auch Ihnen dafür, dass Sie dieses Buch in Händen halten und lesen. Gäbe es Sie nicht, gäbe es auch keine Bücher. Ich hoffe, Sie erfahren so manches darin, was Sie interessant und hilfreich finden für Ihren Weg des bewussten Atmens und ein gutes Leben.

Ihr Ralph Skuban

Anhang

Übungen und Atemerfahrungen im Überblick

Prolog

Teil I: Der Atem als Brücke

Teil II: Atem und Gesundheit in unserer Zeit

Teil III: Moderne Zugänge zum Atem für Heilung und Wohlbefinden

Das Zwerchfell

Sanft atmen

Langsam atmen

Intensiv Atmen

Teil IV: Klassische Atemmethoden des Ostens

Atempraktiken aus dem Yoga Tibets

Atemübungen aus der indischen Yoga-Tradition

Ihre individuelle Atempraxis – Atemprotokolle

Die möglichen Wege, einer Atempraxis zu folgen, sind endlos. Deshalb möchte ich Ihnen hier ein paar Ideen mitgeben und einfache Atemprotokolle vorschlagen, mit denen Sie experimentieren können, ohne sich im Dschungel der Möglichkeiten zu verlaufen. Zunächst ein paar grundlegende Hinweise:

- **Zeit und Regelmäßigkeit:** Nehmen Sie sich jeden Tag Zeit für Ihre Praxis. Zweimal 10 Minuten bereits können sich nachhaltig positiv auf Gesundheit und Wohlbefinden auswirken. Wenn Sie nur sehr wenig Zeit haben, können Sie sich sogar schon mit nur 10 Minuten am Tag etwas Gutes tun. Am besten geeignet hierfür sind das *natürliche Atmen* sowie die Übungen aus dem Kapitel *Langsam atmen*, vor allem die *Resonanzatmung* und das *Box Breathing*. Sie lassen sich auch in sehr kurzen Einheiten üben, zum Beispiel zweimal 5 Minuten am Tag. Doch üben Sie nie unter Zeitdruck, sonst wird die Praxis selbst zu einem eigenen Stressor, und das ist so ziemlich das Letzte, was wir hier wollen.
- **Konstanz:** Üben Sie nicht jeden Tag etwas Neues, sondern bleiben Sie über längere Zeit stabil bei einer Praxis, um auszuforschen, was sie bei Ihnen bewirkt. Heute Buteyko zu üben, um morgen langsames Atmen zu praktizieren und danach eine Pranayama-Session einzustreuen, ist kein sehr sinnvoller Weg, eine Atempraxis aufzubauen.
- **Alles beginnt mit dem natürlichen Atmen:** Viele Atempraktiken stellen bewusste Eingriffe in den autonomen Prozess der Atmung dar. Nach den zahllosen Atemcoachings, die ich durchgeführt habe, bin ich überzeugt, dass der einzig sinnvolle Weg, in eine gesunde und freudvolle Atempraxis zu kommen, mit dem Erlernen dessen

beginnen muss, was ich *natürliches Atmen* nenne. Weil mir dieser Punkt so wichtig ist, stelle ich Ihnen wie gesagt auf unserer Website auch einen kostenlosen **MP3-Download** zur Verfügung: www.skuban-akademie.de/atmen-heilt

- **Überfordern Sie sich nicht!** Neben Zeitdruck und mangelnder Konstanz beim Üben ist das Ego die größte Barriere beim Aufbau einer guten Atempraxis. Halten Sie, so gut es Ihnen gelingt, Ihr Ego aus dem bewussten Atmen raus. Ja natürlich, wir dürfen etwas wollen und hoffen. Und ja, wir sollen uns auch bemühen – aber eben nicht anstrengen! Wenn Sie zu ehrgeizig sind und sich überfordern, werden Sie nicht lange beim bewussten Atmen bleiben und die Chance versäumen, die große Macht des Atmens in Ihr Leben zu integrieren. Gehen Sie Ihre Praxis also engagiert, aber auch mit spielerischer Neugier an.

Und nun zu den *Atemprotokollen* …

Natürliches Atmen

Auf die Bedeutung des natürlichen Atmens habe ich immer wieder hingewiesen. Wenn Sie nur eine einzige Praxis üben wollen und auch nur wenige Minuten Zeit am Tag haben, dann ist dies Ihre Übung. In Teil II des Buches, *Atem und Gesundheit in unserer Zeit*, haben wir in aller Ausführlichkeit über das Problem einer dysfunktionalen Atmung gesprochen und über die Bedeutung, die ein natürlicher Atemprozess für die Gesundheit hat. Hier drei einfache Sequenzen rund um das natürliche Atmen:

Protokoll 1

- *Natürlich atmen* (5–10 min)

Protokoll 2

- *Ein lösender Atemzug* (1–3-mal)
- *Natürlich atmen* (5–10 min)

Protokoll 3 (mit CO_2-Toleranz-Messung)

- *Zur Ruhe kommen* (3 min)
- CP messen
- *Natürlich atmen* (5–10 min)
- CP messen

Zwerchfelltraining

Die folgenden Atemprotokolle schulen Ihr Zwerchfell. Sie lassen sich gut mit dem natürlichen Atmen verbinden.

Protokoll 1

- *Natürlich atmen* (2–5 min)
- *Tiefe Zwerchfellatmung im Sitzen* (3 Runden)

Protokoll 2

- *Tiefe Zwerchfellatmung im Liegen* (3 Runden)
- *In die Ausatmung entspannen*

Protokoll 3

- *Zur Ruhe kommen (3 min)*
- *CP messen*
- *Tiefe Zwerchfellatmung im Sitzen (3 Runden)*
- *Ein lösender Atemzug (1–3-mal)*
- *Natürlich atmen (5 min)*
- *CP messen*

Sanft atmen, CO_2-Toleranz-Training

Im Kapitel *Sanft atmen* ging es um die *Buteyko-Methode* zur Atemnormalisierung. Wenn Sie systematisch in diese heilsame Praxis einsteigen möchten, die die Biochemie der Atmung adressiert, habe ich Ihnen die Vorgehensweise dort genau erläutert. Sie führt Sie schrittweise in sinnvolle Atemsequenzen ein. Das Ziel ist der Aufbau und die Stabilisierung einer guten CO_2-Toleranz und damit einhergehend eine Normalisierung dysfunktionaler Atemmuster. Die Grundelemente der Methode sind:

- *Nasen- und Zwerchfellatmung,*
- *die Ermittlung der CO_2-Toleranz mithilfe der Kontrollpausenmessung (CP),*
- *Atemreduktionstechniken, um das Gehirn an höhere CO_2-Konzentrationen zu gewöhnen.*

Übt man Buteyko, um gesundheitliche Probleme anzugehen, wie zum Beispiel Asthma, COPD oder eine Neigung zu Panikattacken, sollte man für eine zeitnahe Linderung der belastenden Symptome 40 bis 60 Minuten Zeit am Tag fürs Üben aufwenden und täglich die Kontrollpausen protokollieren.

Buteyko ist keine Praxis, »die man schnell mal ausprobiert«, sondern verlangt, sich ihr über Wochen und Monate täglich zu widmen. Vielleicht stellen Sie ja fest, dass es Ihre Praxis fürs Leben ist.

Langsam atmen

Langsames Atmen zielt vor allem auf die Balance des autonomen Nervensystems. Beim langsamen Atmen ist es wichtig, darauf zu achten, nicht zu überatmen. Deshalb ist es meiner Erfahrung nach sinnvoll, die CO_2-Toleranz zu prüfen, denn sie ist der Ausgangspunkt, der bestimmt, wie Ihre langsame Atempraxis aussieht. Wenn Ihre CO_2-Toleranz sehr niedrig ist (deutlich unter 20 Sekunden), sollten Sie besser erst eine Zeit lang das *natürliche Atmen* und die *tiefe Zwerchfellatmung* praktizieren. Mit *Buteyko* wächst Ihre CP noch schneller.
Hier einige kurze Sequenzen mit langsamer, rhythmisierter Atmung. Es gibt zahllose Möglichkeiten, die Praktiken zu timen und zu kombinieren. Natürlich können Sie die Sequenzen auch gern länger üben als angegeben.

Protokoll 1

- *Resonanzatmung, kohärent* (5–10 min)

Protokoll 2

- *Resonanzatmung, asymmetrisch* (5–10 min)

Protokoll 3

- *Anti-Stress-Atmung* (5 min)
- *Natürlich atmen* (5 min)

Protokoll 4

- *Box Breathing* (5 min)
- *Resonanzatmung, kohärent* (5 min)

Protokoll 5

- Box Breathing (5 min)
- Resonanzatmung, kohärent (5 min)
- 4–7–8-Atmung (4–8 Atemzüge)

Protokoll 6

- Box Breathing (3 min)
- Im Dreieck atmen, Vagus-Stimulation (3 min)
- Natürlich atmen (3 min)

Intensiv atmen

Intensive, auf Hyperventilation beruhende Atemprozesse üben Sie am besten im Liegen. Nach der Praxis ist es empfehlenswert, ein paar Minuten natürlich zu atmen, damit Biochemie und Nervensystem sich nach dem hormetischen Stress, den die Praxis auslöst, wieder balancieren können. Hyperventilationspraktiken sollten nur von Gesunden geübt werden. Auch für Schwangere ist es keine geeignete Praxis.

Protokoll 1

- Natürlich atmen (2 min)
- Sanfte Hyperventilation (3 Runden)
- Natürlich atmen (2–5 min)

Protokoll 2

- Natürlich atmen (2 min)
- Wim-Hof-Methode (1–4 Runden)
- Natürlich atmen (2–5 min)

Tibetische Praxis

Bevor Sie die klassischen Atempraktiken des Ostens versuchen, sollten Sie zuvor schon etwas Atemerfahrung gesammelt haben. Es wird Ihnen dann deutlich leichter fallen, die Übungen mit Genuss zu erleben. Für die folgenden Atemprotokolle müssen Sie etwa 10 bis 20 Minuten Zeit einplanen. Atmen Sie nach den Übungen ein paar Minuten natürlich, um die meditative Wirkung zu erleben und zu vertiefen.

Protokoll 1

- *Neun reinigende Atemzüge III*

Protokoll 2

- *Neun reinigende Atemzüge I*
- *Kriegersilben (je Silbe 1–5-mal)*

Protokoll 3

- *Neun reinigende Atemzüge II*
- *Den Atem fühlen*

Pranayama

Pranayama bietet zahllose Kombinationsmöglichkeiten und unterschiedlichste Schwierigkeitsgrade. Wenn Ihre CO_2-Toleranz unter 20 Sekunden liegt, ist das noch nicht der ideale Moment, mit Pranayama zu beginnen, da Sie sonst ein bestehendes Überatmungssyndrom verstärken könnten. Ich habe viele Klienten in meinen Atemtrainings, bei denen genau das der Fall ist: Falsch durchgeführte Pranayama-Übungen führen zu Problemen bei der Atemgesundheit. Es kommt nicht von ungefähr, wenn die klassischen Texte des Hatha Yoga immer wieder darauf hinweisen, dass wir uns der Atemarbeit mit besonderer Achtsamkeit zuwenden sollten, da der Atem so starke Wirkungen entfalten kann – das gilt vor allem für längere Pausen in der Atemfülle und die Bandhas. Eine sanfte *Nadi-Shodhana*-Praxis (Wechselatmung) mit Zwerchfellatmung oder ein einfaches *Ujjayi* (Kriegeratmung) jedoch kann jeder gut üben, unabhängig vom Gesundheitszustand, sofern dabei nicht sehr in die Brust geatmet wird und auf Atempausen in der Fülle verzichtet wird. (Da *Ujjayi* direkt in die anderen Praktiken eingebunden werden kann, habe ich es in den nachfolgenden Protokollen nicht extra erwähnt.) Nach der Praxis ist es ratsam, sich ein paar Minuten auf den Rücken zu legen und der Wirkung nachzuspüren.

Pranayama ist eine Praxis für das ganze Leben. Lassen Sie sich also Zeit!

Protokoll 1

- *Nadi Shodhana I – Wechselatmung, einfach* (5 min)

Protokoll 2

- *Surya Bhedana I – Sonnenatmung, einfach* (5 min)
- *Bhramari – Bienensummen* (3 Runden)

Protokoll 3

- *Kapalbhati – leuchtender Schädel* (3 Runden)
- *Nadi Shodhana II – Wechselatmung, rhythmisiert* (5 min)

Protokoll 4

- Kapalbhati – leuchtender Schädel (3 Runden)
- Nadi Shodhana III – Wechselatmung, rhythmisiert mit Atempausen (5–10 min)
- Bhramari – Bienensummen (3 Runden)

Protokoll 5

- Kapalbhati – leuchtender Schädel (3 Runden)
- Nadi Shodhana IV – Wechselatmung, rhythmisiert, Atempausen und Bandhas (10 min)
- Bhastrika – Blasebalg-Atmung (3 Runden)
- Bhramari – Bienensummen (3 Runden)

Gemischte Protokolle

Will man unterschiedliche Atemzugänge in eine Atemsession einbinden, ergeben sich theoretisch zahllose Möglichkeiten. Ich selbst halte meine Praxis gern einfach und vermeide allzu komplexe Session-Designs. Hier ein paar einfache Ideen zum Experimentieren:

Protokoll 1

- Kapalbhati (3 Runden)
- Box Breathing (5 min)
- Resonanzatmung (5 min)

Protokoll 2

- Tiefe Zwerchfellatmung (3 Runden)
- Nadi Shodhana II (5 min)

Protokoll 3

- Sanfte Hyperventilation (1–3 Runden)
- Resonanzatmung, asymmetrisch (5 min)

Protokoll 4

- Bhastrika (3 Runden)
- Resonanzatmung, kohärent (5 min)
- In die Ausatmung entspannen

Protokoll 5

- Ein lösender Atemzug (1–3-mal)
- Neun reinigende Atemzüge I
- In den Schmerz summen

Protokoll 6 (im Liegen)

- Tiefe Zwerchfellatmung (3 Runden)
- Sanfte Hyperventilation (3 Runden)
- Vier-Punkt-Entspannung (5 min)

Protokoll 7

- Kapalbhati – leuchtender Schädel (3 Runden)
- Neun reinigende Atemzüge III
- Resonanzatmung, kohärent (5 min)
- In die Ausatmung entspannen

Protokoll 8

- Box Breathing
- Resonanzatmung, kohärent
- 4–7–8-Atmung
- Den Atem fühlen

HRV-Equipment zur Ermittlung der Resonanzfrequenz

Um Ihre Resonanzfrequenz zu ermitteln – jene Atemfrequenz, auf die Ihr Herz mit der größten Flexibilität reagiert –, benötigen Sie Hard- und/oder Software, die in der Lage ist, die Herzrate zu messen und aus den Abweichungen zwischen den einzelnen Intervallen die Herzratenvariabilität zu berechnen. Es gibt dazu ein wachsendes Angebot an Produkten, von der einfachen App fürs Handy bis hin zu teuren Geräten mit umfangreichen Analyse- und Auswertungsfunktionen, auch kombiniert mit Biofeedback. Im Folgenden ein paar kurze Infos zu Produkten, mit denen ich selbst arbeite.

Besonders kostengünstig sind App-Lösungen in Verbindung mit einem externen Sensor, wie *Kubios* HRV, *Elite* HRV oder, sportlicher orientiert, HRV4*Training*. Diese mobilen Lösungen sind kompatibel mit verschiedenen externen Bluetooth-Sensoren wie zum Beispiel dem Polar-H10-Brustgurt und anderen. Infos: www.kubios.com, www.elitehrv.com, www.polar.com.

Ein kompaktes und vielseitiges System hat die Firma *HeartMath* mit dem *emWave* 2 auf den Markt gebracht, ein kleines Gerät, das in jede Brusttasche passt und mit der dazugehörigen Software (für Windows und Apple OS) nicht nur Ihre Resonanzfrequenz ermitteln kann, sondern auch Biofeedback-Training ermöglicht: Akustische Signale während der Atempraxis unterstützen das HRV-Training. Infos: www.heartmath.com.

Es gibt natürlich auch professionelle Lösungen für die HRV-Messung, Analyse und Biofeedback, für die man mehrere Hundert oder auch ein paar Tausend Euro investieren muss, wie zum Beispiel das Produkt *Alive* des amerikanischen Herstellers *Somatic Vision* mit einem enorm vielfältigen, modular aufgebauten Biofeedback-System oder den HRV-*Scanner* der deutschen Firma BioSign, dessen Schwerpunkt bei der HRV-Analyse und Auswertung, gerade auch zu therapeutischen Zwecken, liegt. Infos: www.biosign.de.

Eine Software-Lösung, die ich sehr schätze, kommt von der Firma Kubios (die auch eine kostenlose App anbietet). Kubios ist ein reines Analysewerkzeug, das ermittelte HRV-Daten verschiedener Formate einliest und grafisch auswertet. Die Standardversion ist kostenlos. Mehr Funktionen hält die Premiumversion bereit, beides erhältlich für Windows, macOS und Linux. Kubios wird von zahlreichen Universitäten auf der ganzen Welt genutzt. Infos: www.kubios.com.

Glossar

Alveolen – Lungenbläschen, Ort des Gasaustauschs
Anosmie – beeinträchtigter oder verloren gegangener Geruchssinn
Apnoe – wörtl. »Nicht-Atmen«, Atempause
Arousal – kurzzeitiges Erwachen im Kontext der *obstruktiven Schlafapnoe* (OSA)
Atemzentrum – im Hirnstamm gelegene Struktur zur Atemsteuerung
Atemzug – synonym für Atemzyklus: Einatmung, Ausatmung sowie die Pause zwischen beiden
Atemzyklus – siehe *Atemzug*
autonomes Nervensystem (ANS) – Teil des Nervensystems zur Steuerung von Vitalfunktionen, die uns überwiegend nicht willentlich zugänglich sind
Bandha – »Verschluss«, Aktion im Pranayama
Barorezeptoren – Mechanorezeptoren in Blutgefäßwänden, die eine Rolle in der Blutdruckregulierung spielen
Bhagavad Gita – Weisheitsschrift Indiens; Autor: Vyasa, 6. Jahrhundert v. Chr.
Bhastrika – »Blasebalg-Atmung«, Atemtechnik aus dem Pranayama
Bhramari – »Bienensummen«, Atemtechnik aus dem Pranayama
Bildschirm-Apnoe – unnatürliche Atempausen, wie sie bei vielen während der Arbeit am Computer auftreten
Bohr-Effekt – von Christian Bohr im Jahre 1904 entdeckter Zusammenhang, der die Bedeutung des CO_2 für die Abgabe von Sauerstoff an die Zellen beschreibt
Brustfell – zusammenfassender Begriff für Lungen- und Rippenfell
Bulbus olfactorius – Riechkolben
Cadence Breathing – rhythmisiertes Atmen

Chandra Bhedana – »Durchstechen des Mondes«, Atemtechnik des Pranayama

Chitta – Sanskritwort für Geist, Verstand

Cortex – Großhirnrinde

CP – siehe *Kontrollpause*

dysfunktionale Atmung – unnatürliche, ungesunde Atmung

Dysponesis – chronische, unnatürliche Körperspannung

E-Mail-Apnoe – siehe *Bildschirm-Apnoe*

Endorphine – endogene (vom Körper selbst produzierte) Morphine, die schmerzlindernd und euphorisierend wirken

Endothel – dünne Zellschicht, die die Innenwand von Blutgefäßen auskleidet

funktionale Atmung – gesunde, natürliche Atmung

Gheranda Samhita – Text des Hatha Yoga; Autor: Gheranda, 17. Jahrhundert

glatte Muskulatur – nicht willkürlich zugängliche Muskulatur in Hohlorganen

Goraksha Shatakam – Text des Hatha Yoga; Autor: Goraksha, 11. Jahrhundert

Hämoglobin – roter Blutfarbstoff, an den sich der eingeatmete Sauerstoff bindet

Hatha Yoga Pradipika – Text des Hatha Yoga aus dem 14. Jahrhundert

Herzratenvariabilität (HRV) – natürliche Schwankungen der Herzfrequenz

holotropes Atmen – Hyperventilationsmethode nach Dr. Stanislav Grof

Homöostase – das Bestreben des Körpers, ein Gleichgewicht des inneren Milieus aufrechtzuerhalten

Hormesis – griech. für Anregung, Anstoß; die Idee, dass geringe Dosen eines Gifts heilsame Prozesse in Gang bringen können

hormetischer Stress – Stressoren, die Trainingseffekte auslösen

HRV – siehe *Herzratenvariabilität*

Hyperventilation – Überatmung, mehr atmen als für den Stoffwechsel notwendig, häufigstes dysfunktionales Atemmuster

Hypokapnie – CO_2-Mangel

Hypoxie – Sauerstoffmangel in Geweben

Jalandhara-Bandha – Aktion in der Atempause beim Pranayama: Senken des Kinns zur Brust

Kapalbhati – »leuchtender Schädel«, Atempraxis des Hatha Yoga zur Reinigung von Nase und Nebenhöhlen

Kapnometrie – Messung der CO_2-Konzentration in der Ausatmungsluft

Kevala – natürlich eintretende Atempause während der Pranayama-Praxis

Kontrollpause (CP) – CO_2-Toleranz-Test nach Konstantin Buteyko

Kriya – »Handlung«; Reinigungstechniken aus dem Hatha Yoga (zum Beispiel Kapalbhati)

Kumbhaka – Atempause im Pranayama

Kundalini – ruhendes Energiepotenzial, das in der Theorie des Hatha Yoga am unteren Ende der Wirbelsäule liegt und durch Pranayama aktiviert werden kann

limbisches System – »Säugetiergehirn«, Ort unserer Emotionen

Long Face Syndrome – durch chronische Mundatmung ausgelöste anatomische Veränderung von Kiefer und Gesicht

Mahapralaya – »große Auflösung«, Sanskritwort für die Desintegration des Kosmos

Malokklusion – Diskrepanzen zwischen Zähnen und Kiefergröße

Max-Exhale-Test (MET) – CO_2-Toleranz-Test

Minutenvolumen – Luftvolumen, das pro Minute ein- und ausgeatmet wird, bei Gesunden im Ruhezustand circa 4 bis 6 Liter

Mulabandha – Muskelaktion während der Pranayama-Praxis

Nadi – im Yoga der Strom von Lebensenergie

Nadi Shodhana – »Reinigung des Nadis«, Wechselatmung, Pranayama-Technik

Nasenzyklus – zyklisches An- und Abschwellen der Nasenschleimhaut

nasopulmonaler Reflex – Zusammenhang zwischen Nase und Lunge: Ist ein Nasenloch weiter geöffnet, gelangt beim Einatmen mehr Atemluft in den Lungenflügel der entsprechenden Körperseite

Nervus phrenicus – aus der Halswirbelsäule kommender Nerv, der das Zwerchfell innerviert

Neurozeption – von Stephen Porges geprägter Begriff, unbewusstes System zur Erkennung von Gefahren und Sicherheit

Nitroglyzerin – von Asciano Sobrero erfundene explosive Substanz, die wegen ihrer die Blutgefäße erweiternden Wirkung als Herzmedikament nutzbar ist

NO – Stickstoffmonoxid, Signalmolekül zur Sicherstellung zahlreicher Prozesse im Körper; erweitert die Blutgefäße und wirkt gegen Erreger

obstruktive Schlafapnoe (OSA) – Verengung oder Kollaps der oberen Atemwege während des Schlafens

Oxytocin – im Gehirn produziertes Hormon, spielt für soziale Bindungen eine wichtige Rolle (»Bindungshormon«, »Liebeshormon«, »Glückshormon«)

paced breathing – rhythmisiertes Atmen

Parasympathikus – für Entspannung und Regeneration zuständiger Teil des *autonomen Nervensystems* (ANS)

Perikard – Herzbeutel

periphere Chemorezeptoren – Strukturen in Halsschlagadern und Aortenbogen zur Überwachung von CO_2 und Sauerstoff

Pleura – siehe *Brustfell*

Pleuraspalt – dünner Raum zwischen Lungen- und Rippenfell

Prana – Atem, Lebensenergie

Rebirthing – Hyperventilationspraxis nach Leonard Orr

Residualvolumen – Restluftmenge in den Lungen, die nicht ausgeatmet werden kann

Resonanzatmung – Atmen mit der *Resonanzfrequenz*

Resonanzfrequenz – individuelle Atemfrequenz, bei der die Herzratenvariabilität am höchsten ist

respiratorische Alkalose – atembedingte Verschiebung des Blut-pH-Wertes ins Alkalische

respiratorische Sinusarrhythmie (RSA) – atemabhängige Zu- und Abnahme der Herzrate

Samadhi – Zustand des völligen Aufgehens in dem Objekt, über das meditiert wurde; Bewusstseinszustand, der über das Wachen, Träumen und den Tiefschlaf hinausgeht

schlafbezogene Atemstörungen – Schnarchen und *obstruktive Schlafapnoe* (OSA)

Septum – Nasenscheidewand

somatisches Nervensystem – Teil des Nervensystems zur Steuerung willentlicher Funktionen (wie zum Beispiel Muskelbewegungen)

Stickstoffmonoxid – siehe NO

Surya Bhedana – »Durchstechen der Sonne«, Atemtechnik des Pranayama

Sympathikus – für Aktivierung zuständiger Teil des *autonomen Nervensystems* (ANS)

Tauchreflex – reflektorische Parasympathikus-Stimulation beim Tauchen

Überatmung – siehe *Hyperventilation*

Uddiyana-Bandha – Aktion beim Pranayama: Einziehen der Bauchdecke

Ujjayi – »Siegeratmung«, Atemtechnik des Pranayama

Undine-Syndrom – CCHS (Congenital Central Hypoventilation Syndrome), seltene Erkrankung, bei der die Betroffenen nachts aufhören zu atmen

Vagus – größte Struktur des parasympathischen Nervensystems, siehe *Parasympathikus*

verbundene Atmung – siehe *zirkuläre Atmung*

Wasser-Nase-Reflex – reflektorischer Verschluss der Nase bei Kontakt der oberen Nasenschleimhäute mit Wasser

Yogasutra – wichtigster Text des Yoga

zentrale Chemorezeptoren – Strukturen im Hirnstamm zur Überwachung von CO_2

Zilien – Flimmerhärchen, reinigen die Atemwege

zirkuläre Atmung – auch *verbundene Atmung* genannt; Atemprozess, bei dem Ein- und Ausatmung ohne Pause ineinander übergehen

Quellen

Abreu, Rubens R., et al.: Prevalence of mouth breathing among children, in: Journal de Pediatia, 2008, S. 467–470

Ahn, Y. M.: Treating of obstructive sleep apnea in Children, in: Korean Journal of Pediatrics, 53, 2010, S. 872–979

Allison, D. J.: Respiratory and cardiovascular reflexes arising from receptors in the nasal mucosa, London 1974

Altukhov, Sergey: Dr. Buteyko's Discovery, Vol 1: The Destruction of the Laboratory, übers. ins Englische v. Alex Spence 2009; russische Originalfassung: Altmilla Publishing House, Novosibirsk 1993

Angell, James, und de Burgh, Daly: Nasal reflexes, in: Proceedings of the Royal Society of Medicine, 61, 1969, S. 1287–1293

Anyen Rinpoche und Zangmo, Allison C.: The Tibetan Yoga of Breath. Breathing Practices for Healing the Body and Cultivating Wisdom, Boston und London 2013

Atkinson, William Walker (aka Yogi Ramacharaka): Science of Breath. The Oriental Breathing Philosophy of Physical, Mental, Psychic, and Spiritual Development 1904 (Ausgabe von Andors Books, Withorn 2019)

Bachert, Claus: Die chronisch verstopfte Nase. Zur Klassifikation der nasalen Hyperaktivität, in: Deutsches Ärzteblatt, 93(16), 1996, B-861/C-805

Ballentine, Rudolph: Following Your Nose. Nasal Function and Energy, in: Swami Rama, Ballentine, R., und Hymes, A.: Science of Breath. A Practical Guide, Honesdale 2007

Barelli, Pat A.: Nasopulmonary Physiology, in: Timmons und Ley 1994, S. 47–57

Bartley, J.: Nasal influences on breathing, in: Chaitow et al. 2018, S. 45–50

Bartley, J., und Wong, C.: Nasal Pulmonary Interactions, in: Önerci 2013, S. 559–566

Beeh, Kai-Michael: Die atemberaubende Welt der Lunge, München 2018

Bennett, Matthew S.: Heart Rate Variability. Using Biometrics to Improve Outcomes in Trauma-Informed Organizations, Denver 2020

Bernardi, Luciano: Slow breathing reduces chemoreflex response to hypoxia and hypercapnia, and increases baroreflex sensitivity, in: Journal of Hypertension, 19, 2001, S. 2221–2229

Bhalekar, Sharadchandra: Pranayama, Mudra and Meditation. Traditional Approach and Scientific View, Lonavla 2017

Bhutta, M. F., und Maxwell, H.: Sneezing induced by sexual ideation or orgasm: an under-reported phenomenon, in: Journal of the Royal Society of Medicine, 101, 2008, S. 587–591

Bhutta, M. F., und Maxwell, H.: Further cases of unusual triggers of sneezing, in: Journal of the Royal Society of Medicine, 102, 2009, S. 49

Boesveldt S., Postma, E. M., Boak, D., et al.: Anosmia. A Clinical Review, in: Chemical Senses, 242(7), 2017, S. 513–523

Bostock, Richie: Exhale. How to Use Breathwork to Find Calm, Supercharge Your Health, and Perform at Your Best, Penguin Books 2020

Boylan, M.: Galen: on blood, the pulse, and the arteries, in: Journal of the History of Biology, 40, 2007, S. 207–230

Bradley, Dinah: Hyperventilation Syndrome. A Handbook for Bad Breathers, Berkeley, CA, 1992

Bradley, Dinah: Patterns of breathing dysfunction in hyperventilation syndrome and breathing pattern disorders, in: Chaitow et al. 2002, S. 43–59

Breus, M. J.: Pilot Trouble in the Skies: Did Lack of Sleep Play a Role?, in: HuffPost, 25.4.2012, https://www.huffpost.com/entry/pilots-sleep_b_1446456, zuletzt besucht am 6.7.2021

Brown, C. L., und Graham, S. C.: Nasal irrigation: good or bad?, in: Current Opinion in Otolaryngology, 12, 2004, S. 9–13

Brown, Richard P., und Gerbarg, Patricia, L.: The Healing Power of the Breath. Simple Techniques to Reduce Stress and Anxiety, Enhance Concentration, and Balance Your Emotions, Boston und London 2012

Brulé, Dan: Just Breathe. Mastering Breathwork, New York 2017

Bryan, Nathan S.: Functional Nitric Oxide Nutrition. Dietary Strategies to Prevent and Treat Chronic Disease, Hamilton 2018

Buteyko, K. P.: The theory of the pathogenesis of diabetes mellitus. Basic principles of hormone therapy, in: Buteyko, K. P.: Buteyko's Book, Institute of Clinical Experimental Medicine, Siberian branch of the Academy of Medical Science, USSR, o. J.

Buteyko, K. P.: Vortrag in der Moskauer Universität 1969, ins Englische übers. von Artour Rakhimov: Dr. Buteyko Lecture at Moscow State University 1969, Wroclaw 2018

Calais-Germain, Blandine: Anatomy of Breathing, Seattle 2006

Campbell, Don: The Mozart Effect, New York 2001

Cappo, B., und Holmes, D.: The utility of prolonged respiratory exhalation for reducing physiological and psychological arousal in non-threatening and threatening situations, in: Journal of Psychosomatic Research, 28, 1984, S. 265–273

Catlin, George: The Breath of Life or mal-Respiration and its effects upon the enjoyments and life of man, London 1864

Catlin, George: Shut Your Mouth and Save Your Life, London 1869

Chaitow, L., Bradley D., und Gilbert C.: Multisdisciplinary Approaches to Breathing Pattern Disorders, Edinburgh u. a. 2002

Chaitow, L., Bradley, D., und Gilbert, C.: Recognizing and Treating Breathing Disorders. A Multidisciplinary Approach, Edinburgh u. a. 2014

Chalmers, J. A., Quintana, D. S., et al.: Anxiety Disorders are Associated with Reduced Heart Rate Variability: A Meta-Analysis, in: Frontiers in Psychiatry, 11(5), 2014, S. 80

Chan, J., Edman, C., und Koltai, P. J.: Obstructive sleep apnea in children, in: American Family Physician, 69, 2014, S. 1147–1154

Chaoul, Alejandro: Tibetan Yoga for Health and Well-Being. The

Science and Practice of Healing Your Body, Energy and Mind, London 2018

Chögyal Namkhai Norbu und Andrico, Fabio: Tibetan Yoga of Movement. The Art and Practice of Yantra Yoga, Berkeley, CA, 2013

Cloutier, Michelle M.: Respiratory Physiology, Amsterdam u. a. 2019

Cohen, H., Kotler, M., et al.: Power spectral analysis of heart rate variability in posttraumatic stress disorder patients, in: Biological Psychiatry, 41(5), 1997, S. 627 ff.

Coomer, Jesse: A Practical Guide to Breathwork, Midwestern Method, o. O. 2020

Corruccini, Robert S.: An epidemiologic transition in dental occlusion in world populations, in: American Journal of Orthodontics, 86, 1984, S. 419–426

Courtney, Rosalba: Buteyko breathing method, in: Chaitow et al. 2014, S. 241–247

Dahl, W. J., und Stewart, M. L.: Position of the Academy of Nutrition and Dietetics: Health Implications of Dietary Fiber, in: Journal of the Academy of Nutrition and Dietetics, 115(11), 2015, S. 1861–1870

DAK: Gesundheitsreport, hg. von Storm, Andreas, Hamburg 2017, https://www.dak.de/dak/download/gesundheitsreport-2017-2108948.pdf, zuletzt besucht am 24. 11. 2021

Dekker, J. M., Crow R. S., et al.: Low heart rate variability in a 2-minute rhythm strip predicts risk of coronary heart disease and mortality from several causes: the ARIC Study. Atherosclerosis Risk In Communities, in: Circulation, Sep 12; 102(11), 2000: S. 1239–1244

De Menezes, V. A., et al.: Prevalence and factors related to mouth breathing in school children at the Santo Amaro project Recife, 2005, in: Brazilian Journal of Otorhinolaryngology, 72(3), 2006, S. 394–399

Divine, Mark: Unbeatable Mind. Forge Resiliency and Mental Toughness to Succeed at an Elite Level, o. O. 2015

Djupesland, P. G., Chatkin, J. M., Qian, W., et al.: Nitric Oxide in the Nasal Airway: A New Dimension in Otorhinolaryngology, in: American Journal of Otolaryngology, 22, 2001, S. 19–32

Drake, Richard L., et al.: Gray's Atlas der Anatomie, München und Jena 2017
Duarte, J., und Pinto-Gouveia, J.: Positive affect and parasympathetic activity: Evidence for a quadratic relationship between feeling safe and content and heart rate variability, in: Psychiatry Research, 257, 2017, S. 284–289
Ehrmann, Wilfried: Kohärentes Atmen. Atmung und Herz im Gleichklang, Bielefeld 2016
Elberfelder Studienbibel, 1. Auflage 2005
Elliott, Stephen: The New Science of Breath. Coherent Breathing for Autonomic Nervous System Balance, Health, and Well-Being, Allen 2006
Emmott, Stephen: Zehn Milliarden. Das Ausmaß der Klimakrise, Berlin 2020
Faller, Adolf, und Schünke, Michael: Der Körper des Menschen. Einführung in Bau und Funktion, Stuttgart 2016
FAO und UNEP: The State of the World's Forests 2020. Forests, biodiversity and people, Rom 2020, https://doi.org/10.4060/ca8642en, zuletzt besucht am 7. 12. 2021
Felcar, J., et al.: Prevalence of mouth breathing in children from an elementary school, in: Ciência & Saúde Coletiva, 15(2), 2010, S. 437–444
Fensterheim, Herbert: Hyperventilation and Psychopathology, in: Timmons und Ley 1994, S. 139–148
Flutter, John: Negative impact of mouth breathing on children, Vortrag am Karolinska Institutet, Stockholm 2014, https://www.youtube.com/watch?v=BYRgfHRRP4A, zuletzt besucht am 7. 8. 2021
Fried, Robert, und Grimaldi, Joseph: The Psychology and Physiology of Breathing in Behavioral Medicine, Clinical Psychology, and Psychiatry, New York 1993
Fried, Robert: Breathe Well, Be Well. A Program to Relieve Stress, Anxiety, Asthma, Hypertension, Migraine, and Other Disorders for Better Health, New York 1999
Garrard, C. S., Seidler, A., McKibben, A., et al.: Spectral analysis of

heart rate variability in bronchial asthma, in: Clinical Autonomic Research, 2, 1992, S. 105–111
Garren, Mark R., Ashcraft, Morgan, Qian, Yun, et al.: Nitric oxide and viral infection: Recent developments in antiviral therapies and platforms, Applied Materials Today, 2, 2021, https://www.ncbi.nlm.nih.gov/pmc/articles/PMC7718584/, zuletzt besucht am 7. 12. 2021
Garrido, Eduardo, et al.: Breathless and dying on Mount Everest, in: The Lancet Respiratory Medicine, 7(11), 2019, S. 938–939
Gharote, M. L., Parimal, Devnath, und Iyengar, B. K. S. (Hg.): Kumbhaka Paddhati of Raghuvira. Science of Pranayama, Lonavla 2016
Gheranda Samhita, hg. von Swami Digambarji und M. L. Gharote, Lonavla 2018
Gilbert, A. N., und Rosenwasser, A. M.: Biological rhythmicity of nasal airway patency – a re-examination of the nasal cycle, in: Acta Oto-Laryngologica, Stockholm 1987, 104, S. 180–186
Gilbert, Christopher: Biochemical aspects of breathing, in: Chaitow et al. 2002, S. 61–81
Gilbert, Christopher: Self-regulation of breathing, in: Chaitow et al. 2002b, S. 197–222
Gilbert, Christopher: Better chemistry through breathing: the story of carbon dioxide and how it can go wrong, in: Biofeedback, Herbst 2005, S. 100–104
Gold, J. E., et al.: Investigation of Long COVID Prevalence and Its Relationship to Epstein-Barr Virus Reactivation, in: Pathogens, 10(6), 2021, S. 763
Goldman, Jonathan: The Humming Effect. Sound Healing for Health and Happiness, Toronto 2017
Gould, George M., und Pyle, Walter L.: Anomalies and Curiosities of Medicine, New York 2015
Graham, Tess: Relief from Snoring and Sleep Apnea, North Charleston 2014
Graham, Tess: Relief from Anxiety and Panic by Changing How You Breathe, Canberra 2017
Grimberg, Adda, und Katz Kutikov, Jessica: Hypothalamus: Neuroen-

dometabolic Center, in: Polin, Richard A., Abman, Steven H., et al.: Fetal and Neonatal Physiology (Fifth Edition), Edinburgh u. a., 2017, S. 1451–1461

Grippaudo, C., Paolantonio, E. G., Antonini, G., et al.: Association between oral habits, mouth breathing and malocclusion, in: Acta Otorhinolaryngologica Italica, 36(5), 2016, S. 386–394

Grof, Stanislav: Holotropic Breathwork. A New Approach to Self-Exploration and Therapy, New York 2010

Grof, Stanislav: Healing Our Deepest Wounds. The Holotropic Paradigm Shift, Newcastle 2012

Gunhan, Kivanc: Pathophysiology of Obstructive Sleep Apnea, in: Önerci 2013, S. 313–329

Hall, John E.: Guyton and Hall Textbook of Medical Physiology, Philadelphia 2016

Hamlin, R. L., et al.: Sinus arrhythmia in the dog, in: American Journal of Physiology, 210, 1966, S. 321–328

Hamlin, R. L., et al.: Autonomic control of heart rate in the horse, in: American Journal of Physiology, 222, 1972, S. 976–978

Hanif, J., Jawad, S. S. M., und Eccles, R.: The nasal cycle in health and disease, in: Clinical Otolaryngology and Allied Sciences, 25(6), 2000, S. 461–467

Harvold, Egil P., et al.: Primate experiments on oral respiration, in: American Journal of Orthodontics, 79, 1981, S. 359–372

Haynes, Suyin: Lack of Sleep Costs U.S. About $411 Billion in Lost Productivity, Study Finds, in: Fortune, 30. 11. 2016

Heiser, C., und Eckert, D.: Pathophysiologie der obstruktiven Schlafapnoe, in: HNO, 67(9), 2019, S. 654–662

Hellings, Peter W., und Scadding, Glenis K.: Nasal NO and Its Role in the Physiology of the Nose and Diagnosis, in: Nasal Physiology and Pathophysiology of Nasal Disorders, 27. 6. 2013, S. 109–112

Hill, C. M., Hogan, A. M., et al.: Increased cerebral blood flow velocity in children with mild sleep-disordered breathing: A possible association with abnormal neuropsychological function, in: Pediatrics, 18(4), 2006, S. 118

Hof, Wim: The Wim Hof Method. Activate Your Potential, Transcend Your Limits, Louisville 2020

Hoffmann, Sven, Jendreizik, Lea Teresa, et al.: Keeping the pace: The effect of slow-paced breathing on error monitoring, in: International Journal of Psychophysiology, 146, 2019, S. 217–224

Holzman, J., und Bridgett, D.: Heart Rate Variability Indices as Bio-Markers of Top-Down Self-Regulatory Mechanisms: A Meta-Analytic Review, in: Neuroscience and Biobehavioral Reviews, 74, 2017, S. 233–255

Hooper, James J.: How to Grow Out of Asthma As Quickly As Humanly Possible, o. O. 1995

Huart, C., Eloy, P., und Rombaux, P.: Olfaction, in: Önerci 2013

Hymes, Alan: Respiration and the Chest: The Mechanics of Breathing, in: Swami Rama et al. 2007, S. 18–44

Ignarro, Louis J.: NO More Heart Disease. How Nitric Oxide Can Prevent – Even Reverse – Heart Disease and Strike, New York 2005

Ignarro, Louis, J.: Breathing through your nose during COVID-19, 2020, https://www.downtoearth.org.in/news/health/breathe-through-your-nose-during-covid-19–71903, zuletzt besucht am 3. 8. 2021

Johnsen, J., Bratt, B. M., et al.: Pure sesame oil vs. isotonic sodium chloride solution as treatment for dry nasal mucosa, in: Archives of Otolaryngology – Head & Neck Surgery, 127, 2001, S. 1353–1356

Johnson, Will: Breathing Through the Whole Body. The Buddha's Instructions on Integrating Mind, Body, and Breath, Toronto 2012

Kahn, Sandra, und Ehrlich, Paul R.: Jaws. The Story of a Hidden Epidemic, Stanford 2018

Karambelkar, P. V.: Patanjala Yoga Sutra, Lonavla 2017

Kayser, Richard: Die exakte Messung der Luftdurchgängigkeit der Nase, in: Archiv für Laryngologie und Rhinologie, Berlin 1895

Kayser, Richard: Über den Weg der Atemluft durch die Nase, in: Zeitschrift für Ohrenheilkunde, 20, 1889, S. 96–109

Kearney, David: The Slow Breathing Book. Slower Breathers Live Longer, Leipzig 2020

Kemp, A., Quintana, D., Gray, M., et al.: Impact of Depression and

Antidepressant Treatment on Heart Rate Variability: A Review and Meta-Analysis, in: Biological Psychiatry, 67, 2010, S. 1067–1074

Khazan, Inna: The Clinical Handbook of Biofeedback. A Step-by-Step-Guide for Training and Practice with Mindfulness, Chichester 2013

Khazan, Inna: Biofeedback and Mindfulness in Everyday Life, New York 2019

Kouis, P., Hadjisavvas, A., Nicos, Middleton, S., et al.: The effect of l-Arginine on Ciliary Beat Frequency in PCD patients, non-PCD respiratory patients and healthy controls, in: Pulmonary Pharmacology and Therapeutics, 48, 2018, S. 15–21

Laffey, J. G., und Kavanagh, B. P.: Hypocapnia, in: The New England Journal of Medicine, 347(1), 2002, S. 43–53

Lamberg, Steven: Treat The Cause, Treat the Airway, Northport 2020

Lavelle, Christopher L.: A comparison between the mandibles of Romano-British and nineteenth century periods, in: American Journal of Physiological Anthropology, 36, 1972, S. 213–219

Lazarus, H. R., und Kostan, J. J.: Psychogenic hyperventilation and death anxiety, in: Psychosomatics, 10, 1969, S. 12–22

Lee, S. T., und Hon, E. H.: The fetal electrocardiogram: IV. Unusual variations in the QRS complex during labor, in: American Journal of Obstetrics and Gynecology, 92(8), 1965, S. 1140–1148

Lemaître, F., Buchheit, M., et al.: Static apnea effect on heart rate and its variability in elite breath-hold divers, in: Aviation Space and Environmental Medicine Impact Factor, 79(2), 2008, S. 99–104

Lewis, Dennis: The Tao of Natural Breathing. For Health, Well-Being, and Inner Growth, Boulder, CO, 2004

Lipton, Bruce: The Biology of Belief. Unleashing the Power of Consciousness, Matter & Miracles, London 2015

Litchfield, Peter M.: CapnoLearning. Respiratory fitness and acid-base regulation, in: Psychology Today, 7(1), 2010, S. 6–12

Litchfield, Peter M.: Breathing. Aligning mechanics with chemistry, 2017, https://betterphysiology.com/articles, zuletzt besucht am 11.7.2021

Loew, Thomas H.: Langsamer atmen, besser leben. Eine Anleitung zur Stressbewältigung, Gießen 2019

Lohninger, Alfred: Herzratenvariabilität, Wien 2017

Lum, L. C.: The Tip and the Iceberg, in: Journal of Psychosomatic Research, 19, 1975, S. 375–383

Lum, L. C.: The syndrome of habitual chronic hyperventilation, in: Hill, O. (Hg.): Modern trends in psychosomatic medicine, Vol. 3, Boston 1976; so erwähnt bei: Fensterheim, Herbert: Hyperventilation and Psychopathology, in: Timmons und Ley 1994, S. 139–148

Lum, L. C.: Hyperventilation Syndromes. Physiological Considerations in Clinical Management, in: Timmons und Ley 1994, S. 113–123

Lundberg, J. O.: Nitric Oxide and the paranasal sinuses, in: Anatomical Record (Hoboken), 291(11), 2008, S. 1479–1484

Lundberg, J. O., Gladwin, M. T., und Weitzberg, E.: Strategies to increase nitric oxide signalling in cardiovascular disease, in: Nature Reviews Drug Discovery, 14(9), 2015, S. 623–641

Lysell, Lennart: A biometric study of occlusion and dental arches in a series of medieval skulls from northern Sweden, in: Acta Odontologica Scandinavica, 16, 1958, S. 177–203

Ma, X., Yue, Z. Q., Gong, Z. Q., et al.: The Effect of Diaphragmatic Breathing on Attention, Negative Affect and Stress in Healthy Adults, in: Frontiers in Psychology, 6(8), 2017, S. 874

Mackenzie, J. N.: Irritation of the sexual apparatus as an etiological factor in the production of nasal disease, in: American Journal of the Medical Sciences, 88, 1884, S. 360–365

Maehle, Gregor: Pranayama. The Breath of Yoga, Innaloo City 2012

Mae-Wan Ho: The Rainbow and the Worm. The Physics of Organisms, Singapur 2013

Maitland, Arnaud: Living Without Regret. Human Experience in Light of Tibetan Buddhism, Cazadero 2004

Mayo Foundation for Medical Education and Research (MFMER): Snoring, 2012–2021, https://www.mayoclinic.org/diseases-condi

tions/snoring/symptoms-causes/syc-20377694, zuletzt besucht am 6.7.2021

McKeown, Patrick: Anxiety free: Stop worrying and quieten your mind, Galway 2015

McKeown, Patrick: The Breathing Cure. Exercises to Develop New Healthier Breathing Habits for a Healthier, Happier and Longer Life, Galway 2021

Mew, J. R. C.: Facial changes in identical twins treated by different orthodontic techniques, in: World Journal of Orthodontics, 8, 2007, 174–187

Michel, O.: Nasenspülung bei Rhinosinusitis, in: Laryngo-Rhino-Otologie, 85, 2006, S. 448–458

Mlynski, G. H.: Physiology and Pathophysiology of Nasal Breathing, in: Önerci 2013

Nabavi, S. M., Nabavi, S. F., Sureda, A., et al.: Anti-inflammatory effects of Melatonin: A mechanistic review, in: Critical Reviews in Food Science and Nutrition, 59(sup1), 2019, S. 4–16

Nestor, James: Breath. The New Science of a Lost Art, New York 2020

Newton, Edward: Vorwort zu Bradley, Dinah: Self-Help for Hyperventilation Syndrome. Recognizing and Correcting Your Breathing-Pattern Disorder, in: Alameda 2001, S. VII–IX

Nida Chenagtsang: Nejang. Tibetan Self-Healing Yoga, Topanga 2020

Olsson, Anders: Conscious Breathing. Discover the Power of Your Breath, Estland 2020

Önerci, T. Metin (Hg.): Nasal Physiology and Pathophysiology of Nasal Disorders, Heidelberg u.a. 2013

O'Rourke, Meghan: Unlocking the Mysteries of Long COVID, in: Atlantic, April 2021

Osman, A. M., Carter, S. G., et al.: Obstructive sleep apnea: current perspectives, in: Nature and Science of Sleep 10, 2018, S. 21

Paolantonio, E. G., Ludovici, N., et al.: Association between oral habits, mouth breathing and malocclusion, in: Italian preschoolers. European Journal of Paediatric Dentistry, 20(3), 2019, S. 204–208

Parker, Steven: Training attention for conscious non-REM sleep: The yogic practice of yoga-nidra and its implications for neuroscience research, in: Progress in Brain Research, 244, 2019, S. 255–279

Pendolino, A. L., Lund, V. J., et al.: The nasal cycle: a comprehensive review, in: Rhinology Online, 1, 2018, S. 67–76

Petroianu, G., und Osswald, P. M.: Neugeborenen-Physiologie, in: Anästhesie in Frage und Antwort, Berlin und Heidelberg 2000

Pollak, Susan M.: Email Apnea. Breathing Meditations for the Workplace, in: Psychology Today, 6.11.2014, https://www.psychologytoday.com/us/blog/the-art-now/201411/email-apnea, zuletzt besucht am 5.7.2021

Porges, Stephen W.: The polyvagal perspective, in: Biological Psychology, 74(2), 2007, S. 116–143

Porges, Stephen, W.: The Polyvagal Theory. Neurophysiological Foundations of Emotions, Attachment, Communication, and Self-Regulation, New York 2011

Porges, Stephen W.: The Pocket Guide to the Polyvagal Theory. The Transformative Power of Feeling Safe, New York 2017

Price, Weston: Nutrition and Physical Degeneration. A Comparison of Primitive and Modern Diets and Their Effects, 1939 (Nachdruck aus dem Jahr 2010, Benediction Classics, Oxford)

Pschyrembel. Klinisches Wörterbuch, Berlin/Boston, 267. Auflage 2017

Rabago, David, und Zgierska, Aleksandra: Saline nasal irrigation for upper respiratory conditions, in: American Family Physician, 80, 2009, S. 1117 ff.

Ramos-Ríos, J., et al.: Repercusiones en la salud bucodental asociadas con el asma en niños de 6 a 12 años de edad [Asthma-associated oral and dental health repercussions in children aged 6 to 12 years], in: Revista Alergia Mexico, 64(3), 2017, S. 270–276

Ray, Reginald A.: Mahamudra for the Modern World. An Unprecedented Training Course in the Pinnacle Teachings of Tibetan Buddhism, Sounds True Study Guide Edition, Boulder, CO, 2011

Ray, Reginald A.: Touching Enlightenment. Finding Realization in the Body, Boulder, CO, 2014

Reiter, R. J., Tan, D. X., et al.: Mitochondria: Central Organelles for Melatonin's Antioxidant and Anti-Aging Actions, in: Molecules, 23(2), 2018, S. 509

Ribeiro, G. C., Dos Santos, I. D., et al.: Influence of the breathing pattern on the learning process: a systematic review of literature, in: Brazilian Journal of Otorhinolaryngology, 82(4), 2016, S. 466–478

Ritz, Thomas, Salsman, Margot L., Young, Danielle A., et al.: Boosting nitric oxide in stress and respiratory infection: Potential relevance for asthma and COVID-19, in: Brain, Behavior, & Immunity – Health, 14, 2021

Robert Koch-Institut (Hg.): Journal of Health Monitoring. Wie geht es Deutschland in Europa? Ergebnisse des European Health Interview Survey (EHIS 2), Ausgabe 4/2019

Russo, Marc A., Santarelli, Danielle M., und O'Rourke, Dean: The physiological effects of slow breathing in the healthy human, in: Breathe, 13, 2017, S. 298–309

Sahay, Gyan Shankar: Svatmarama's Hathayogapradipika, Lonavla 2016

Sanchez, Crespo A., Hallberg, J., Lundberg, J. O., et al.: Nasal Nitric Oxide and regulation human pulmonary blood flow in the upright position, in: Journal of Applied Physiology, 108(1), 2010, S. 181–188

Satyanarayanan, S. K., und Su, H., et al.: Circadian Rhythm and Melatonin in the Treatment of Depression, in: Current Pharmaceutical Design, 24(22), 2018, S. 2549–2555

Schlereth, T., und Birklein, F.: The Sympathetic Nervous System and Pain, in: Neuromolecular Medicine, 10, 2008, S. 141–147

Schwartzstein, Richard M., und Parker, Michael J.: Respiratory Physiology. A Clinical Approach, Baltimore 2006

Selimoglu, Erol: Nitric oxide in health and disease from the point of view of the otorhinolaryngologist, in: Current Pharmaceutical Design, 11(23), 2005, S. 3051–3060

Senaratna C. V., Perret, J. L., Lodge, C. J., et al.: Prevalence of obstruc-

tive sleep apnea in the general population: A systematic review, in: Sleep Medicine Reviews, 34, 2017, S. 70–81
Serralheiro, A., Alves, Gilberto, Sousa, Joana, et al.: Nose as a Route for Drug Delivery, in: Önerci 2013, S. 191–215
Serrano, C. V., und Picado, C.: Nasal Nitric Oxide, in: Archivos de Bronconeumología, 40 (5), 2004, S. 222–230
Severinsen, Stig Åvall: Breatheology. The Art of Conscious Breathing, Sorbona 2012
Shannahoff-Khalsa, D. S., Boyle, M. R., und Buebel, M. E.: The effects of unilateral forced nostril breathing on cognition, in: International Journal of Neuroscience, 57, 1991, S. 239–249
Singh, J. P., Larson, M. G., et al.: Reduced heart rate variability and new-onset hypertension: insights into pathogenesis of hypertension: the Framingham Heart Study, in: Hypertension, 32(2), 1998, S. 293–297
Skuban, Ralph: Das Yogasutra. Der Königsweg zu einem weisen Leben, München 2011
Skuban, Ralph: Die Bhagavad Gita. Das Weisheitsbuch fürs 21. Jahrhundert, München 2013
Skuban, Ralph: Der Energiekörper. Die Aktivierung unserer feinstofflichen Kraftzentren, Grafing 2017
Skuban, Ralph: Pranayama. Die heilsame Kraft des Atems, Grafing 2018
Skuban, Ralph: Die Buteyko-Methode. Wie wir unsere Atmung verbessern für mehr Gesundheit und Leistungsfähigkeit im Alltag, Beruf, Yoga und Sport, Amerang 2020
Songu, M., und Önerci, T. M.: Physiology and Pathophysiology of Sneezing and Itching: Mechanisms of the symptoms, in: Önerci 2013, S. 139–152
Sosan, Kanchi: Shinjinmei, Übersetzung und Kommentar von Taisen Deshimaru-Roshi, Heidelberg 2006
Stalmatski, Alexander: Freedom from Asthma. Buteyko's Revolutionary Treatment, London 1997
Steffen, P. R., Austin, T., et al.: The Impact of Resonance Frequency

Breathing on Measures of Heart Rate Variability, Blood Pressure, and Mood, in: Frontiers in Public Health, 25(5), 2017, S. 222

Stiles, Mukunda: Yoga Sutras of Patanjali, San Francisco 2002

Surtel, A., Klepacz, R., und Wysokińska-Miszczuk, J.: Wpływ toru oddechowego na jamę ustną [The influence of breathing mode on the oral cavity], in: Polski merkuriusz lekarski, 39(234), 2015, S. 405–407

Sutter, Paul: How Can the Universe Expand Faster Than the Speed of Light?, https://www.space.com/33306-how-does-the-universe-expand-faster-than-light.html, zuletzt besucht am 3.7.2021

Suttner, Bertha von: Memoiren, Stuttgart und Leipzig 1909

Swami Brahmananda: Jyotsna (A Critical Edition). English Version by Swami Maheshananda und B. R. Sharma, Lonavla 2012

Swami Kuvalayananda und Shukla, S. A. (Hg.): Gorakshashatakam, Critical Edition, Lonavla 2006

Swami Kuvalayananda: Pranayama, Lonavla 2016

Swami Maheshananda et al. (Hg.): Yoga Kosa. Yoga Terms, Lonavla 2017

Swami Rama, Ballentine, R. und Hymes, A.: Science of Breath. A Practical Guide, Honesdale 2007

Swami Satyadharma: Yoga Chudamani Upanishad, Crown Jewel of Yoga, Bihar 2003

Swami Satyananda Saraswati: A Systematic Course in the Ancient Tantric Techniques of Yoga and Kriya, Bihar 1981

Swami Satyananda Saraswati: Asana Pranayama Mudra Bandha, Bihar 2008

Swift, A. C., et al.: Oronasal obstruction, lung volumes, and arterial oxygenation, in: The Lancet, 331 (8577), 1988, S. 73 ff.

Takahashi, Ryuj, Enomoto, Kei-ichi, Imada, Masanobu, Nonaka, Satoshi, und Unno, Tokuji (Department of Otolaryngology, Asahikawa Medical School): The effect of breath holding on nasal membrane shrinkage analyzed by acoustic rhinometry, in: Nihon Bika Gakkai Kaishi, 37(2), 1998, S. 103–109

Talbot, A. R., Herr, T. M., und Parsons, D. S.: Mucociliary clearance

and buffered hypertonic saline solution, in: Laryngoscope, 107,1997, S: 500–503
Talib, W. H.: Melatonin and Cancer Hallmarks, in: Molecules, 23(3), 2018, S. 518
Tanaka, Y., Morikawa, T., und Honda, Y.: An assessment of nasal functions in control of breathing, in: Journal of Applied Physiology, 65, 1988, S. 1520–1524
Taner, Tulin, und Saglam-Aydinatay, Banu: Physiologic and Dentofacial Effects of Mouth Breathing Compared to Nasal Breathing, in: Önerci 2013, S. 567–588
Tarthang Tulku: Kum Nye. Tibetan Yoga, Berkeley, CA, 2007
Tawfik, D. S., Profit, J., Morgenthaler, T., et al.: Physician Burnout, Well-being, and Work Unit Safety Grades in Relationship to Reported Medical Errors, in: Mayo Clinic Proceedings, 93(11), 2018, S. 1571–1580
Tempa Dukte Lama: Thrul Khor. Ancient Tibetan Bon Yoga, Pittsburgh 2019
Tenzin Wangyal Rinpoche: Healing with Form, Energy and Light. The Five Elements in Tibetan Shamanism, Tantra, and Dzogchen, Boston 2002
Tenzin Wangyal Rinpoche: Tibetan Sound Healing, Boulder, CO, 2006
Tenzin Wangyal Rinpoche: Awakening the Sacred Body. Tibetan Yogas of Breath and Movement, Carlsbad, CA, 2011
Tenzin Wangyal Rinpoche: Tibetan Yogas of Body, Speech, and Mind, Boston 2011b
Thayer, J. F., und Lane, R. D.: A model of neurovisceral integration in emotion regulation and dysregulation, in: Journal of Affective Disorders, 61(3), 2000, S. 201–216
Thomas, Andrew: Yoga and cardiovascular function, in: Journal of the International Association of Yoga Therapists, 4, 1993, S. 39–41
Timmons, Beverly H., und Ley, Ronald: Behavioral and Psychological Approaches to Breathing Disorders, New York 1994

Tirumular: Tirumantiram, Volume Three, Translation and Commentary by T. V. Venkataraman, Quebec 2010

Tribble, G. D., Angelov, N., Weltman, R., et al.: Frequency of Tongue Cleaning Impacts the Human Tongue Microbiome Composition and Enterosalivary Circulation of Nitrate, in: Frontiers in Cellular and Infection Microbiology, 9, 2019, S. 39

Verbraucherzentrale: Lebensmittel: Zwischen Wertschätzung und Verschwendung, https://www.verbraucherzentrale.de/geniessen-statt-wegwerfen-lebensmittelverschwendung-stoppen-58985, 2021, zuletzt besucht am 7. 12. 2021

Voigt, Edgar, und Pelika, Jens: CO_2-Messung in der Beatmung, Lübeck o. J.

Walker, H. E.: Brief Guide to Office Practice in: Medical Aspects of Human Sexuality, 19, 1985, S. 139–148

Walker, Matthew: Why We Sleep. The New Science of Sleep and Dreams, London 2018

Watson, W. S.: Diseases of the nose and its accessory cavities, London 1875

Weber, Rainer, und Werner, Jochen: Function of the Turbinates: Nasal Cycle, in: Önerci 2013, S. 273–280

Weber, Rainer, und Werner, Jochen: The dry nose, in: Önerci 2013, S. 153–164

Weitzberg, E., und Lundberg, J. O.: Humming greatly increases nasal nitric oxide, in: American Journal of Respiratory and Critical Care Medicine, 166(2), 2002, S. 144 f.

West, John B., und Luks, Andrew M.: West's Respiratory Physiology, Alphen aan den Rijn 2016

Wheaton, A. G., Shults, R. A., Chapman, D. P., et al. (Division of Population Health, National Center for Chronic Disease Prevention and Health Promotion): Drowsy driving and risk behaviors – 10 States and Puerto Rico, 2011/12, in: Morbidity and Mortality Weekly Report, 63(26), 2014, S. 557–62, PMID: 24990488, PMCID: PMC4584902

Wilhelm, F. H., Trabert, W., und Roth, W. T.: Characteristics of sighing in panic disorder, in: Biological Psychiatry, 49(7), 2001, S. 606–614

Wittling, Werner, und Wittling, Ralf: Herzschlagvariabilität: Frühwarnsystem, Stress- und Fitnessindikator, Heiligenstadt 2012

Yogi Ramacharaka (William Walker Atkinson): Science of Breath. The Oriental Breathing Philosophy of Physical, Mental, Psychic, and Spiritual Development 1904 (Ausgabe von Andors Books, Withorn 2019)

Yong, Shin Jie: Long COVID or post-COVID-19 syndrome: putative pathophysiology, risk factors, and treatments, in: Infectious diseases, London, Mai 2021, S. 1–18

Anmerkungen

1 Maguire: A Lion Among Men, New York 2008 (eigene Übersetzung).
2 Kearney 2020, S. 11 (eigene Übersetzung).
3 Genesis 27:45, 30:2.
4 Sutter 2021.
5 Grof 2012.
6 Loew 2019.
7 Shinjinmei, Vers 8 (Sosan 2006, S. 38).
8 Vorwort zu Fried/Grimaldi 1993 (eigene Übersetzung).
9 67 Prozent der Männer und 53 Prozent der Frauen in Deutschland sind übergewichtig, ein Viertel in beiden Gruppen schwer (https://www.rki.de, zuletzt besucht am 16. 3. 2021).
10 Die Zahlen der Lebensmittelverschwendung allein in Deutschland übersteigen jedes Vorstellungsvermögen: Jahr für Jahr landen 12 Millionen Tonnen Lebensmittel im Müll, das macht 75 Kilogramm pro Einwohner und entspricht einem Wert von 20 Milliarden Euro. Würde man diese Lebensmittel in Sattelschlepper verladen und diese hintereinander aufstellen, ergäbe das eine Reihe von 480 000 Fahrzeugen: eine Strecke von Lissabon bis St. Petersburg (Verbraucherzentrale 2021). Zugleich leiden 800 Millionen Menschen an Unter- und zwei Milliarden an Mangelernährung (https://www.welt.de, zuletzt besucht am 16. 3. 2021).
11 Lipton 2015.
12 FAO und UNEP 2020.
13 Vgl. https://www.nationalgeographic.de/umwelt/2017/03/wird-die-menschheit-das-sechste-grosse-massenaussterben-ueberleben, Website zuletzt besucht am 16. 3. 2021.
14 2050 werden 70 Prozent der Menschen in Städten leben (Emmott 2020, S. 127).
15 Skuban 2020; Graham 2017.
16 So zu lesen in der Gesundheitsberichterstattung des Bundes 2019 in Zusammenarbeit mit dem Robert Koch-Institut. Fast 10 Prozent der Befragten geben an, an Depressionen zu leiden.

17 Gesundheitsreport 2017 der DAK.

18 Breus 2012.

19 Tawfik, Profit, Morgenthaler et al. 2018.

20 Wheaton, Shults, Chapman et al. 2014.

21 In Deutschland zum Beispiel, so eine Schätzung der AOK, sterben jedes Jahr 19 000 Menschen durch ärztliche Behandlungsfehler, und in der Schweiz, so berichtet die *Neue Zürcher Zeitung*, sind es 3000 (Quellen: https://www.wiwo.de/unternehmen/dienstleister/statistik-ueber-behandlungsfehler-tausende-tote-durch-behandlungsfehler/9850606-2.html; https://www.nzz.ch/schweiz/90-stunden-woche-am-spital-uebermuedete-aerzte-bringen-patienten-in-gefahr-ld.1085424, zuletzt besucht am 5. 7. 2021).

22 55 bis 60 Prozent der Kinder im Alter von sechs bis zehn Jahren atmen chronisch durch den Mund (De Menezes 2005; Abreu et al. 2008; Felcar et al. 2010).

23 Kahn und Ehrlich 2018; vgl. auch u. a. Harvold 1981; Grippaudo et al. 2016.

24 Litchfield 2017; McKeown 2021; Skuban 2020.

25 Pollak 2014.

26 Vgl. Lum 1976; Litchfield 2010; Gilbert 2005; Laffey und Kavanagh 2002; Fried 1999; McKeown 2021; Skuban 2020 und andere Autoren.

27 Newton 2001.

28 De Menezes 2006; Abreu et al. 2008; Felcar et al. 2010.

29 Walker 1985 (erwähnt in Fried und Grimaldi 1993).

30 Dass die Überatmung das häufigste und zugleich problematischste dysfunktionale Atemmuster mit weitreichenden Folgen für unsere Gesundheit ist, wurde vielfach dokumentiert, so zum Beispiel: Buteyko 1969; Lum 1976; Fried und Grimaldi 1993; Timmons und Ley 1994; Hooper 1995; Bradley 1992; Stalmatski 1997; Altukhov 2009; Khazan 2013; Graham 2017; Chaitow et al. 2014; McKeown 2015 und 2021; Skuban 2020.

31 Lum 1976 und 1994; Fensterheim 1994. Zum »psychoneurotischen Problem« vgl. das weltweit bekannteste Buch zur medizinischen Physiologie: Guyton and Hall Textbook of Medical Physiology, 13. Aufl. 2016, oder auch das bekannte deutsche klinische Wörterbuch *Pschyrembel* 2017).

32 Diese Liste von Merkmalen und Symptomen der Überatmung ist das Ergebnis sowohl meiner eigenen Erfahrungen (persönlich erlebt und von Klienten berichtet) als auch Ausfluss wissenschaftlicher Publikationen einer ganzen Reihe renommierter Experten (zum Beispiel Lum 1976; Timmons und Ley 1994; Khazan 2013; Litchfield 2010; Fried und Grimaldi 1993; Fried 1999; Chaitow et al. 2014).

33 So zum Beispiel Hall 2016; West 2016; Schwartzstein und Parker 2006.

34 Der Fachausdruck hierfür lautet *kongenitales zentrales Hypoventilationssyndrom*, eine seltene angeborene Störung des Nervensystems. Undine ist eine mythische Figur, eine Nymphe, die ihren Gatten mit einem Zauber belegte, der ihn während des Schlafs mit dem Atmen aufhören ließ.

35 Wenn das aus dem Körper kommende Blut die Alveolen erreicht, beträgt dessen CO_2-Konzentration 46 mmHg (mmHg = Millimeter-Quecksilbersäule, statischer Druck, der von einer Quecksilbersäule von 1 Millimeter Höhe erzeugt wird). Nach Abgabe des überschüssigen CO_2 und Anreicherung mit Sauerstoff beträgt der CO_2-Anteil dann noch 40 mmHg. Der Unterschied zwischen CO_2-reichem (arteriellem) und CO_2-armem (venösem) Blut beträgt also lediglich 6 mmHg.

36 Und in der Folge dann auch in anderen Körperflüssigkeiten wie zerebrospinaler Flüssigkeit und Lymphe (Litchfield 2010).

37 Schwartzstein und Parker 2006.

38 Hall 2016.

39 Der physiologisch zuträgliche Bereich wird heute meist zwischen pH 7,35 und 7,45 gesehen. Bei Werten von unter 7,35 spricht man von einer *Azidose*, steigt der pH-Wert über 7,45, nennt man das *Alkalose*.

40 Schwartzstein und Parker 2006, S. 126 f. (eigene Übersetzung).

41 Der Begriff *Sättigung* bezeichnet, in Prozent ausgedrückt, die Befrachtung der roten Blutkörperchen beziehungsweise des darin befindlichen roten Blutfarbstoffs *Hämoglobin* mit Sauerstoff.

42 Lum 1994; Loew 2019; Nestor 2021.

43 Severinsen 2012, S. 155 (eigene Übersetzung).

44 Allgemeinmediziner nehmen an, dass etwa 12 Prozent chronisch überatmen. Der Lungenspezialist L. C. Lum geht von 30 Prozent aus, britische Fachärzte sprechen von 40 bis sogar 70 Prozent (Bradley 1992 und 2001; Lum 1994). Konstantin Buteyko geht am weitesten in seiner Schätzung und nimmt an, dass 90 Prozent der Menschen chronisch in der Überatmung sind (Courtney 2018).

45 Fried 1999, S. 27. Es ist das Eisen im Hämoglobin, an das sich der Sauerstoff bindet.

46 Der etwas sperrige Fachterminus für diesen Zusammenhang heißt *Oxyhämoglobin-Dissoziationskurve*. Für eine detailreichere Darstellung dieses Prozesses vgl. zum Beispiel Schwartzstein und Parker 2006; Skuban 2020.

47 Die Übersäuerung der Zellen, nehmen Physiologen an, sei eine Kompensationsstrategie des Körpers gegen die respiratorische Alkalose, also den atembe-

dingt zu hohen pH-Wert des Blutes und anderer extrazellulärer Flüssigkeiten (Schwartzstein und Parker 2006). Buteykos Ansicht nach tritt die Übersäuerung deshalb ein, weil Stoffwechselprodukte in den Zellen mangels Sauerstoff nicht mehr richtig abgebaut werden können (Buteyko o. J.).

48 Krankheit ist, so Buteyko, die Entsprechung der durch CO_2-Mangel bedingten Veränderungen der Funktionen des Organismus. Oder sie kann verstanden werden als Ausdruck einer »Verteidigungsstrategie« des Körpers gegen einen zu hohen CO_2-Verlust. In dieser Radikalität mag Buteykos Idee manchen zu vereinfachend erscheinen (Courtney 2014). Gleichzeitig aber hat sich seine Methode der Atemnormalisierung durch Erhöhung der CO_2-Toleranz in zahlreichen Studien, vor allem im Kontext von Asthma, immer wieder als besonders wirksam erwiesen.

49 Cloutier 2019; Hall 2016; Gilbert 2002.

50 Olsson 2020.

51 Bradley 2002.

52 Vorwort zu Fried und Grimaldi 1993.

53 So beträgt die bei Bergsteigern auf dem Mount Everest gemessene Sauerstoffsättigung in Gipfelnähe nur noch 55 Prozent (Garrido et al. 2019). Der physiologisch normale Wert liegt bei 95 bis 98 Prozent.

54 Fried und Grimaldi 1993.

55 Lum 1976; Fensterheim 1994; Lazarus und Kostan 1969.

56 Lum 1994.

57 Kearney 2020.

58 Buteyko, so erwähnt in Altukhov 1993/2009, S. 84 (eigene Übersetzung).

59 Sieht man sich die Weltrekorde im Apnoetauchen an, gibt es hier aber doch beeindruckende Leistungen, die zeigen, wie weit der Bereich des willentlichen Einflusses ausgeweitet werden kann: Im Freitauchen gibt es verschiedene Disziplinen. Eine davon ist die *statische Apnoe*, bei der die Taucher reglos auf der Wasseroberfläche mit dem Gesicht nach unten liegen. Die längste Zeit, die hier ein Taucher bisher erreichen konnte, ist die von Aleix Segura, der 2016 (nach Inhalation von Sauerstoff) über 24 Minuten so zubrachte. Ohne vorherige Sauerstoffinhalation brachte es Branko Petrovic auf fast zwölf Minuten (http://awesomatik.de/24-minuten-luft-anhalten-apnoe-weltrekord, zuletzt besucht am 23. 7. 2021).

60 Central Pattern Generator, CPG (Schwartzstein und Parker 2006).

61 Die zentralen Chemorezeptoren messen das CO_2 in der zerebrospinalen Flüssigkeit (ZSF), in der Gehirn und Rückenmark »schwimmen«. Sie schützt das

Gehirn mechanisch vor Stößen und ist wichtig für seinen Stoffwechsel. Verändern sich CO_2 und Blut-pH, führt dies zu entsprechenden Veränderungen in der ZSF.

62 Schwartzstein und Parker 2006, S. 121.

63 Coomer 2020 (ein Schüler Wim Hofs).

64 Vgl. Coomer 2020. Aus meiner persönlichen Erfahrung: Eine CP von circa 45 Sekunden entspricht einem MET von etwa 70 Sekunden.

65 DAK Gesundheitsreport 2017.

66 Vgl. https://www.psmarketresearch.com/market-analysis/europe-sleeping-aids-market, zuletzt besucht am 4. 7. 2021.

67 Vgl. https://www.nordschleswiger.dk/de/daenemark-gesellschaft/steigende-nachfrage-nach-schlafmitteln, zuletzt besucht am 4. 7. 2021.

68 Haynes 2016.

69 Walker 2018, S. 237.

70 Vgl. https://investors.resmed.com/investor-relations/events-and-presentations/press-releases/press-release-details/2019/The-Lancet-Publishes-More-Than-936-Million-Have-Obstructive-Sleep-Apnea-Worldwide/default.aspx, zuletzt besucht am 8. 1. 2020.

71 Heiser und Eckert 2019.

72 Senaratna et al. 2017.

73 Osman et al. 2018. Möglich ist auch ein Verschluss der Stimmritze (Epiglottis) oder der Kollaps der Halsmuskulatur (McKeown 2021).

74 Gunhan 2013.

75 Lamberg 2020, S. 2 f.

76 Mayo Foundation for Medical Education and Research 2012–2021; vgl. zum Beispiel auch McKeown 2021.

77 Lediglich 6 Prozent der von OSA Betroffenen schnarchen nicht (Lamberg 2020).

78 Wheaton, Shults, Chapman et al. 2014.

79 Graham 2014.

80 So zum Beispiel die Schnarchanalyse-App *SnoreLab*.

81 Etwa Kahn und Ehrlich 2018; Lamberg 2020.

82 Ballentine 2007, S. 45 (eigene Übersetzung).

83 Önerci 2013.

84 Gen 2:7.

85 Bhagavad Gita, Kap. 15 (aus der Übertragung von Skuban 2013).

86 Stiles 2002.

87 Bnei Yissachar, Adar 1:10; so erwähnt in Önerci 2013.

88 Huart et al. 2013.

89 Bartley und Wong 2013.

90 Nose-to-Brain Drug Delivery (Serralheiro et al. 2013).

91 Bachert 1996.

92 Boesfeldt et al. 2017. Diese Zahl stammt aus der Zeit *vor* COVID-19, zu dessen bekannten Symptomen ja ebenfalls Beeinträchtigungen des Geruchssinns gehören.

93 Önerci 2013.

94 Önerci 2013. Ein durchschnittlicher Erwachsener, so errechnet die Mayo Clinic, braucht etwa 2,7 (Frauen) bis 3,7 Liter (Männer) Wasser – eine Menge übrigens, die viele Erwachsene nicht zu sich nehmen (https://www.mayoclinic.org/healthy-lifestyle/nutrition-and-healthy-eating/in-depth/water/art-20044256, zuletzt besucht am 30. 7. 2021).

95 Ballentine 2007.

96 Bartley 2014.

97 Barelli 1994.

98 Önerci 2013. Um einem Zusammenfallen oder Zusammenkleben der feinen Lungenbläschen entgegenzuwirken – sie messen gerade einmal 0,05 bis 0,15 Millimeter nach der Ausatmung bis 0,2 Millimeter nach der Einatmung –, gibt es noch weitere Vorkehrungen: Zum einen Surfactant, ein »seifiger« Film von Flüssigkeit, der die Alveolen auskleidet. Das senkt die Oberflächenspannung und damit die Neigung zum Kollaps. Zweitens über feinste Verbindungen (Kohn'sche Poren und Lambert-Kanäle) zwischen den Alveolen und Endbronchiolen sowie, drittens, durch mechanische Zugkräfte: Benachbarte Alveolen ziehen sozusagen aneinander (Cloutier 2019).

99 Swift et al. 1988.

100 Cappo und Holmes 1984.

101 Barelli 1994; Allison 1974.

102 Angell und de Burgh 1969.

103 Barelli 1994.

104 Önerci 2013.

105 Das Anschwellen von Penis und Klitoris geschieht mithilfe desselben erektilen Gewebes.

106 Watson 1875; Mackenzie 1884.

107 Bhutta und Maxwell 2009.

108 Engl. *honeymoon nose* beziehungsweise *honeymoon rhinitis* (Gould und Pyle

2015). Die Theorie der Überstimulation von Frischverliebten stammt von Ballentine 2007.

109 Songu und Önerci 2013.

110 Kayser 1895.

111 Pendolino et al. 2018.

112 Hanif 2000.

113 Weber und Werner 2013.

114 Pendolino et al. 2018.

115 Weber und Werner 2013.

116 Pendolino et al. 2018.

117 Kayser 1889; Gilbert und Rosenwasser 1987; Mlynski 2013.

118 Shannahoff-Khalsa et al. 1991.

119 Presseerklärung, hg. am 12. 10. 1998 vom Karolinska Institutet, Stockholm, abgedruckt in Ignarro 2005 (eigene Übersetzung).

120 Ignarro 2005.

121 Von Suttner 1909, S. 134.

122 The Nobel Prize, Ascanio Sobrero, https://www.nobelprize.org/alfred-nobel/ascanio-sobrero, zuletzt besucht am 25. 11. 2021 (eigene Übersetzung).

123 Nobel, zitiert in Ignarro 2005, S. 3 f. (eigene Übersetzung).

124 Ignarro 2005, S. 6.

125 cGMP: cyclisches Guanosinmonophosphat.

126 »Ich glaubte immer daran«, so Ignarro, »dass, wenn der Körper in der Lage ist, auf eine äußere Substanz zu reagieren, diese wohl schon in seinem Körper existierte« (2005, S. 8; eigene Übersetzung).

127 Das Kürzel steht für *endothelium-derived relaxing factor*: »vom Endothel herrührender Entspannungsfaktor«.

128 Ignarro 2005, S. 12.

129 Bryan 2018.

130 Hellings und Scadding.

131 McKeown 2021

132 Serrano et al. 2004; Ignarro 2005; Cloutier 2019.

133 Ignarro 2020.

134 Schwartzstein und Parker 2006; Cloutier 2021.

135 Sanchez et al. 1985.

136 Serrano et al. 2004; Kouis 2017.

137 Lundberg 2008; Lundberg et al. 2015; Djupesland et al. 2001.

138 Ritz et al. 2021.

139 Ignarro 2020.
140 Garren et al. 2020.
141 Ebenda.
142 Bryan 2018.
143 Serrano 2004.
144 Selimoglu 2005; Lundberg 2008.
145 Weitzberg und Lundberg 2002. Das Karolinska Institutet wählt übrigens traditionellerweise die Nobelpreisträger für Medizin aus.
146 Goldman 2017, S. 11.
147 Campbell 2001.
148 Grimberg und Katz Kutikov 2017.
149 Goldman 2017.
150 Nabavi und Nabavi et al. 2019; Reiter et al. 2018.
151 Satyanarayanan et al. 2018; Talib 2018.
152 Ignarro 2005; Bryan 2018.
153 Ritz et al. 2021.
154 Bryan 2018.
155 Tribble et al. 2019.
156 Bryan 2018.
157 Siehe https://innovall.de/ratgeber/medikamente/ppi/, zuletzt besucht am 4.8.2021.
158 Bryan 2018, S. 30 (eigene Übersetzung).
159 Aminosäuren sind die Grundbausteine, aus denen unsere Zellen Proteine herstellen, jene komplexen Moleküle, die für zahllose Prozesse in unserem Körper benötigt werden, zum Beispiel Antikörper für unsere Immunabwehr. Oder Enzyme, die für Tausende von chemischen Prozessen wichtig sind. Proteine werden auch für den Transport von Stoffen durch unseren Körper benötigt, wie zum Beispiel Hämoglobin, der rote Blutfarbstoff, an den sich der Sauerstoff bindet, um in jede Zelle des Körpers gebracht zu werden. Manche Proteine, wie die Hormone, dienen der Übermittlung von Signalen. Das Signalmolekül NO ist zwar kein Protein, kann aber aus Aminosäuren gebildet werden, nämlich aus L-Arginin und, indirekt, auch aus L-Citrullin.
160 Ignarro 2005.
161 Ebenda, S. 91 (eigene Übersetzung).
162 »L-Arginin ist eine sehr sichere Aminosäure. Eine Dosis von 4 bis 6 Milligramm kann ohne jede Sorge vor Giftigkeit eingenommen werden. Tatsächlich haben Studien gezeigt, dass sogar viel höhere Dosierungen keinerlei

ernste Nebenwirkungen verursachen« (Ignarro 2005, S. 92 [eigene Übersetzung]).

163 Dahl und Stewart 2015.

164 Felcar et al. 2010.

165 Kahn und Ehrlich 2018.

166 Taner und Saglam-Aydinatay 2013.

167 Ebenda.

168 Kahn und Ehrlich 2018.

169 Ramos-Rios et al. 2017.

170 Taner und Saglam-Aydinatay 2013.

171 Sehenswert ist in diesem Zusammenhang der trotz Ernsthaftigkeit des Themas humorvolle Vortrag des Mediziners John Flutter am Karolinska Institutet aus dem Jahre 2014: Negative impact of mouth breathing on children (https://www.youtube.com/watch?v=BYRgfHRRP4A, zuletzt besucht am 7. 8. 2021).

172 Surtel et al. 2015.

173 Taner und Saglam-Aydinatay 2013.

174 Paolantonio, Ludovici et al. 2018.

175 Hill, Hogan et al. 2006.

176 Ahn 2010; Chan, Edman und Koltai 2004.

177 Ribeiro, Dos Santos et al. 2016.

178 Kahn und Ehrlich 2018.

179 Catlin 1869 (eigene Übersetzung).

180 Ebenda.

181 Ebenda.

182 Atkinson schrieb zahlreiche Bücher, auch über die Philosophie und die Praxis des Yoga. Dabei verwendete er unterschiedlichste Pseudonyme. *Science of Breath* veröffentlichte er unter dem Autorennamen Yogi Ramacharaka (1904).

183 Ebenda (eigene Übersetzung).

184 Ebenda.

185 Jon Lieberman, zitiert in: Kahn und Ehrlich 2018, S. 24 (eigene Übersetzung).

186 Price 1939, S. 39–43.

187 Ebenda, S. 73.

188 Lysell 1958.

189 Lavelle 1972.

190 Corruccini 1984.

191 Kahn und Ehrlich 2018.

192 Vgl. dazu auch Skuban 2020.

193 Kahn und Ehrlich 2018.

194 Vgl. zum Beispiel Lamberg 2020, Kahn und Ehrlich 2018, Nestor 2020, McKeown 2021.

195 Vgl. www.buteykoclinic.com/myotape, zuletzt besucht am 8. 12. 2021.

196 Wir finden entsprechende Anleitungen dieser *Jalaneti* oder *Wasserreinigung* genannten Methode in den Klassikern des Hatha Yoga, wie zum Beispiel in der *Gheranda Samhita* (17. Jahrhundert) oder *Hatha Yoga Pradipika* (14. Jahrhundert).

197 Brown und Graham 2004.

198 Michel 2006; Rabago und Zgierska 2009.

199 Talbot et al. 1997.

200 Weber et al. 2013.

201 Bradley 1992.

202 Johnson et al. 2001.

203 Zum Beispiel das Sesamöl von Nozoil.

204 Kahn und Ehrlich 2018.

205 Ebenda; Mew 2007.

206 Elliott 2006, S. xix (eigene Übersetzung).

207 Fried 1999.

208 Ebenda.

209 Ebenda, S. 63 (eigene Übersetzung).

210 Vgl. Swami Kuvalayananda 2016.

211 In Indien spricht man von *Karma*, Tun, in *Akarma*, Nicht-Tun. Das entsprechende Prinzip im chinesischen Taoismus wird *Wuwei* genannt.

212 Lewis 2006.

213 Calais-Germain 2006.

214 Chaitow, Bradley und Gilbert 2002; Cloutier 2019. Wir sprechen hier von der *Amplitude* des Zwerchfells.

215 Graham 2017.

216 Hymes 2007.

217 Chaitow, Bradley und Gilbert 2002.

218 Thomas 1993.

219 Ray 2014, S. 86 (eigene Übersetzung).

220 Gilbert 2002b: Gewohnheitsmäßige Brustatmung kann zu Angina-Pectoris-ähnlichen Schmerzen führen. Ein straffer Gurt um die Brust, so seine Erfahrung, kann innerhalb von zwei Tagen diese Schmerzen beseitigen. Umgekehrt führt die unelastische Fixierung des Bauchraums zur Brustatmung mit den entsprechenden Beschwerden.

221 Siehe Buteykos Liste chronischer Erkrankungen (Skuban 2020).
222 Altukhov 1993.
223 Buteyko praktizierte auf Spendenbasis, da in der ehemaligen Sowjetunion privatwirtschaftliche Aktivitäten untersagt waren.
224 Eine vollständige Darstellung aller Buteyko-Übungen finden Sie in Skuban 2020.
225 Takahashi et al. 1998.
226 Laffey et al. 2002.
227 Kearney 2020, S. 17 (eigene Übersetzung).
228 Ebenda, S. 18 (eigene Übersetzung; Hervorhebung im Original).
229 Yogasutra 1:31.
230 Yogasutra 1:34, 2:49–50.
231 Lohninger 2017.
232 Boylan 2007.
233 Wittling und Wittling 2012.
234 Mae-Wan Ho 2013.
235 Porges 2007 (eigene Übersetzung).
236 Hamlin et al. 1966 und 1972; Wittling und Wittling 2012; Khazan 2019.
237 Lee und Hon 1965.
238 Dekker, Crow et al. 2000; Khazan 2019; Lohninger 2017.
239 Lohninger 2017.
240 Wittling und Wittling 2012.
241 Man nennt das autonome Nervensystem auch *vegetatives* oder *viszerales Nervensystem* (lat. *viscera* [Eingeweide]) oder einfach nur *Vegetativum*.
242 Chaitow et al. 2002 und 2014.
243 Hypothalamus, Hirnstamm und Formatio reticularis.
244 Vom Nebennierenmark werden die Stresshormone *Adrenalin* und *Noradrenalin* ins Blut ausgeschüttet. Sie wirken systemisch, also im gesamten Körper (Lohninger 2017, S. 22). Allerdings sind auch die sympathischen Nervenendigungen in der Lage, Noradrenalin auszuschütten, dann wirkt es als sympathische Überträgersubstanz (Neurotransmitter) lokal auf die jeweils innervierten Organe ein (Wittling und Wittling 2012, S. 88). Mit anderen Worten: Die sympathische Aktivierung weist sowohl systemische wie auch lokalspezifische Momente auf. Etwa zehn Minuten nach der Adrenalinausschüttung produziert die Nebennierenrinde *Cortisol*, um den Körper vor den negativen Folgen einer zu hohen Belastung und entzündlichen Prozessen zu schützen und zusätzliche Energiereserven bereitzustellen (Ehrmann 2016).

245 Schlereth und Birklein 2008.

246 »Der Name Parasympathikus ist nicht wirklich passend, da dieser weder anatomisch noch funktionell als Anhängsel des Sympathikus gesehen werden kann« (Lohninger 2017, S. 24).

247 Drake et al. 2017. Es handelt sich dabei um aus dem Hirnstamm kommende Nerven, die nummeriert werden: III., VII., IX. und X. Hirnnerv (Vagus).

248 Bennett 2020.

249 Porges 2011.

250 Ebenda.

251 Cohen et al. 1997; Dekker et al. 2000; Garrard et al. 1992; Singh et al. 1998; Kemp et al. 2010; Wittling und Wittling 2012; Khazan 2019.

252 Porges 2017.

253 Duarte und Pinto-Gouveia 2017.

254 Chalmers et al. 2014.

255 Khazan 2019.

256 Holzman und Bridgett 2017.

257 Thayer et al. 2012.

258 Mae-Wan Ho 2013, S. 177 (eigene Übersetzung).

259 Elliott 2006.

260 Ma, Yue, Gong et al. 2017; Hoffmann, Jendreizik et al. 2019.

261 Dies habe ich mit hochwertigem HRV-Equipment immer wieder überprüft. Auch alle anderen Übungen in diesem Buch habe ich im Blick auf ihre Wirkung auf HRV und CO_2 mit professionellem Equipment im Selbstversuch analysiert. Die meistgenutzten Produkte waren: Somatic Vision (Pioneer Version), Kubios, BioSign (HRV-Scanner), HeartMath (emWave 2) und Bittium Faros.

262 Bernardi et al. 2001; Russo et al. 2017; Elliott 2006; Brulé 2017; McKeown 2021.

263 Bernardi 2001. Dies sind in den Arterienwänden lokalisierte Sinneskörperchen, die kontinuierlich die Gefäßwandspannung messen. Die wichtigsten sitzen im Aortenbogen und in den Halsschlagadern. Sie geben dem ZNS durchgehend Rückmeldungen zur Blutdrucksituation. Je höher ihre Sensitivität ist, desto schneller und präziser kann der Blutdruck angepasst werden.

264 Ebenda.

265 Elliott 2006, S. 19 (eigene Übersetzung).

266 Zum Beispiel die App *Paced Breathing* (für Android und iPhone). Es gibt aber auch viele andere Apps rund ums Atmen.

267 Steffen, P. R., et al. 2017.

268 Ehrmann 2016. Im Blick auf diese klassischen Atemtraditionen sollten wir nicht vergessen, dass sie tiefe Erfahrungen anstrebten und stark spirituell motiviert waren. Die Atempraxis primär aus der Perspektive von Gesundheit und Wohlbefinden zu untersuchen wäre den alten Weisen sicher zu kurz gesprungen.

269 Das Kürzel rMSSD steht für *root mean square of the successive deviations*. Der Wert bildet ab, wie dynamisch die Herzrate sich zwischen Ein- und Ausatmung verändert, und spiegelt damit die parasympathische Aktivität. Der rMSSD, gemessen in Millisekunden, wird von vielen als der wichtigste HRV-Parameter betrachtet. Je höher der rMSSD, desto schneller reduziert sich die Herzrate während der Ausatmung, umso stärker ist also die vagale Bremse. Ein anderer häufig genutzter Wert ist SDNN – *standard deviation of the NN intervals*. Er entfaltet Aussagekraft erst bei etwas längeren Messungen und bildet die Abweichung der Herzrate um einen Mittelwert über einen bestimmten Zeitraum ab. Neben diesen zeitbasierten Werten gibt es auch eine ganze Reihe weiterer Analyse- und Darstellungsmethoden der HRV mithilfe komplexer mathematischer Verfahren (vgl. zum Beispiel die Darstellungen bei Lohninger 2017 oder Wittling und Wittling 2012).

270 Lemaître et al. 2008. Auch meine eigenen Messungen zeigen, dass systematisch gesetzte Atempausen die HRV während des Übens stark ansteigen lassen.

271 Coomer 2020.

272 Vgl. https://www.drweil.com/health-wellness/body-mind-spirit/stress-anxiety/breathing-three-exercises, zuletzt besucht am 13.9.2021.

273 Dies habe ich in HRV-Selbsttests immer wieder überprüft.

274 Divine 2015, S. 69 (eigene Übersetzung).

275 Ebenda, S. 70.

276 Henk Kraaijenhof: Webinar *Tactical Breathing*, https://courseavai.net/product/henk-kraaijenhof-tactical-breathing-webinar/, zuletzt besucht am 9.12.2021.

277 Brulé 2020.

278 Grof 2012.

279 Grof 2010, S. 199 (eigene Übersetzung).

280 Hof 2020, S. xxi (eigene Übersetzung).

281 Ebenda, S. 92.

282 Bostock 2020; Coomer 2020.

283 Brulé 2017; ebenso in seiner Grundausbildung in Atemarbeit (Breath Mastery Fundamentals Program).

284 Hof 2020, S. 9.

285 Ebenda, S. 117.

286 Manche Spezialisten sehen auch Migräne primär als ein Überatmungsproblem an (so zum Beispiel Fried 1999).

287 Paul Crimis Website: https://www.breathewithjp.com, zuletzt besucht am 19. 9. 2021.

288 Die Präfixe *eū*- und *dys*- stehen im Altgriechischen für *gut* und *schlecht*.

289 Den Begriff *Superventilation* benutzt Jesse Coomer (2020).

290 Hof 2020, S. 42 (eigene Übersetzung).

291 Gurdjieff, zitiert in Lewis 2004, S. 19 (eigene Übersetzung).

292 Freilich sind die Tibeter deutlich weniger entspannt, wenn es darum geht, ihre Praktiken mit anderen zu *teilen*, es wird doch gern »Geheimniskrämerei« betrieben. Die Angebote an Kursen und Büchern dazu sind nicht annähernd so vielfältig wie im traditionellen Yoga Indiens.

293 Konkret handelte es sich um die sogenannten »Unterweisungen der A-Tri-Trul-Khor-Tradition« (kurz: A-Tri). Der Buchstabe »A« steht für den Zustand des Geistes, den man damit zu erreichen sucht: Ruhen im offenen Gewahrsein. Dieser Praxis-Reigen geht zurück auf zwei tibetische Meister des 11. Jahrhunderts: Gongdzo Ritro Chenpo und Drogon Lodro (Chaoul 2018).

294 Grof 2012.

295 So zum Beispiel der Titel von Nida Chenagtsangs Buch: Nejang. Tibetan Self-Healing Yoga (2020).

296 Siehe hierzu zum Beispiel die Bücher von Tulku 2004, Tenzin Wangyal Rinpoche 2002, 2006, 2011, 2011b, Chaoul 2018, Anyen Rinpoche und Zangmo 2013, Chenagtsang 2018, Tempa Dukte Lama 2019 und anderen.

297 Am Grunde aller menschlichen Probleme sieht die buddhistische Philosophie (darin der klassischen Philosophie des Yoga sehr ähnlich) Geistesqualitäten wie Zorn, Ablehnung, Gier und Neid, alles das letztlich wurzelnd in einem mangelnden spirituellen Verständnis, das sich dadurch auszeichnet, dass wir unser Ego mit der eigentlichen Wirklichkeit verwechseln, die wir sind: unsterblicher, reiner Geist.

298 Vgl. https://www.dharmaocean.org, zuletzt besucht am 24. 9. 2021.

299 Siehe hierzu das umfassende Lehrprogramm von Reginald A. Ray (2011).

300 Vgl. https://ligmincha.org, zuletzt besucht am 24. 9. 2021.

301 Für eine detaillierte Aufarbeitung der philosophischen Hintergründe zur Praxis der Kriegersilben siehe zum Beispiel Tenzin Wangyal Rinpoche 2006.

302 »All conditions of hope are overcome and ceaseless confidence is attained« (ebenda).

303 Im Yogasutra werden die Vier Unermesslichen im Vers 1:33 formuliert.

304 Tenzin Wangyal Rinpoche 2006, S. 1 (eigene Übersetzung).

305 Tarthang Tulku 1978.

306 Maitland 2004, S. 129.

307 Andere Variationen finden sich zum Beispiel bei Ray 2011, Nida Chenagtsang 2020, Chögyal Namkhai Norbu und Andrich 2013.

308 Ray 2011.

309 Tarthang Tulku 2007, S. 58 (eigene Übersetzung).

310 Ebenda, S. 211 (eigene Hervorhebung).

311 Brown und Gerbarg 2012.

312 Yoga Chudamani Upanishad, Mantra 36 (eigene Übersetzung aus der Übertragung ins Englische von Swami Satyadharma 2003, S. 92).

313 Wörtlich: *Einhegung*.

314 *Manusmriti*, wörtlich: Reflexionen oder Gedanken von Manu. Das Manusmriti wurde im Jahre 1776 ins Englische übersetzt.

315 Manusmriti 2:83.

316 Manusmriti 6:71 (aus der Übertragung ins Englische von Bhalekar 2017, S. 27 [eigene Übersetzung]).

317 Atharvaveda (ebenda, S. 27).

318 Bhagavad Gita, Kap. 4 (eigene Übersetzung).

319 Aus dem Satipatthana Sutta (aus der Übertragung ins Englische von Johnson 2012 [eigene Übersetzung]).

320 Yogasutra 1:30–1:32.

321 Yogasutra 1:34 (Übersetzung aus Skuban 2011).

322 Yogasutra 2:49.

323 So ist in der autoritativsten Schrift des Hatha Yoga, der *Hatha Yoga Pradipika* aus dem 14. Jahrhundert, kaum die Rede von Pranayama, dafür umso mehr von *Kumbhaka*, der Atempause. Der Autor Svatmarama nennt alle Atemübungen einfach Kumbhaka, mit anderen Worten: Es sind zwar unterschiedliche Praktiken, aber alle zielen auf die Atempause als ihr Kernelement (vgl. zum Beispiel auch Swami Kuvalayananda 2016; Bhalekar 2017; Karambelkar 2017; Skuban 2018).

324 Kuvalayananda 2016, S. 47 (eigene Übersetzung). In den Worten des Mediziners und Pranayama-Experten Sharadchandra Bhalekar: »In der Zeit des Hatha Yoga wurde der Begriff ›Kumbhaka‹ zum Synonym für Pranayama« (2017, S. 30 [eigene Übersetzung]).

325 Karambelkar 2017.

326 Yogasutra 2:50 (eigene Übersetzung).

327 *Goraksha Shatakam* (»Die hundert Verse des Goraksha«, Autor: 10. Jahrhundert), *Hatha Yoga Pradipika* (»Licht auf Hatha Yoga«, Autor: Svatmarama, 14. Jahrhundert), *Shiva Samhita* (»Shivas Zusammenstellung«, Anonymus, 17. Jahrhundert), *Gheranda Samhita* (»Gherandas Zusammenstellung«, Autor: Gheranda, 18. Jahrhundert).

328 Hathayogapradipika 2:77 (Sahay 2016 [eigene Übersetzung]).

329 Tirumular: Tirumantiram, Vers 567 (eigene Übersetzung aus der Übertragung ins Englische von Venkataraman 2010, S. 683).

330 Gorakshashatakam V:15 (Swami Kuvalayananda und Shukla 2006). Es ist die Rede von 72 000 Nadis. Es gibt auch Texte, die deutlich mehr Nadis zählen. Die *Shiva Samhita* (17. Jahrhundert) spricht von 325 000, ältere Texte sogar von Hunderten von Millionen (Prashna Upanishad; vgl. Skuban 2018).

331 Ich formuliere hier ganz bewusst »… so sagt man«, weil nicht alle Menschen auf alle Atemübungen im Yoga gleich reagieren. Wir wissen zwar, dass es eine Korrelation zwischen Nasenlöchern und Gehirnhemisphären gibt, doch ist diese bei Männern und Frauen unterschiedlich, wie neuere Forschungen nahelegen: Bei Frauen gibt es einen überwiegend kontralateralen Zusammenhang zwischen Nasenlöchern und Hirnhemisphären, bei Männern dagegen ist er ipsilateral (siehe hierzu das Kapitel *Geheimnisvolle Zyklen* in Teil II des Buches). Die Tatsache, dass sowohl die Nasenzyklen als auch die Nasen-Hirn-Verbindung individuell unterschiedlich ist, legt nahe, dass Übungen, die mit dem abwechselnden Öffnen und Schließen der Nasenlöcher arbeiten, nicht bei jedem die gleichen Wirkungen entfalten.

332 Es gibt auch noch andere Ideen in der Pranayama-Philosophie, die für Sonne und Mond stehen, nämlich *Prana-Vayu* und *Apana-Vayu*. Die Vayus oder Winde, von denen man im Hatha Yoga zehn an der Zahl kennt, spielen auch eine Rolle im Yoga Tibets. Wir können sie uns als Energiefelder denken, in deren Einflussbereich wesentliche Aufgaben stehen. *Prana-Vayu* (im Tibetischen spricht man vom »lebenserhaltenden Wind«) steht für die Kraft der Einatmung, und sein Symbol ist die Sonne. *Apana-Vayu* (tibetisch: »absteigender Wind«) dagegen repräsentiert die Ausatmung, sein Bild ist der Mond.

333 Sahay 2016, S. 64 (eigene Übersetzung).

334 Hatha Yoga Pradipika 2:5 (aus dem *Jyotsna*, der wichtigsten Übersetzung und Kommentierung der Hatha Yoga Pradipika, 1893 veröffentlicht von Swami Brahmananda, ins Englische übersetzt von Maheshananda und Sharma 2012 [eigene Übersetzung]). Wörtlich ist die Rede vom »Zurückhalten der Lebensenergie«.

335 Svatmarama führt dies auf den energetischen Reinigungseffekt der Praxis zurück (Hatha Yoga Pradipika 2:20).

336 Hatha Yoga Pradipika 2:40.

337 Gheranda Samhita 5:55.

338 Karambelkar 2017.

339 In der Anfangsphase der Atempause kann die Herzrate zunächst sogar sinken.

340 Swami Kuvalayananda empfiehlt in seinem Buch Pranayama, bei Jalandhara das Kinn so fest wie möglich auf die Brust zu drücken (2016, S. 35). Doch sollten wir, wie ich meine, vorsichtig sein und den Kopf nur so weit senken, wie es sich leicht durchführen lässt.

341 Eine detailliertere Darstellung der Bandhas findet sich in meinem Pranayama-Buch (Skuban 2018).

342 Hatha Yoga Pradipika 1:41 (eigene Übersetzung aus der Übertragung ins Englische von Sahay 2016, S. 39).

343 Hatha Yoga Pradipika 2:50.

344 Swami Satyananda Saraswati 2008; Bhalekar 2017.

345 Kumbhaka Paddhati, Vers 129 f. (Gharote et al. 2016).

346 Gheranda Samhita 5:60–5:63.

347 Kumbhaka Paddhati, Vers 129–130.

348 Hatha Yoga Pradipika 2:68.

349 Gheranda Samhita 5:73.

350 Gheranda Samhita 5:73–75.

351 Vgl. Hatha Yoga Pradipika 2:51–53; Gheranda Samhita 5:64–67; Kumbhaka Paddhati, Vers 131–132.

352 Skuban 2018, S. 171–186.

353 Brown und Gerbarg 2012.

354 Gheranda Samhita 5:66–67.

355 Kuvalayananda 2016.

356 Bhalekar 2017.

357 Ebenda.

358 Maehle 2012; Severinsen 2012.

359 Kuvalayananda 2012.

360 Gheranda Samhita 5:70–72.

361 Nestor 2020.

Ralph Skuban

DIE PSYCHOLOGIE DES YOGA

Das Grundlagenwerk zum Welt- und Menschenbild des Yoga

»Ralph Skuban übersetzt den uralten Text der Sankhya Karika von Kapila für die Menschen der heutigen Zeit, mit ihren aktuellen Problemen und Bedürfnissen. Dabei verbindet er seine Interpretation auf geniale Weise mit Werken spiritueller Literatur aus den verschiedensten Kulturen, sodass wir begreifen, dass der Sankhya nicht nur zeitlos, sondern vor allem Ausdruck eines universellen Wissens ist.«

Aus dem Vorwort von Anna Trökes

KNAUR.LEBEN